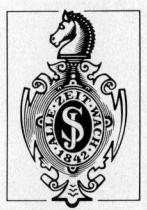

Perspektiven des Videos in der klinischen Psychiatrie und Psychotherapie

Herausgegeben von
J. Ronge und B. Kügelgen

Mit Beiträgen von
B. Ahrens, W. Bender, T. Bihl, J. Bohlken, C. Bonk,
J. Breitmeier, S. Büker-Deik, R. Buller, J. Fischer,
W. Gaebel, W. Gattaz, I. Götz, G. Gütt, H. Häfner,
P. Hartwich, M. Hebenstreit, H. Heimann, A. Hillig,
W. Hubmann, H. Katschnig, G.-K. Köhler, H. Kolitzus,
R. Kost, B. Kügelgen, G. Lehmkuhl, D. Leitner, K. Maurer,
F. Mohr, W. G. Mühlig, U. Neveling, R. Pior, K. Rid,
A. Riecher, J. Ronge, G. Seeger, M. Springer-Kremser,
F. Schneider, S. Velthaus, E. Wanschura, H. Willing

Mit 14 Abbildungen und 18 Tabellen

Springer-Verlag
Berlin Heidelberg New York
London Paris Tokyo
Hong Kong Barcelona
Budapest

Dr. med. Joachim Ronge
Krankenanstalten des LK Ludwigsburg
Psychiatrische Klinik
Königsallee 59
W-7140 Ludwigsburg

Dr. med. Bernhard Kügelgen
Nervenkrankenhaus des Bezirks Oberfranken
Klinik für Neurologische Rehabilitation
Cottenbacher Straße 23
W-8580 Bayreuth

ISBN 3-540-54981-1 Springer-Verlag Berlin Heidelberg New York

Die Deutsche Bibliothek - CIP-Einheitsaufnahme
Perspektiven des Videos in der klinischen Psychiatrie und Psychotherapie :
mit 18 Tabellen / hrsg. von J. Ronge und B. Kügelgen. Mit Beitr. von B. Ahrens ... –
Berlin ; Heidelberg ; New York ; London ; Paris ; Tokyo ; Hong Kong ; Barcelona ;
Budapest : Springer, 1992
  ISBN 3-540-54981-1 (Berlin...)
NE: Ronge, Joachim [Hrsg.]; Ahrens, Bernd

Gesamtherstellung: Druckhaus Beltz, Hemsbach
11/3130-5 4 3 2 1 0 – Gedruckt auf säurefreiem Papier

Vorwort

Auf der 13. Tagung des Internationalen Arbeitskreises für Audiovision in Psychiatrie und Psychotherapie (IAAPP) im Jahre 1989 in Ludwigsburg gehaltene und überarbeitete Vorträge sowie textlich aufbereitete und zusammengefaßte Seminare und Videofilme haben ihren Niederschlag in diesem Buch gefunden. Die Vielfalt der von kompetenten Referenten aus dem In- und Ausland abgehandelten Themen gibt einen Überblick über die Anwendungsbereiche des Videos in der klinischen Psychiatrie, auch der Kinder- und Jugendpsychiatrie und der Psychotherapie.

Es zeigt sich, daß das Video ein geschätztes, zum Teil unentbehrliches Hilfsmittel für die Verfeinerung und Weiterentwicklung diagnostischer und therapeutischer Methoden ist. Therapeutische Prozesse (z. B. bei der Videospiegelung, in bestimmten Gruppen- oder Trainingssituationen u. ä.) können angestoßen oder vertieft und leichter analysierbar und vermittelbar für Therapeuten, Auszubildende und Patienten werden. Empirische Videoforschung ist angewandte Forschung, die sich durch ihren unmittelbaren klinisch-therapeutischen Nutzen auszeichnet.

Die Bedeutung des Videos für die Aus- und Weiterbildung wird hervorgehoben. Anregungen und Argumentationshilfen für die Etablierung und Finanzierung der Videotechnik in der klinischen Psychiatrie und Psychotherapie werden Einsteigern in die Arbeit mit dem Video nützlich sein.

Die in diesem Buch wiedergegebenen fach- und technikbezogenen Informationen stützen sich überwiegend auf Autoren mit langjährigen Erfahrungen. So ist es nur zu verständlich, daß neben den Möglichkeiten auch die rechtlichen und ethischen Grenzen des klinischen Einsatzes audiovisueller Medien aufgezeigt werden.

Das Buch wendet sich an Ärzte, Psychotherapeuten und Psychologen, die bereits mit dem Video in der Klinik, in Wissenschaft und Forschung arbeiten und an diejenigen, die beabsichtigen, das Video in ihre Arbeit zu integrieren.

Klinikmitarbeitern eröffnet dieses Buch Informationen, die für die Videoarbeit unerläßlich sind und im Interesse des Anwenders und des Kranken liegen.

Allgemein- und Nervenärzte sowie niedergelassene Psychotherapeuten finden Fachfragen behandelt, die im Sinne der Fortbildung Wissen vermitteln.

Die mit Unterstützung der TROPONWERKE, Köln, erstellten und auf der Tagung lebhaft diskutierten Videofilme über „Schizophrenie: Diagnose – Verlauf – Therapie", Kügelgen, Böcker (1988), und „Schizophrenie: Eine Krankheit verliert ihre Dämonie", Häfner et. al. (1988), können unter bestimmten Auflagen von einem Arzt ausgeliehen werden. Den TROPONWERKEN, Köln, danken wir für die großzügige Unterstützung des Buches und dem Springer-Verlag für die gute Zusammenarbeit. Frau Bulla gilt der Dank für die zuverlässige Erledigung der Schreibarbeiten.

Ludwigsburg/Bayreuth   J. RONGE und B. KÜGELGEN

Inhaltsverzeichnis

Aus- und Weiterbildung

Diagnostik

Therapie

Gruppentherapie, Soziales Training

Video in der Klinik

Lehrfilme

Filme im öffentlich-rechtlichen Fernsehen

Recht und Ethik

Sachverzeichnis

Mitarbeiterverzeichnis

AHRENS, B., Dr. med., Psychiatrische Klinik
der Freien Universität Berlin, Eschenallee 3, 1000 Berlin 19

BENDER, W., Prof. Dr. Dr., Bezirkskrankenhaus Haar,
W-8013 Haar bei München

BIHL, T., Doktorand, Psychiatrische Klinik
der Freien Universität Berlin, Eschenallee 3, 1000 Berlin 19

BOHLKEN, J., Dr. med., Psychiatrische Abteilung
der Schloßparkklinik, Heubnerweg 2, 1000 Berlin 19

BONK, Ch., Dipl.-Psychologe, Abt. f. klinische Psychologie
der Psychiatrischen Klinik
der Evang.- und Johanniter-Krankenanstalten
Duisburg-Nord/Oberhausen gGmbH,
Steinbrinkstraße 96a, W-4200 Oberhausen 11

BREITMEIER, J., Dr. med., Psychiatrische Klinik,
Zentralinstitut für Seelische Gesundheit Mannheim,
W-6800 Mannheim 1

BÜKER-DEIK, S., Videoassistentin, Psychiatrische Klinik
der Evang.- und Johanniter-Krankenanstalten
Duisburg-Nord/Oberhausen gGmbH, Steinbrinkstraße 96a,
W-4200 Oberhausen 11

BULLER, R., Dr. med., Psychiatrische Klinik
der Joh.-Gutenberg-Universität,
Untere Zahlbacher Straße 8, W-6500 Mainz

FISCHER, J., Dr. med., Dipl.-Psychologe,
Psychiatrische Klinik des Bürgerhospitals Suttgart,
Tunzhofer Straße 14–16, W-7000 Stuttgart 1

GAEBEL, W., Dr. med., Psychiatrischen Klinik
der Freien Universität, Eschenallee 3, 1000 Berlin 19

GATTAZ, W., Prof. Dr., Psychiatrische Klinik,
  Zentralinstitut f. Seelische Gesundheit, W-6800 Mannheim 1
GÖTZ, I., Dr., Wissenschafts-Journalistin, Sender Freies Berlin,
  Masurenallee 8–14, 1000 Berlin 19
GÜTT, G., Videotechniker, Freier Mitarbeiter
  des Nervenkrankenhauses Bayreuth,
  Cottenbacher Straße 23, W-8580 Bayreuth
HÄFNER, H., Prof. Dr. med. Dr. phil., Psychiatrische Klinik,
  Zentralinstitut f. Seelische Gesundheit, W-6800 Mannheim 1
HARTWICH, P., Prof. Dr. med., Psychiatrische Klinik
  des Städt. Krankenhauses Frankfurt/M.,
  Gotenstraße 6–8, W-6230 Frankfurt/M. 80
HEBENSTREIT, M., Dr. med., Psychiatrische Klinik
  der Joh.-Gutenberg-Universität,
  Untere Zahlbacher Straße 8, W-6500 Mainz
HEIMANN, H., Prof. Dr. med., Universitätsnervenklinik,
  Osianderstraße 22, W-7400 Tübingen
HILLIG, A., Dipl.-Psychologe, Psychiatrische Klinik,
  Zentralinstitut f. Seelische Gesundheit, W-6800 Mannheim 1
HUBMANN, W., Dr. med., Bezirkskrankenhaus Haar,
  W-8013 Haar bei München
KATSCHNIG, H., Dr. med., Institut für Tiefenpsychologie
  und Psychotherapie der Universität Wien,
  Währinger Gürtel 18-20, A-1090 Wien
KÖHLER, G.-K., Prof. Dr. med., Psychiatrische Klinik
  der Evang.- und Johanniter-Krankenanstalten
  Duisburg-Nord/Oberhausen gGmbH,
  Steinbrinkstraße 96a, W-4200 Oberhausen 11
KOLITZUS, H., Dr. med., Steinkirchner Straße 23,
  W-8023 Gräfelfing
KOST, R., Dr. med., Psychiatrische Klinik
  der Krankenanstalten des Landkreises Ludwigsburg,
  Königsallee 59, W-7140 Ludwigsburg
KÜGELGEN, B., Dr. med., Klinik für Neurologische
  Rehabilitation am Nervenkrankenhaus Bayreuth,
  Cottenbacher Straße 23, W-8580 Bayreuth

LEHMKUHL, G., Prof. Dr. med., Universität Köln,
  Kinder- u. Jugendpsychiatrische Klinik,
  Joseph-Stelzmann-Straße 9, W-5000 Köln 41
LEITNER, D., Dr. med., Universitätsnervenklinik,
  Osianderstraße 22, W-7400 Tübingen
MAURER, K., Dipl.-Psychologe, Zentralinstitut
  f. Seelische Gesundheit, W-6800 Mannheim 1
MOHR, F., Arzt, Bezirkskrankenhaus Haar,
  W-8013 Haar bei München
MÜHLIG, W. G., Dr. med., Dipl.-Psychologe,
  Westfälische Klinik für Psychiatrie Münster,
  Friedr.-Wilh.-Weber-Straße 30, W-4400 Münster
NEVELING, U., Dipl.-Psychologe, Psychiatrische Klinik
  der Evang.- und Johanniter-Krankenanstalten
  Duisburg-Nord/Oberhausen gGmbH,
  Steinbrinkstraße 96a, W-4200 Oberhausen 11
PIOR, R., Dipl.-Psychologe, Bezirkskrankenhaus Haar,
  W-8013 Haar bei München
RID, K., Dipl.-Psychologe, Bezirkskrankenhaus Haar,
  W-8013 Haar bei München
RIECHER, A., Dr. med., Psychiatrische Klinik,
  Zentralinstitut f. Seelische Gesundheit, W-6800 Mannheim 1
RONGE, J., Dr. med., Psychiatrische Klinik
  der Krankenanstalten des Landkreises Ludwigsburg,
  Königsallee 59, W-7140 Ludwigsburg
SEEGER, G., Dr. med., Universität zu Köln,
  Kinder- und Jugendpsychiatrische Klinik,
  Joseph-Stelzmann-Straße 9, W-5000 Köln 41
SPRINGER-KREMSER, M., Univ.-Dozentin, Dr. med.,
  Institut für Tiefenpsychologie u. Psychotherapie
  der Universität Wien, Währinger Gürtel 18–20,
  A-1090 Wien
SCHNEIDER, F., Dr. med., Dr. phil.,
  Psychiatrische Universitätsklinik, Osianderstraße 22,
  W-7400 Tübingen
VELTHAUS, S., Dr. med., Psychiatrische Klinik,
  Zentralinstitut f. Seelische Gesundheit, W-6800 Mannheim 1

WANSCHURA, E., Dr. med., Institut für Tiefenpsychologie
u. Psychotherapie der Universität Wien,
Währinger Gürtel 18–20, A-1090 Wien
WILLING, H., Beschäftigungstherapeutin, Psychiatrische Klinik
der Evang.- und Johanniter-Krankenanstalten
Duisburg-Nord/Oberhausen gGmbH,
Steinbrinkstraße 96a, W-4200 Oberhausen 11

Aus- und Weiterbildung

Sensibilisierung für Übertragungs- und Gegenübertragungsreaktionen mittels Video

M. SPRINGER-KREMSER

Einleitung

An der Universitätsklinik für Tiefenpsychologie und Psychotherapie wird eine Lehrveranstaltung für Medizinstudenten angeboten mit dem Ziel, einen psychoanalytischen Verständnishintergrund im medizinischen Curriculum zu verankern; es geht hier nicht um die Ausbildung zum psychoanalytischen Psychotherapeuten oder Analytiker; dies geschieht in Wien – wie auch in der Bundesrepublik – in privaten Vereinen.

Ein wichtiges Lernziel dieser unserer Veranstaltung ist die Annäherung der Medizinstudenten an Phänomene wie Übertragung, Gegenübertragung, Widerstand, das Unbewußte sowie Elemente der therapeutischen Haltung, insbesondere die Abstinenz.

Es wird eingangs das didaktische Programm der Lehrveranstaltung „Fokussierende Beratung bei psychosomatisch/gynäkologischen Patientinnen", bei welcher Video eingesetzt wird, vorgestellt; danach wird eine Definition der Begriffe Übertragung, Gegenübertragung und Abstinenz gegeben, um die Lernziele zu präzisieren. Nach einer kurzen Übersicht über die Literatur zum Effekt von Audio-, Videoaufzeichnungen bei analytischer Psychotherapie werden zum Abschluß noch einige Überlegungen betreffend jene Faktoren, welche die Haltung von Patienten und Therapeut bei aufgezeichneten Therapien beeinflussen, zur Diskussion gestellt.

Die Darstellung der Praxis und des didaktischen Modells

Die Wahlausbildung „Fokussierende Beratung" für Medizinstudenten schließt eine teilnehmende Beobachtung durch die Studenten in der gynäkologisch/psychosomatischen Ambulanz der II. Frauenklinik mit ein. Diese Ambulanz ist so konzipiert, daß nur kurzfristige Behandlungs- bzw. Beratungsstrategien in Frage kommen. Um den psychoanalytischen Erfahrungshintergrund zu nützen, haben wir uns für dynamische Fokaltherapie, wie von Balint (1973), Wolberg (1980) u. a. beschrieben, als Methode der Wahl entschieden. Die Ambulanz findet einmal wöchentlich statt und ist in den Versorgungs- und Forschungsbetrieb der Frauenklinik eingebettet.

Im Rahmen der Ausbildung werden die Studenten ersucht, im Anschluß an ihre teilnehmende Beobachtung in der Ambulanz einen semistrukturierten Fragebogen über jeweils eine Patientin, die sie miterlebt haben, auszufüllen, in welchem auch Beobachtungen über die eigene Befindlichkeit während des Interviews narrativ aufgezeichnet werden sollen. Während der Anwesenheit der Studenten in der Ambulanz wird ein Erstgespräch oder fortlaufendes Therapiegespräch mit einer Patientin mittels starr fixierter Videokamera aufgezeichnet.

Die Videoaufzeichnungen werden dann von der gesamten Studentengruppe gesehen und diskutiert und die narrativen Aufzeichnungen des teilnehmenden Studenten mit den Eindrücken des „Kinos" verglichen.

Um Mißverständnissen vorzubeugen, muß betont werden, daß die Verwendung der Videoaufzeichnungen für didaktische Zwecke nützlich, hilfreich und zusätzlich ökonomisch ist. Wir glauben aber, daß es fragwürdig ist, die „Entstellungen", die durch die veränderten Rahmenbedingungen einfach bestehen, zu verleugnen und die Videoaufnahmen als wahrhaftiges Abbild der Psychopathologie einer bestimmten Person anzunehmen. Es scheint auch zweckmäßig, diese Tatsache mit den Studenten zu diskutieren.

Zur Definition der Begriffe Übertragung, Gegenübertragung, Widerstand und Abstinenz

Betreffend den Begriff „Übertragung" sei an die Definition von La Planche u. Pontalis (1972) erinnert. Übertragung bezeichnet in der Psychoanalyse, der psychoanalytischen Therapie den Vorgang, wodurch die unbewußten Wünsche an bestimmten Objekten im Rahmen eines bestimmten Beziehungstypus – hier einer fokussierenden Beratung, Fokaltherapie –, der sich mit diesen Objekten ergibt, aktualisiert werden. Es handelt sich dabei um die Wiederholung von Wünschen aus der Kindheit, häufig mit sexuellen Konnotationen, die mit einem besonderen Gefühl von Aktualität erlebt werden.

Unter Gegenübertragung verstehen wir dementsprechend die Gesamtheit der unbewußten Reaktionen des Therapeuten auf die Patientin und ganz besonders auf deren Übertragung. Unter Widerstand verstehen wir sowohl die – meist vorübergehende – Unfähigkeit eines Patienten, am psychotherapeutischen (analytischen) Prozeß weiter teilzunehmen, als auch eine Gefühlseinstellung des Patienten zum Therapeuten, mit dem Ziel, eine alte, aus der Vergangenheit stammende Gefühlseinstellung wiederherzustellen (Übertragungswiderstand).

Wie kommt hier nun die Abstinenz ins Spiel? Subsumiert man die Schwierigkeiten, die der Analytiker, Therapeut im Umgang mit Patienten haben kann unter dem Begriff der Gegenübertragung, so ist die Abstinenz das beste Mittel, diese, nämlich die Gegenübertragung, so zu handhaben, daß man seine Arbeit erfolgreich weiterführen kann. Die grundsätzliche Verpflichtung auf die Abstinenz als Basis jeder analytischen Arbeit, d. h. auf das, was an der Abstinenz methodenimmanent ist, hilft die Gegenübertragung unter Kontrolle zu halten. Die Abstinenz verlangt vom Therapeuten nach Cremerius (1984) zweierlei: a) Impulse und Gefühle gleich welcher Art zunächst einmal zu zügeln und daraufhin zu prüfen, inwieweit sie aus der eigenen Konflikthaftigkeit erwachsen oder Indikatoren von unbewußten Prozessen im Patienten sind, und b): Alles was er sieht, sagt und tut, daraufhin zu erforschen, ob es im Interesse des Patienten oder im eigenen Interesse gesagt oder getan wird bzw. aus seiner eigenen Konflikthaftigkeit heraus, oder um eigene Bedürfnisse zu befriedigen. Diese Erforschung der eigenen Impulse, d. h. vor allem die Versagung unbedachter Spontaneität, verschafft am ehesten Klarheit über die unbewußten Quellen derselben.

Die Leidensinhalte vieler unserer Patientinnen haben viel mit Sexualität und Intimität zu tun; die besondere Situation der psychosomatisch/gynäkologischen Ambulanz bietet eine Unzahl von Möglichkeiten für den Therapeuten Macht, Glanz, geistige Überlegenheit, sexuelle Neugier zu suchen und auch zu finden. Es gibt also eine Unzahl von Bedürfnissen auf Seiten des Therapeuten, welche nach Befriedigung suchen können und gut kontrolliert werden müssen.

In Freuds Schriften wird schon die massive Verzahnung zwischen Übertragung, Gegenübertragung und Abstinenz deutlich: Historisch gesehen wurde die Abstinenzforderung ja zunächst einmal aufgestellt, um den Analytiker zu schützen. Dies wird nirgends so deutlich wie in dem Brief von Freud an Jung, betreffend die Patienten Sabina Spielrein. Der Schlußsatz dieses Briefes lautet bekanntlich: „I had a narrow escape …"

Literaturübersicht

Bei Durchsicht der Literatur von psychoanalytisch orientierten Psychotherapeuten über ihre Vorstellungen von der Beeinflussung der erwähnten Elemente des therapeutischen Prozesses durch Audio-, Videoaufnahmen findet man 3 grundsätzliche Ansichten:

1. Die Tatsache der Aufzeichnung der Therapiesitzung hat wenig oder keinen Effekt auf die therapeutische Interaktion (Hohlahan u. Slaikeu 1977; Stern 1970).
2. Die Tatsache der Aufnahme bedeutet „Wasser auf die Mühlen" (grist of the mill, Elisabeth Murray Frick 1985). Das Abweichen von der Grundregel des Achtens auf Intimität und Vertrauen stellt kein Hindernis für die therapeutische Arbeit dar, sondern soll interpretierbar sein, der Durcharbeitung zugänglich. Die Tatsache, daß das Erstgespräch/die therapeuti-

sche Sitzung aufgezeichnet wird, stellt einen Stimulus für die Produktion von Material dar und hat eine Katalysatorfunktion. Diese Ansicht vertrat lange Zeit auch M. Gill (1968).

3. Die systematische Analyse von klinischem Material, das mittels Aufzeichnungen gewonnen wurde, gibt sehr wohl Hinweise darauf, daß die Aufzeichnung auf verschiedenen Ebenen den therapeutischen Prozeß beeinflußt.

3.1. Die Videokamera und nicht der Therapeut ist der primäre Organisator des Materials (Ist das eine Entmachtung des Therapeuten?)

3.2. Die Anwesenheit einer „dritten Partei" bedeutet, daß Patienten eher manifeste Symptome angeben und viel weniger über Bedeutungsinhalte kommunizieren.

3.3. Bestimmtes Material scheint durch die Tatsache der Aufzeichnung eher provoziert zu werden: Material mit sexuellen Implikationen, wobei es um die Vorstellung gehen kann, sich sexuellen Angriffen ausgesetzt zu fühlen, sowohl auf Seiten des Patienten als auf Seiten des Therapeuten. Alte Verletzungen und Traumen, vor allem bei Patienten mit niedrigem Selbstwertgefühl, können so verstärkt werden.

Was kann, was wird durch Ersetzen der teilnehmenden Beobachtung durch das Anschauen eines Videos verändert

Unser Anliegen ist es, die Studenten zu sensibilisieren, d.h. sie aufmerksam werden zu lassen auf das heimliche Auftauchen von Wünschen und Bedürfnissen im Zusammenhang mit dieser gerade präsenten Patientin. Selbstverständlich ist die Tatsache der Videoaufnahme auch eine Rahmenbedingung, die ganz bestimmte Einflüsse auf den Prozeß des Erstinterviews oder den laufenden therapeutischen Prozeß hat. Die Tatsache, daß die Kamera läuft, bedeutet, daß eine Bühne geschaffen ist. Eine Bühne, auf der agiert wird. Nichtsdestotrotz ist es wohl der Mühe wert, sich zu fragen, warum ausgerechnet jetzt in einer ganz bestimmten Weise agiert wird. Agiert mit Sprache, agiert mit Mimik, Gestik, Tonfall etc. Was bedeutet es, ob die Kamera den Patienten fokussiert oder den Therapeuten? Kann die Tatsache, daß der

Patient der Kamera den Rücken kehrt, die Illusion der Anonymität verschaffen? Inwieweit ist die Videoaufnahme eines Patienten überhaupt vereinbar mit der Abstinenzregel, nämlich mit jener methodenimmanenten Abstinenzregel, die da sagt: Die Befriedigung unpassender Bedürfnisse ist obsolet. Inwieweit werden Bedürfnisse von Schaulust oder der Lust sich zu zeigen auf Seiten des Therapeuten befriedigt?

Es besteht auch eine enge Verzahnung mit Scham. Scham sowohl auf Seiten der Patienten bei der Konfrontation mit der Tatsache der Videoaufnahme, aber Scham mitunter auch auf Seite der Studenten beim Anblick, oder bei dem den Leidenszuständen der Patientinnen Ausgesetzt-Sein. Die Sprache der Scham scheint hier eher eine physiologische zu sein mit dem weiten Spielraum von autonomen Reaktionen. Sie ist auch eine Körpersprache, wie Max Schur (1960) festgestellt hat. Scham hat immer ein Element von Überraschung, sich unerwartet einer Situation oder einem Verhalten ausgesetzt fühlen und diese Überraschung kann auf beiden Seiten auftreten, sowohl bei der Patientin als auch beim Studenten. Scham tritt in der Regel auch dann auf, wenn Ziele und Vorstellungen, also vor allem jene, die imaginäre Ich-Ideale repräsentieren, nicht erreicht werden. Außerdem hat Scham nach Edith Jacobson (1965) narzißtische Elemente und exhibitionistische Implikationen. Der wesentliche Unterschied zwischen den Scham- und den Schuldgefühlen nach Jacobson besteht darin, daß Schamgefühle nicht wieder gutgemacht werden können. Denn hier geht es um Vorstellungen von Schwäche, von Defekten wie Häßlichkeit, körperliche Defekte, Dummheit, Inkompetenz, niedriger Sozialstatus, rassischer Zugehörigkeit usw. Diese Defekte oder Vorstellungen von Defekten sind somit bildlich festgehalten.

Wenn man das berücksichtigt, stellt sich wohl die ethische Forderung, daß jeder Patient das Recht haben muß, seine Selbstdarstellung auf Video selber zu zensurieren, also nach Ansicht des Bandes die Aufnahme zu konfiszieren.

Die Diskussion mit den Studenten über die Schamgrenzen der Patienten in einer psychotherapeutischen Situation ist ungeheuer wichtig. Dafür kann die Videoaufzeichnung, abgesehen von den ökonomischen Aspekten – in der Ambulanz können maximal zwei Studenten anwesend sein, ein Video können viele sehen – sehr hilfreich sein. Der Umgang mit den Schamgefühlen des Patienten ist ein wichtiger Indikator für Gegenübertragungsimpulse, durch welche unbewußte sadomasochistische Triebregungen befriedigt werden.

Unsere Erfahrungen bestätigen somit jenen Ansatz in der Literatur, welcher die Beeinflussung des therapeutischen Prozesses durch die „third party" beschreibt. Besonders deutlich wurde dies bei der Arbeit mit Patientinnen, welche sexuell mißbraucht worden waren – und bei gut einem Drittel aller Patientinnen der psychosomatisch/gynäkologischen Ambulanz sind derartige Erfahrungen explorierbar.

Die Probleme der Evaluationsforschung in der Psychotherapie sind schon komplex genug (Huber 1987); welche Art von Design dem Anspruch genügt, die Einflüsse des Video-Settings auf den therapeutischen Prozeß mit wissenschaftlichen Methoden zu erfassen, ist unklar. Wahrscheinlich ist eine Kooperation von Psychotherapeuten, empirisch arbeitenden Sozialpsychologen und Cineasten wünschenswert.

Literatur

Balint M, Ohrenstein PA, Balint E (1973) Fokaltherapie. Suhrkamp, Frankfurt

Cremerius J (1984) Die psychoanalytische Abstinenzregel. Psyche 38: 769–800

Frick EM (1985) Latent and manifest effects of audiorecording in psychoanalytic psychotherapy. In: The yearbook of psychoanalysis and psychotherapy, vol 1, pp 151–176

Gill M (1968) Analysis of transference. N. Y. Int. Univ. Press, Psychological Issues, Mon.53

Holahan CJ, Slaikeu KA (1977) Effects of contrasting degrees of privacy on client self-disclosure in an counseling setting. J. Counsel Psychol 24: 55–99

Huber M (1987) Mitteilungen über das Berner Psychotherapie-Forschungsprojekt von Klaus Grawe. Psychologie Heute 6: 36–43

Jacobson E (1965) The self and the object world. Hogerth Press, London

La Planche J, Pontalis JB (1972) Das Vokabular der Psychoanalyse. Suhrkamp, Frankfurt

Schur M (1960) Phylogenesis and ontogenesis of affect and structure for-
    mation and the phenomenous of repetition-compulsin. Int J Psychoanal
    Ass XLI: 275–287
Stern MM (1970) Therapeutic playback, self-objectification and the ana-
    lytic process. J Am Psychoanal Assn 18: 562–598

Erfahrungen mit dem Video in der Weiterbildung für Konzentrative Bewegungstherapie

R. Kost

Die Konzentrative Bewegungstherapie (KBT) wurde vor 30 Jahren von Professor Helmuth Stolze erstmalig im Rahmen der Lindauer Psychotherapiewochen beschrieben (Stolze 1958). Sie ist eine leiborientierte, tiefenpsychologisch fundierte Methode, die Bewegung und Selbst- und Fremdwahrnehmung in der Bewegung in den Mittelpunkt der therapeutischen Arbeit stellt. Besonders die im Leibgedächtnis gespeicherten Erlebnisse werden im Laufe der Behandlung reaktiviert und dadurch therapeutisch nutzbar. Die KBT wird zwar häufig zu den nonverbalen Methoden gezählt, es muß aber betont werden, daß das Gespräch über das Erlebte in jeder Therapiestunde eine wichtige Rolle spielt. In den letzten Jahren hat sich die KBT zunehmend in psychosomatischen und psychiatrischen Kliniken im Gesamtkonzept der stationären Therapie bewährt, was sich auch in den aktuellen Monographien von Janssen, Schepank und Lohmer über stationäre Psychotherapie niederschlägt. Im ambulanten Bereich und in der Erwachsenenbildung wird die KBT zunehmend mehr angewandt. Auch in der Psychiatrischen Klinik Ludwigsburg wird mit KBT gearbeitet.

Der Deutsche Arbeitskreis für Konzentrative Bewegungstherapie (DAKBT) beschäftigt sich seit 1976 mit der Fortentwicklung der Methode und der Weiterbildung in KBT. Die Weiterbildung beinhaltet neben einer zweijährigen analytischen Selbsterfahrung eine zweijährige Weiterbildungsgruppe in KBT, auf die dann die weiteren Inhalte mit Theorievermittlung, Beobachtung, Kotherapie und Supervision aufbauen.

Hier sollen Erfahrungen berichtet werden, die bei der Suche nach Möglichkeiten zum Einsatz von Video in der Weiterbildung für KBT gemacht wurden. Erste Versuche mit Videoeinsatz im Rahmen einer Weiterbildungsgruppe vor über 10 Jahren waren nicht sehr ermutigend:

Die Teilnehmer fühlten sich nach anfänglicher Begeisterung zunehmend unter Druck gesetzt, schöne Bewegungen zu finden und untereinander zu konkurrieren. Schließlich stieß die Videotechnik bei KBT-Therapeuten zunehmend auf Ablehnung. Erst 1987, als auch die Videotechnik leichter verfügbar und handhabbar geworden war, fand sich eine Arbeitsgruppe zusammen, die die Versuche wieder aufnahm. Von dieser Arbeitsgruppe wird hier berichtet.

An sich ist der Einsatz von Video in der KBT auf den ersten Blick paradox. Die Teilnehmer sollen lernen, oft mit geschlossenen Augen, sich selbst und andere besser wahrzunehmen. Jeder soll den für sich stimmigen Weg finden. Es gibt kein richtig oder falsch. Spüren, was ist und nicht darauf achten, wie etwas aussieht, steht im Vordergrund der Arbeit. Der geschützte Raum der Gruppe, zeitweise durch geschlossene Augen verstärkt, soll ermutigen, neue Erfahrungen zu sammeln und andere Wege auszuprobieren. Durch das Wissen, daß die Arbeit gefilmt wird, bekommt die Frage, wie eine Bewegung aussieht, ein ganz anderes Gewicht. Jetzt spielt nicht nur die Wahrnehmung des Gruppenleiters eine Rolle, sondern es wird wichtiger, wie der Teilnehmer sich später selbst im Film erlebt und wie die anderen Gruppenmitglieder ihn sehen.

Andererseits ist gerade der Gruppenleiter sehr stark auf optische Wahrnehmungen angewiesen, da er die Übungsangebote laufend danach modifizieren muß, was er über die Bewegung in der Gruppe wahrnimmt und wie er diese Eindrücke interpretiert. Eine verbale Rückmeldung findet erst im sich an jeden Übungsabschnitt anschließenden Gespräch statt, in dem die Erfahrungen berichtet und weiter vertieft werden. Zander (1988) beschrieb, daß sich die motorischen Grundmuster der vier Neurosenstrukturen durchaus im Bewegungsverhalten unterscheiden lassen. Hierdurch wird unterstrichen, wie wichtig es ist, darauf zu achten, daß jeder Gruppenleiter bewußt oder unbewußt auch diagnostische Rückschlüsse aus der wahrgenommenen Bewegung zieht. In der Weiterbildung des DAKBT gibt es aus diesem Grund speziell die Phase des Beobachtens des Gruppengeschehens, in der die Wahrnehmung gezielt geschult werden soll. Im folgenden wird gezeigt, daß der Einsatz von Video in der Weiterbildung für KBT trotz der beschriebenen Paradoxie einen Sinn haben kann.

Die praktische Arbeit mit der KBT wird teils mit feststehender Kamera, teils mit einer Handkamera aufgezeichnet. Die Aufnahmen zeigen deutlich, daß konzentrierte Bewegung, die oft auch sehr langsam durchgeführt wird, in der KBT eine besondere Rolle spielt. Wenn in einzelnen Sequenzen bewußt auf die Tonwiedergabe verzichtet wird, wird dieser Sachverhalt noch unterstrichen.

Nach dem in der KBT gewohnten Austausch über das Erlebte wird in der hier beschriebenen Arbeitsgruppe in einem zweiten Schritt die Erfahrung der Teilnehmer mit der Tatsache, daß gefilmt wurde, diskutiert, danach werden die Aufnahmen gemeinsam betrachtet und reflektiert.

Hier ergeben sich zwei Schwerpunkte: Erfahrungen aus der Sicht der Teilnehmer und aus der Sicht des Gruppenleiters.

Video aus der Sicht der Teilnehmer

Die Videoaufnahmen ermöglichen eine vertiefte Selbsterfahrung. Die Konfrontation mit dem eigenen Verhalten und der eigenen Bewegung und mit dem Verhalten der anderen kann sehr verschieden erlebt werden. Ängstigende Phantasien können eine positive Korrektur erfahren, z. B. kann anhand der Geräusche mit geschlossenen Augen der Eindruck entstanden sein, daß man als einziger keine eigenen Ideen hatte oder viel versäumt hat. Auf den Bildern zeigt sich dann, daß die Mehrzahl der Gruppenmitglieder still für sich gearbeitet hat und auch nicht kreativer war.

Zumeist wird die Kamera aber als strenges „Über-Ich" erlebt, das das Abweichen vom persönlichen Ideal exakt registriert und negative Vorurteile bestätigt. Für einzelne kann aber auch erfahrbar werden, daß zärtliche, nahe Kontakte, die mit geschlossenen Augen möglich waren, durch die Darstellung auf dem Film ein anderes Gewicht, vielleicht sogar eine zusätzliche Erlaubnis bekommen. Zu Handlungen, die man sich nur mit geschlossenen Augen getraut hat, zu stehen, kann als Schritt in Richtung auf erwachsene Autonomie erlebt werden. Bei Partnerübungen, mit offenen oder geschlossenen Augen, läßt sich anhand der Video-aufnahmen die Selbst- und Fremdwahrnehmung überprüfen, wenn im Austausch über das Erlebte Diskrepanzen entstanden sind. Vielleicht werden auch besonders typische Verhaltens- oder Bewegungsmuster erkennbar. Wichtig ist an dieser Stelle zu betonen, daß es sich bei den Teilnehmern der Arbeitsgruppe nicht um Anfänger handelt und daß keine Atmosphäre von Bewerten und Beurteilen entstehen darf.

Video aus der Sicht des Gruppenleiters

Der Gruppenleiter kann seine Wahrnehmung überprüfen. Besonders bei sehr lebendigen, komplexen Abläufen ist es oft schwierig, die für den Gesamtablauf wichtigsten Einzelheiten mitzubekommen. Zeitweise wird der Gruppenleiter durch spektakuläre Situationen von anderen, eher leisen, aber gerade so wichtigen Ereignissen, abgelenkt. Beim wiederholten Anschauen der Aufnahmen lassen sich nachträglich noch wichtige Einzelheiten erkennen und die Gegenübertragung des Gruppenleiters läßt sich überprüfen. Bei Angeboten zum Thema Körperarbeit können Details im Bewegungsablauf verdeutlicht und so die Beobachtung geschult werden. Im Gespräch über die Aufnahmen wird für die angehenden Gruppenleiter besonders deutlich, wie wichtig der geschützte Raum der Intimität für diese Arbeit ist. Die Sensibilität für diesen Bereich kann dadurch geschärft werden. Gerade in der Bewegungstherapie muß der Gruppenleiter auch lernen, wegschauen zu können.

Hier spielt natürlich die Haltung des Kameramannes eine große Rolle, die durch Auswahl der Personen und durch Perspektive und Ausschnitt ein ganz neues Moment in die Arbeit mit einbringt. Fragen wie „warum werde ich nicht gesehen", „ich habe mich extra so schön gemacht" und ähnliche werden angesprochen. Nach unserer Erfahrung sollte die Kamera nur von jemand bedient werden, der selbst Erfahrung mit der KBT hat. In diesem Zusammenhang wird sehr konkret erfahrbar, wie wichtig die Achtung vor dem Anderen gerade in dieser Arbeit ist. Sonst wird Abbildung von Bewegung leicht zum Bloßstellen.

Zusammenfassend kann gesagt werden, daß Arbeit mit Video in der Weiterbildung für KBT eine Bereicherung sein kann, wenn genügend Selbsterfahrung in KBT bei den Teilnehmern besteht und wenn entsprechend vorsichtig mit diesem Medium umgegangen wird. Ein Einsatz von Video in der Arbeit mit Patienten in der KBT ist nach dieser Erfahrung schlecht vorstellbar, da es sich gezeigt hat, daß für eine konstruktive Arbeit sowohl ein größeres Maß an persönlicher Stabilität als auch Erfahrung mit KBT erforderlich sind.

Literatur

Janssen PL (1987) Psychoanalytische Therapie in der Klinik. Klett-Cotta, Stuttgart

Lohmer M (1988) Stationäre Psychotherapie bei Borderlinepatienten. Springer, Berlin Heidelberg New York Tokyo

Schepank H, Tress W (Hrsg) (1988) Die stationäre Psychotherapie und ihr Rahmen. Springer, Berlin Heidelberg New York Tokyo

Stolze H (1958/1989) Psychotherapeutische Aspekte einer Konzentrativen Bewegungstherapie. In: Stolze H (Hrsg) (1989) Die Konzentrative Bewegungstherapie: KBT; Grundlagen und Erfahrungen, 2., erg. Aufl. Springer, Berlin Heidelberg New York Tokyo

Zander W (1988) Untersuchungen zum motorischen Grundmuster bei den vier Neurosenstrukturen. Z. Psychosom Med 34: 373–388

Diagnostik

Das Present State Examination (PSE-10) Einsatz der Videotechnik bei Training und wissenschaftlicher Begleitforschung

A. Hillig, K. Maurer und S. Velthaus

Standardisierte Erhebung und operationale Diagnostik

Der heutige Stand psychiatrischer Diagnostik erfordert (halb-) strukturierte Interviewtechniken zur Befunderhebung sowie operationalisierte diagnostische Regeln, um sicherzustellen, daß in Klinik und Forschung Symptome in vergleichbarer Weise exploriert und deren Ausprägungsgrad bzw. Dauer nach identischen Vorschriften beurteilt werden. In kriteriologischen Diagnosesystemen werden Regeln der Symptomverknüpfung sowie zusätzliche Bedingungen explizit und in einer für die Anwender verbindlichen Weise formuliert. Diese Vorgehensweisen reduzieren also die Fehlervarianz beim Erhebungsprozeß und erhöhen zugleich die diagnostische Reliabilität.

Das *Diagnostic and Statistical Manual of Mental Disorders* (DSM; APA, 1980, 1987) stellt ein vor allem im nordamerikanischen Raum verbreitetes kriterienorientiertes diagnostisches Verfahren dar, zu dem in Form des *Structured Clinical Interview for DSM-III* (SCID; Spitzer u. Williams 1984) bereits ein adäquates Erhebungsinstrument vorliegt. Die Weltgesundheitsorganisation (WHO) erarbeitet zur Zeit die 10. Revision der *International Classification of Diseases* (ICD-10), die neben „Clinical Descriptions and Diagnostic Guidelines" auch „Diagnostic Criteria for Research" enthält (WHO, 1989a, b). Parallel zur ICD-10 wird eine Sammlung von Instrumenten zur standardisierten Befunderhebung entwickelt, die *Schedules for Clinical Assessment in Neuropsychiatry*, kurz als SCAN-System bezeichnet (Wing et al. 1989).

SCAN-System und Present State Examination

Beim SCAN-System sind Erhebungs- und Auswertungsebene zu unterscheiden. Zentrales Erhebungsinstrument ist die 10. Fassung des aus der Vorgängerversion PSE-9 (Wing et al. 1974) entstandenen *Present State Examination* (PSE-10), eines standardisierten und in vielen Studien erprobten Verfahrens zur psychopathologischen Befunderhebung. Teil I des PSE-10 enthält Items zu nicht-psychotischen Symptomen und ein Screening zum zweiten Teil, in dem psychotische Symptome und beim Interview bemerkte Verhaltensauffälligkeiten beurteilt werden. Für spe-

Tabelle 1: Instrumente und Struktur des SCAN-Systems

SCAN-System		
	Standarderhebung	
	Present State Examination (PSE-10)	
	Teil I	Nicht-psychotische Symptome
		Screening (bei Verzicht auf Teil II)
	Teil II	Psychotische Symptome
		Verhaltens-Rating
Optionale Erhebung		Zusatzmodule
Pathologie-Fragebogen	PATHEP	Personality Disorder Examination (PDE)
Item-Group Checklist (ersatzweise für PSE-10)	IGCLIST	Disability Assessment Schedule (DAS)
Klinische Informationsskala inkl. spezieller Fragebögen	CLX SCAN-SF SCAN-SD	Cambridge Examination for Mental Disorders of the Elderly (CAMDEX)
	Auswertung	
	CATEGO-V-Computerprogramm	
	Aggregierung der Items/Symptome	
	Itemgruppen	
	Syndromprofile	
	Diagnosen: ICD-10, ICD-9, ICD-8 DSM-IIIR	

zielle Zwecke werden sog. Zusatzmodule empfohlen, die nicht zum System selbst gehören. Tabelle 1 gibt einen Überblick über das SCAN-System.

Im Pathologie-Fragebogen (PATHEP) werden organische, für eine bestimmte Episode relevante Ursachen erfaßt. Die Item-Group Checklist (IGCLIST) wird angewandt, wenn z. B. nur Akteninformationen oder Auskünfte Dritter zur Verfügung stehen. Die Klinische Informationsskala (CLX) dient der Erhebung von Informationen, die neben den PSE-10-Symptomen für den klinischen Verlauf von Bedeutung sind; sie wird ergänzt durch SCAN-SF bzw. SCAN-SD, zwei auf bestimmte ICD- bzw. DSM-Kategorien ausgerichtete Fragebögen. Der zugehörige Computer-Algorithmus (CATEGO) wurde polydiagnostisch erweitert und soll außer ICD-10-Diagnosen auch solche früherer ICD-Versionen sowie DSM-IIIR- und ggf. weitere Diagnosen ermöglichen.

Einsatz des PSE-10 im Rahmen einer SCAN-Feldstudie

1987 wurde von der WHO in Zusammenarbeit mit der amerikanischen ADAMHA-Behörde sowie dem Londoner Institute of Psychiatry eine Feldstudie in Angriff genommen, an der sich weltweit 20 Forschungszentren beteiligten, zu denen aus dem deutschsprachigen Bereich das Zentralinstitut für Seelische Gesundheit Mannheim und die Psychiatrische Klinik der Medizinischen Hochschule Lübeck zählten. Hauptziele dieser Studie waren eventuell notwendige Übersetzungen der Instrumente, Prüfung auf Vollständigkeit, Akzeptanz und Handhabbarkeit, Ermittlung von Interrater-Reliabilitäten, Vorbereitung von Manual, Glossar und Trainigsmaterial, Mitarbeit an den endgültigen ICD-10-Forschungskriterien sowie ein Vergleich mit dem DSM-IIIR. Jedes Zentrum sollte insgesamt 30 PSE-10-Interviews von jeweils drei Ratern beurteilen lassen und die Daten London mitteilen, da dort neben der zentralen Auswertung auch die diagnostischen Algorithmen für das CATEGO-V-Programm erstellt werden.

Durchführung und Aufzeichnung der Interviews

Zur Vereinheitlichung des Vorgehens in der Feldstudie hatte in London anhand englischer Videointerviews ein Training der verantwortlichen Mitarbeiter der einzelnen Zentren stattgefunden. Auf Wunsch wurden weitere transskribierte Demonstrationsvideos zur Verfügung gestellt, die beispielhaft Fragetechnik, Interaktion zwischen Befragtem und Interviewer sowie Rating-Entscheidungen dokumentierten. In Mannheim wurden insgesamt 26 Interviews mit überwiegend psychotischen, stationär aufgenommenen Patienten durchgeführt und aufgezeichnet, wobei die Videotechnik sowohl der psychopathologischen Bewertung im Hinblick auf die Prüfung der Interrater-Reliabilität als auch Trainingszwecken diente. Diese Video-Mitschnitte hatten den entscheidenden Vorteil, daß sie beliebig oft wiederholt, sequenziert, analysiert und so zur Verbesserung des Explorationsstils genutzt werden konnten.

Auswertung der Videos

Die Interviews beanspruchten zwischen 45 und (in zwei Fällen) 180 min, bei einer mittleren Länge von gut 75 min. Die beiden nahezu 3stündigen Interviews waren „portionierte" Explorationen berichtsfreudiger, zugleich kooperativer und beschreibungsfähiger Patienten, was die Möglichkeit bot, das Verhältnis zwischen Explorationsdauer und Informationszuwachs in extrem langen Interviews zu prüfen. Bei den eingehend analysierten, in zahlreiche störungsspezifische Sequenzen untergliederten und für spätere Lehr- und Weiterbildungszwecke z. T. wiederholt begutachteten Videos wurde auf objektivierbare Kriterien wie Interviewdauer, zeitlichen Anteil erfragter Symptome bzw. Bereiche und „erschöpfenden" Umfang des gesamten PSE-Symptomkatalogs sowie auf subjektive Kriterien beim Interviewer (z. B. Ungeduld, Dominanz, Suggestivität) wie beim Patienten (z. B. Aggressivität, Rückzugsverhalten bei offenbar belastenden Themen, medikamentöser Einfluß) geachtet.

Fallbeispiele

Zur Verdeutlichung des Vorgehens werden zwei identische PSE-10-Sequenzen zum Bereich „Angstsymptomatik" gezeigt. Die wichtigsten Daten der beiden Patientinnen, die zuvor in die Videoaufzeichnung und -wiedergabe eingewilligt hatten, sind in Tabelle 2 gegenübergestellt.

Tabelle 2: Vergleich der Patientinnen

	Patientin 1	Patientin 2
Alter	26 Jahre	19 Jahre
Körpergröße	170 cm	160 cm
Gewicht	106 kg	56 kg
Schulbildung	Schule für Lernbehinderte	Abitur
Lebensumstände	seit 2 J. verh., Tochter von 9 Mon.	lebt mit Eltern und jüngerer Schwester zusammen
erste psychiatrische Auffälligkeit	mit 11 Jahren Suizidversuch	mit 11 Jahren phobische Ängste
psychiatrische Vorgeschichte	3,6 Jahre in therapeutischer Wohngemeinschaft gelebt	seite 2 Jahren in ambulanter psychiatrischer Behandlung
Zeitpunkt des PSE-10-Interviews	3. stationärer Aufenthalt	1. stationärer Aufenthalt
IQ	ca. 80 (HAWIE)	ca. 115 (SPM)
Konzentrationsvermögen (d 2)	unterer Durchschnitt	unterer Durchschnitt
Medikation zum Zeitpunkt des Interviews	Glianimon (5 mg) Taxilan (250 mg) Akineton (3×1 Tbl.)	Stangyl (150 mg) Impromen (30 mg)
Aufnahmediagnose	Verdacht auf paranoide Reaktion	Adoleszentenkrise mit depressiv-phobischer Symptomatik
Entlaßdiagnose (ICD-9)	schizoaffektive Psychose (295.7) nach Interruptio; Minderbegabung	paranoid-halluzinatorische Psychose (295.3)

Die Ausschnitte vermitteln einen Eindruck von der halbstrukturierten Interviewtechnik und veranschaulichen zugleich, daß gerade bei weitgehend standardisiertem Vorgehen Kooperationsbereitschaft, intellektuelles Leistungsniveau oder Konzentrationsvermögen des Patienten über die Explorierbarkeit der Symptomatik entscheiden und daß es Geschick und Übung des Interviewers erfordert, um beispielsweise neurotische von psychotischen Ängsten zu trennen.

Bei der ersten Patientin wurde selbst in der gezeigten kurzen Sequenz deutlich, daß sie auf Grund ihrer Minderbegabung und einer paranoiden Verarbeitung etliche Fragen nicht verstand, dennoch kaum nachfragte, stattdessen offenbar zur Bestätigung der genannten Symptome neigte, zudem häufig abschweifte und frei assoziierte. Dieses Verhalten war im Interview weit weniger spürbar gewesen, wohl auch wegen der physischen Präsenz der Patientin, was sie im direkten Kontakt vielleicht psychisch stabiler erscheinen ließ als im Videoausschnitt.

Im Unterschied dazu zeigte die zweite Patientin eine starke Tendenz zu einsilbigen, inhaltsleeren Aussagen, gab keinerlei ergänzenden oder spontanen Bericht und verdeutlichte dadurch, wie schwierig es in einem solchen Fall für den Interviewer ist, sich konsequent an ein strukturiertes Erhebungsinstrument zu halten. Auch hier gab die Videosequenz wichtige Aufschlüsse, die im Interview selbst nur am Rande zutage getreten waren.

Zusammenfassung und Diskussion

Eine multizentrische, mit klinischer Exploration gekoppelte Studie zu einem umfangreichen Erhebungsinstrumentarium, wie es das SCAN-System bzw. das PSE-10 darstellt, setzt im Grunde stets ein Interviewertraining anhand von Demonstrationsvideos voraus. Da (halb-)strukturierte Erhebungstechniken die Interrater-Reliabilität psychiatrischer Diagnostik verbessern sollen, müssen die Anwender möglichst eine vergleichbare Erhebungsstrategie und die einheitliche Befolgung entsprechender Ratinganweisungen gewährleisten. Die gezeigten PSE-10-Sequenzen belegen am Beispiel einer stark ablenkbaren und einer äußerst zurückgezogenen Patientin die Problematik standardisierten Vorgehens. Für die bei manchen Patienten notwendige, mehr individuell gestaltete Befragung leistet die Videotechnik wertvolle Hilfe, da sie den Interviewer bei der Exploration von Ratingvorgängen entlastet, Rückmeldung bietet und zu Demonstrations- wie Trainingszwecken eingesetzt werden kann. Im Hinblick auf diese Möglichkeiten plant das Zentralinstitut für Seelische Gesundheit in Zusammenarbeit mit der WHO die Einrichtung eines „SCAN-Trainingszentrums" für den deutschsprachigen Bereich, um potentielle Anwender anhand aufgezeichneter Interviews mit der Handhabung des SCAN-Systems bzw. des PSE-10 vertraut zu machen.

Literatur

American Psychiatric Association – Committee on Nomenclature and Statistics (1980) Diagnostic and statistical manual of mental disorders, 3rd edn (DSM-III). American Psychiatric Association, Washington DC

American Psychiatric Association – Committee on Nomenclature and Statistics (1987) Diagnostic and statistical manual of mental disorders, 3rd edn revised (DSM-IIIR). American Psychiatric Association, Washington DC

Jung E, Krumm B, Biehl H, Maurer K, Bauer-Schubart C (1989) DAS-M: Mannheimer Skala zur Einschätzung sozialer Behinderung. Beltz, Weinheim

Loranger AW, Susman VL, Oldham JM, Russakoff LM (1987) The personality disorder examination: A preliminary report. J Pers Disorders 107: 887–908

Roth H, Huppert FA, Tym E, Mountjoy CQ (1988) CAMDEX: The Cambridge examination for mental disorders of the elderly. Cambridge University Press, Cambridge

Spitzer RL, Williams JBW (1984) Structured clinical interview for DSM-III (SCID 5/11/84). New York State Psychiatric Institute (Biometrics Research Department), New York

Wing JK, Cooper JE, Sartorius N (1974) Measurement and classification of psychiatric symptoms. Cambridge University Press, London

Wing JK, Babor T, Brugha T, Burke J, Cooper JE, Giel R, Jablensky A, Regier D, Sartorius N (1990) SCAN: Schedules for clinical assessment in neuropsychiatry. Arch Gen Psychiatry 47: 589–593.

World Health Organization (1989a) International Classification of Diseases, Tenth Revision (ICD-10); April 1989 Draft of Chapter V: Mental

and Behavioural Disorders. Clinical Descriptions and Diagnostic Guidelines. WHO, Geneva

World Health Organization (1989b) International Classification of Diseases, Tenth Revision (ICD-10). April 1989 Draft of Chapter V: Mental
and Behavioural Disorders. Diagnostic Criteria for Research. WHO,
Geneva

Der Einsatz von Videointerviews zur Optimierung der Reliabilität von Schweregradbeurteilungen für Angst, Depression und globale Beeinträchtigung

M. Hebenstreit und R. Buller

Einleitung

Skalen zur Schweregradbeurteilung dienen in klinischen Studien (1) zur Feststellung des Vorhandenseins minimal notwendiger Symptome als Aufnahmekriterium für eine Therapiestudie, (2) zur Abbildung des Beschwerdeverlaufs, (3) zur Beurteilung der Wirksamkeit einer Behandlung (Bech et al. 1986; Maier et al. 1988b).

Ähnlich wie bei Diagnosen ist auch hier eine ausreichende Reliabilität Voraussetzung für die Verwertbarkeit der Ergebnisse. Reliabilitätsaussagen über die verwendeten Skalen beziehen sich jedoch oft nur auf Angaben in der Literatur, nicht aber auf die Beurteilungsleistung der an einer Studie beteiligten Rater.

Zur Reliabilitätsprüfung dient neben der Joint-Rater Untersuchung mit Befragung eines Patienten durch einen Rater in Anwesenheit eines ebenfalls beurteilenden zweiten Beobachters auch die Test-Retest Untersuchung, bei der zwei unabhängige Beurteiler in kurzem zeitlichem Abstand einen Patienten befragen.

Zur Feststellung der Übereinstimmung in multizentrischen Studien eignen sich diese beiden Verfahrensweisen jedoch nur begrenzt. Sie erfordern die Zusammenkunft aller beteiligten Rater zur gleichen Zeit am gleichen Ort; außerdem führen sie zu erheblicher Belastung der Patienten bei hoher Anzahl von Einzelbefragungen. Stattdessen bieten sich Verfahren an, bei denen die relevanten Informationen den einzelnen Beurteilern in Form eines Videointerviews dargeboten werden (Andreasen 1982).

Die vorliegende Untersuchung befaßt sich mit der Eignung solcher Videoaufnahmen zur Sicherung der Reliabilität bei Schweregradbeurteilungen im Rahmen multizentrischer Studien.

Methode

Videointerview

Zehn Patienten wurden während ihres stationären Aufenthaltes einer einmaligen Befragung zur gegenwärtigen psychiatrischen Symptomatik unterzogen; der Zeitpunkt der Videoaufnahme während der stationären Behandlung wurde nicht kontrolliert. Das Interview hatte eine durchschnittliche Länge von 35 min und wurde über eine Videoanlage aufgezeichnet. Die Patienten waren über das Ziel der Videoaufnahme aufgeklärt und hatten ihr schriftliches Einverständnis gegeben. Die Aufnahme fand in einem speziell dafür eingerichteten Raum mit mehreren sichtbaren, fest installierten Mikrofonen und Kameras statt. Eine Kameraeinstellung diente zur Ganzkörperaufnahme von Patient und Interviewer, die zweite Kameraeinstellung zeigte eine Portraitaufnahme des Patienten. Aus beiden Einstellungen wurde ein gemischtes Videobild hergestellt. Diese Anordnung gewährleistet die Erfassung von nonverbalen mimischen, gestischen und psychomotorischen Verhaltensmerkmalen in der Interviewsituation.

Jedes der insgesamt 10 Videointerviews wurde von 6 durch Zufallsauswahl bestimmten Ratern beurteilt. Die insgesamt 20 Beurteiler (s. unten) bewerteten jeweils 3 Videoaufnahmen. Daraus ergaben sich 60 Einschätzungen, die ergänzt wurden durch die Beurteilungen der jeweiligen Interviewer (s. unten).

Um möglichst vollständig die notwendige Informationsmenge zu erheben, die zum Ausfüllen der Skalen notwendig war, orientierten sich die Interviewer an einem Leitfaden, der semistrukturiert die gegenwärtige Symptomatik zu Angst, Depression und globaler Beeinträchtigung erfaßte. Die verwendeten Fremdbeurteilungsskalen setzten sich zusammen aus: Hamilton-Angstskala – HAMA (Hamilton 1969), Hamilton-Depressionsskala –

HAMD (Hamilton 1960), Covi-Angstskala – CAS (Lipman 1982), Raskin-Depressionsskala – RDS (Raskin et al. 1969), Sheehan-Clinician Rated Anxiety Scale – SCRAS (Sheehan 1984) and Global Assessment Scale – GAS (Endicott et al. 1976).

Patienten

Befragt wurden 10 Patienten (4 Männer, 6 Frauen), die sich zur Zeit der Aufnahme in stationärer Behandlung in der Klinik für Psychiatrie in Mainz befanden. Das Alter lag zwischen 19 und 68 Jahren. Die Erstdiagnosen nach DSM-III-R lauteten: Major Depression (n = 4), Panikstörung (n = 4), Borderlinestörung (n = 1), Zwangsstörung (n = 1).

Beurteiler und Interviewer

Zwei psychiatrisch erfahrene Ärzte führten das Videointerview mit den Patienten durch. 22 Ärzte (15 Männer und 7 Frauen) mit einem Dienstalter in der Psychiatrie zwischen 3 Monaten und 20 Jahren bildeten die Gruppe der Beurteiler. Ein spezielles Rater-Training vor der Beurteilung der Videoaufnahmen fand nicht statt.

Statistik

Die Interrater-Reliabilität für Schweregradbeurteilungen wurde mit dem Intraclass-Correlation-Koeffizient (ICC) berechnet (Bartko u. Carpenter 1976). Die Rater stellten eine Zufallsstichprobe aus einer größeren Gesamtheit dar (Raters Random-Modell nach Fleiss 1986).

Das Modell basiert auf einer einfachen Varianzanalyse (ANOVA), in welche die Varianz des „wahren Meßwertes" von x (= T), der Zufallsabweichung von x (= e) und den Effekt des Raters auf den Meßwert x (= r) einfließen.

Eine Einzelmessung setzt sich zusammen aus

$$x = T + r + e$$

für die Varianz (σ) des Einzelmeßwertes gilt somit

$$\sigma x^2 = \sigma T^2 + \sigma r^2 + \sigma e^2$$

Daraus entwickelt sich unter Verwendung der Standardabweichungen (S) der Intraclass-Correlation-Koeffizient (ICC) (Fleiss 1986)

$$ICC = \frac{S_T^2}{S_T^2 + S_r^2 + S_e^2}$$

Die Werte können unter dem Aspekt der klinischen Bedeutung interpretiert werden. So schlagen Cicchetti u. Prusoff (1983) folgende Einteilung vor: ICC $<$ 0,4 schlechte, 0,4–0,59 ausreichende, 0,6–0,74 gute, 0,75–1 sehr gute Übereinstimmung.

Ergebnisse

Die Beurteilung der Schweregradausprägung der psychiatrischen Symptomatik bei den befragten 10 Patienten wird in Tabelle 1 dargestellt.

Tabelle 1: Die Beurteilung der Schweregradausprägung von Angst, Depression und globaler Beeinträchtigung für n = 10 Patienten

	Beurteilung des Schweregrades der Symptome durch die Interviewer n = 2		Interrater-Reliabilität für n = 7 Beurteiler pro Interview
	Mittel	Min./Max.	R (ICC)
HAMA somatische Angst	11.3	6–17	0.34*
psychische Angst	13.6	7–19	0.50
gesamt	24.9	19–33	0.50
HAMD	21.6	10–30	0.43
CAS	6.2	4– 9	0.29*
RDS	5.6	1– 9	0.38*
SCRAS	40.3	19–73	0.46
GAS	51.8	35–70	0.21*

*R (ICC) $<$ 0.40 schlechte Übereinstimmung

Die Schweregradausprägung variiert in einem für ambulante Studien üblichen Maß, d. h. sie liegt im Bereich leichter bis mittlerer Störungen. Hinreichende Übereinstimmung beim ICC konnte nur für die HAMA-Subskala/psychische Angst (ICC = 0.50) sowie für die HAMD- (ICC = 0.43) und SCRAS-Gesamtbeurteilung (ICC = 0.46) erreicht werden. Für die übrigen Skalen, insbesondere die GAS fand sich eine schlechte Übereinstimmung (ICC < 0.40).

Diskussion

Die Ergebnisse zeigen, daß klinisch erfahrene, aber untrainierte Rater nur in der Hälfte der angewendeten Skalen ausreichende Übereinstimmungen erzielen. Die dabei ermittelten Intraclass-Correlation-Koeffizienten weichen erheblich von den Literaturangaben zur Reliabilität der verschiedenen Skalen ab. So wurden für die HAMA ICC-Werte von 0.73 für psychische Angst, 0.70 für somatische Angst und 0.74 für die Gesamtbeurteilung angegeben (Maier et al. 1988a); für die HAMD liegt der ICC zwischen 0.46 und 0.82 (Cicchetti u. Prusoff 1983) für die RDS zwischen 0.77 und 0.89 (Cicchetti u. Prusoff 1983); für die CAS beträgt der ICC 0.57 (Maier et al. 1988b) und für die GAS 0.66 (Andreasen et al. 1982).

Eine mögliche Erklärung kann zum einen in der Methodik des Interviews und zum anderen bei den Beurteilern selbst liegen.

Der Annahme, daß die Anwendung eines semistrukturierten Interviews zu einer unzureichenden Abbildung der Symptomatik führen und hinter dem Informationsgehalt einer freien Exploration zurückbleiben könnte, möchten wir nicht folgen. Wie z.B. Williams (1988) gezeigt hat, kann mit Hilfe semistrukturierter Interviewleitfäden die Symptomatik exakter erfaßt werden, als im freien Gespräch; zudem überschreitet die Dauer des Interviews die übliche Befragungszeit für Schweregradbeurteilungen im klinischen Alltag. Die audiovisuelle Aufzeichnung des Gesprächs ermöglicht es außerdem Varianzquellen, wie die Zustandsvarianz des Patienten, Beobachtungsvarianz und Informationsvarianz möglichst gering zu halten (Andreasen et al. 1982).

Wir halten es für wahrscheinlicher, daß die untrainierte Anwendung von Schweregradbeurteilungen für den Mangel an Reliabilität verantwortlich war (Maier et al. 1988; Williams 1988).

Aus diesem Befund ziehen wir folgende Schlüsse:

1. Vor Beginn einer Behandlungsstudie ist eine Reliabilitätsprüfung für die Beurteilung der zu verwendenden Skalen erforderlich. Diese Prüfung kann am einfachsten anhand standardisierter und strukturierter Videobefragungen durchgeführt werden.

2. Bei unzureichender Reliabilität muß ein Beurteilungstraining erfolgen. Wie wir in einer anschließenden Untersuchung zeigen konnten (Hebenstreit 1990), ist eine Steigerung der Reliabilität durch Training möglich; die Studie sollte erst dann beginnen, wenn die beteiligten Rater alle Skalen mit zumindest ausreichender Reliabilität (ICC > 0.40) beurteilen. Für Training und Reliabilitätsprüfung erscheint uns der Einsatz von Videoaufnahmen als geeignetes Medium.

Literatur

Andreasen NC, McDonald-Scott P, Grove WM, Keller MB, Shapiro RW, Hirschfeld RMA (1982) Assessment of reliability in multicenter collaborative research with a videotype approach. Am J Psychiatry 139 (7): 876–882

Bartko JJ, Carpenter WT (1976) On the methods and theory of reliability. J Nerv Ment Dis 163: 307–317

Bech P, Haaber A, Joyce CRB (1986) Experiments on clinical observation and judgement in the assessment of depression: profiled videotapes and judgement analysis. Psychol Med 16: 873–883

Cicchetti DV, Prusoff BA (1983) Reliability of depression and associated clinical symptoms. Arch Gen Psychiatry 40: 987–990

Endicott J, Spitzer RL, Fleiss JL, Cohen J (1976) The global assessment scale. Arch Gen Psychiatry 33: 766–771

Fleiss JL (1986) The design and analysis of clinical experiments. Wiley & Sons, New York, Chichester, Brisbane, Toronto, Singapore

Hamilton M (1960) A rating scale for depression. J Neurol Neurosurg Psychiatry 23: 56–62

Hamilton M (1969) Diagnosis and rating of anxiety. Br J Psychiatry Special Publication 3: 76–79

Hebenstreit M (1990) Reliabilitätsprobleme bei der Anwendung von Schweregradskalen in multizentrischen Studien. (In Vorbereitung)

Lipman RS (1982) Differentiating anxiety and depression in anxiety disorders: use of rating scales. Psychopharmacol Bull 18: 69–82

Maier W, Buller R, Philipp M, Heuser I (1988a) The Hamilton Anxiety Scale: reliability, validity and sensitivity to change in anxiety and depressive disorders. J Affect Disord 14: 61–68

Maier W, Philipp M, Heuser I, Schlegel S, Buller R, Wetzel H (1988b) Improving depression severity assessment. I. Reliability, internal validity and sensitivity to change of three observer depression scales. J Psychiatry Res 22: 3–12

Raskin A, Schulterbrandt J, Reatig N et al. (1969) Replication of factors of psychopathology in interview, ward behavior and self-report ratings of hospitalized depressives. J Nerv Ment Dis 148: 87–98

Sheehan DV (1984) The relative efficacy of phenelzine, imipramine, alprazolam and placebo in the treatment of panic disorder. Vortrag anläßlich des „Annual Meeting" of the American Psychiatric Association, Los Angeles, Mai 5–11

Williams JBW (1988) A structured interview guide for the Hamilton Depression Rating Scale. Arch Gen Psychiatry 45: 742–747

Objektivierende Verhaltensanalyse in der Psychiatrie

W. Gaebel

Einleitung

Verhaltensbeobachtung und Erlebensschilderung bilden die Grundlage psychiatrischer Diagnostik und Klassifikation. Das stärkere diagnostische Gewicht liegt allerdings nach wie vor auf den subjektiven Symptomen. Demgegenüber hatte Bente mit Bezug auf Kretschmer (1953) bereits 1977 auf der 2. Jahrestagung des IAAPP festgestellt: „Da die bisher in der Psychiatrie dominierende, vorwiegend erlebnisphänomenologisch ausgerichtete, auf verbale Inhalte bezogene psychopathologische Diagnostik und Klassifikation ... offenbar in eine Sackgasse zu führen droht, konzentrieren sich unsere derzeitigen Bemühungen auf eine bessere Erfassung und Analyse des psychomotorischen Verhaltens" (Bente 1978). Ploog (1986) sah anläßlich der 10. Jahrestagung des IAAPP die Forschungsperspektive der Audiovision in der Psychiatrie „vor allem in der minutiösen Untersuchung des Verhaltens, insbesondere des Ausdrucksverhaltens, der nonverbalen Kommunikation im allgemeinen und des Sprachverhaltens im besonderen" und verwies darauf, daß Verhaltensforschung im Bereich der Psychiatrie gleichzeitig auch Forschung im Bereich der Psychopathologie bedeute. Ähnlich haben Helmchen u. Renfordt (1981) stärkere Forschungsbemühungen im Bereich der nonverbalen Psychopathologie gefordert. Die Entwicklung moderner psychiatrischer Klassifikationssysteme hat diesem Anliegen offenbar kaum Rechnung getragen. So beklagt Alpert (1985) beispielsweise nach der Entwicklung der DSM-III-Klassifikation für Schizophrenie, daß der klinisch wichtigen und technisch möglichen Berücksichtigung objektiver Verhaltensparameter zu wenig

Beachtung geschenkt worden sei. Auch nach der Entwicklung der revidierten Fassung des Klassifikationssystems (DSM-III-R) ist diese Kritik weiterhin aktuell.

Theoretische Grundlagen

Krankheitsforschung in der Psychiatrie ist ohne operationale Diagnostik nicht denkbar. Daß operationale Diagnose-Kriterien hauptsächlich an Wahrnehmungs- und Erlebensstörungen (z. B. Halluzinationen, Wahn, Ich-Störungen) orientiert werden, mag z. T. auf dem historischen Primat der Erlebensphänomenologie beruhen. Eine größere Rolle dürfte die Auffassung spielen, daß „bei den Ausdruckssymptomen, die beim Untersucher zum ‚Eindruck' werden, die subjektiven Fehlerquellen noch größer als bei den abnormen Erlebnisweisen sind" (Huber 1974).

Leyhausen (1967) hatte bereits in Anbetracht der getrennten Entwicklungsgeschichte von Ausdruck und Eindruck sowie deren aufgrund des Selektionsdrucks zu sozialer Kommunikation stammesgeschichtlich später funktioneller Abstimmung auf die Mehrdeutigkeit von Ausdrucksphänomenen hingewiesen. „Der Eindruck weckt stets nur Eigenseelisches im Empfänger; allein dessen Homologie zum Ausdruckssender gewährleistet eine mehr oder weniger weitgehende Entsprechung, jedoch keine Identität".

Im Gegensatz zur Subjektivität vom Patienten berichteter Krankheits*symptome* sind Krankheits*zeichen* aber prinzipiell objektivierbar und einer Messung zugänglich. Als forschungsrelevante Konsequenz hieraus ergibt sich, daß die genaue Beobachtung und Messung von Krankheitszeichen einerseits den diagnostischen Prozeß, andererseits aber auch die Aufklärung zugrunde liegender pathophysiologischer Mechanismen verbessern könnten (Alpert 1985). Entsprechend sah Bente (1977) im „Aufbau einer adäquaten Meßsprache" ausgehend von einer „deskriptiven" Verhaltensanalyse die Voraussetzung dafür, „zu einer Klärung der neurophysiologischen und -ethologischen Bedingungskonstellationen solcher Phänomene zu gelangen, was das eigentliche Ziel dieser Forschungsrichtung ist". In einer hierarchisch konzipierten bio-psycho-sozialen Organisationsstruktur lebender Systeme (Pickenhain 1968) ist davon auszugehen, daß „Verhalten" und dessen Störungen als elementarere Organisationsstufe eher einen Rückbezug auf definierte biologische Substrate erlauben, als dies für „Erleben" und dessen Störungen gelten kann. Auch in phylogenetischer und ontogenetischer Hinsicht stellt „Verhalten" eine elementarere Lebensäußerung dar. Mit zunehmender telencephaler Entwicklung werden basale Verhaltensprogramme und Schablonen zwar überformt und in den Dienst höherer mentaler Prozesse gestellt, bleiben aber gemäß einem hierarchischen Aufbau des Nervensystems grundsätzlich verfügbar. Auf die biologischen Grundlagen psychiatrischer Erkrankungen verweisende phänomenologische Merkmale sind daher vermutlich eher im Verhalten als im Erleben zu finden.

Darwins (1872) Feststellung in seinem dritten Ausdrucksprinzip, „daß gewisse Handlungen, welche wir als Ausdrucksform für gewisse Zustände der Seele anerkennen, das direkte Resultat der Konstitution des Nervensystems sind und von Anfang an vom Willen und im hohen Maße auch von der Gewohnheit unabhängig gewesen sind", hat in diesem Kontext seine Aktualität bewahrt. Die Entwicklung eines integrativen, neurobiologisch fundierten Verhaltensmodells steht allerdings aus. Das heute rasch anwachsende Wissen um die modulare Netzwerkstruktur des Nervensystems macht allerdings schon jetzt deutlich, daß eine streng lokalisationistische Auffassung den hirnfunktionalen Gegebenheiten nicht gerecht wird (Wexler 1986).

Methodische Aspekte

Wenn „Verhalten in biologischer Sicht immer primär Manifestation eines sich in Raum und Zeit bewegenden Organismus" ist (Bente 1978), so müssen im Hinblick auf dessen Analyse funktionale, zeitliche und situative Aspekte unterschieden werden (Abb. 1).

Die zunächst erforderliche Abgrenzung *funktionaler* Verhaltenssegmente bezieht sich auf „funktionell gegliederte Bereiche psychomotorischer Aktivität" (Bente 1978), wie Blickverhalten, Mimik, Gestik, Sprech- und Stimmcharakteristika. Durch diese

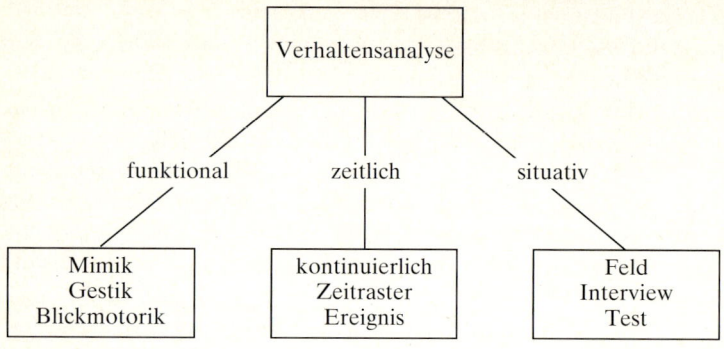

Abb. 1. Funktionale, zeitliche und situative Aspekte verhaltensanalytischer Untersuchungen.

Eingrenzung auf bestimmte motorische Systeme wird die Adressierung zugehöriger neuronaler Strukturen möglich. In *zeitlicher* Hinsicht kann die Analyse in einem mehr oder weniger engen Zeitraster oder ereignisgesteuert anhand definierter Verhaltensmuster durchgeführt werden. In jedem Fall ist mit der Wahl der funktionalen und zeitlichen Auflösung dem jeweiligen Forschungsansatz Rechnung zu tragen. Ein humanethologischer Ansatz wird in aller Regel mit einem gröberen zeitlich-funktionalen und stärker interaktionell definierten Raster arbeiten (z.B. Annäherung/Rückzug) als ein neuro- oder psychophysiologisch orientierter Ansatz. Darüber hinaus kann die jeweilige Untersuchungs*situation* mehr oder weniger standardisiert und damit die Anzahl möglicher Einflußgrößen kontrolliert werden. Spontanes Kontaktverhalten, z.B. von psychiatrischen Patienten auf der Station (McGuire u. Polsky 1981), auf der einen Seite und umschriebenes aufgabenbezogenes Verhalten, z.B. während einer neuropsychologischen Testuntersuchung, auf der anderen Seite, bilden die Extrempole einer Übergangsreihe interaktioneller und individueller Beobachtungssituationen.

Zur objektiven Erfassung nonverbalen bzw. paralinguistischen Verhaltens liegen heute für Blickverhalten, Mimik, Gestik und Körperbewegungen sowie Sprechverhalten und vokale Charak-

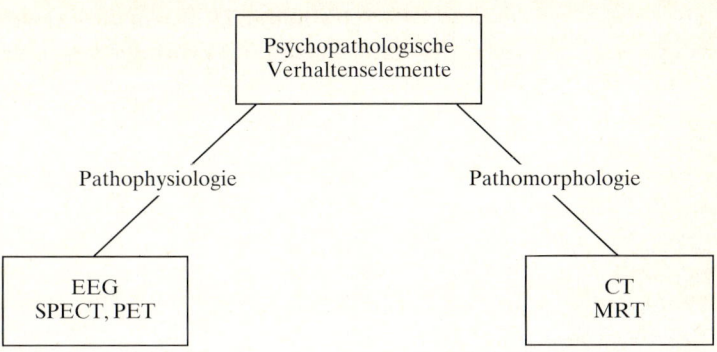

Abb. 2. Pathophysiologische und pathomorphologische Korrelate psychopathologischer Verhaltenselemente im Rahmen von multimethodalen Beziehungsanalysen.

(*EEG* Elektroenzephalogramm, *SPECT* Single-Photonen-Emissions-Computertomographie, *PET* Positronen-Emissionstomographie, *CT* Craniale Computertomographie, *MRT* Magnetresonanztomographie).

teristika differenzierte Notationssysteme bzw. Meßverfahren vor (Scherer u. Ekman 1982). Audiovisuelle Aufnahmetechniken spielen dabei eine unverzichtbare Rolle. Mit der Weiterentwicklung der digitalen Bildverarbeitung ist der heute noch mühevolle Weg der beobachtergestützten Verhaltenskodierung in Zukunft möglicherweise zu automatisieren. Erst eine kontinuierliche Verhaltensmessung ermöglicht die Ankopplung an mit hoher Zeitauflösung arbeitende psychophysiologische Verfahren (z.B. EEG). Dieser Übergang von der videometrischen Bewegungsanalyse zu einer videopolygraphischen Beziehungsanalyse (Bente et al. 1978) stellt schließlich die Voraussetzung für Mehrebenen-Analysen in der biologischen Psychiatrie dar (Helmchen u. Gaebel 1987, vgl. Abb. 2).

Ein Forschungsbeispiel

Untersuchungen zum nonverbalen Ausdrucksverhalten bei psychiatrischen Erkrankungen liegen bisher häufiger aus der Depressionsforschung als aus der Schizophrenieforschung vor (Gaebel u. Renfordt 1989). In der Schizophrenieforschung spielt die Aufklärung der Ätiopathogenese sog. Negativsymptomatik derzeit eine besondere Rolle. Während sogenannte Positivsymptomatik durch bereits genannte *Erlebens*störungen gekennzeichnet ist, ist Negativsymptomatik durch *Verhaltens*störungen charakterisiert und wird nach ihrer mutmaßlichen Genese in primäre und sekundäre Formen differenziert (Carpenter et al. 1985). Während primäre Formen als relativ zeitinvariant und einer therapeutischen Intervention derzeit als kaum zugänglich angesehen werden, lassen sich sekundäre Formen auf vielfältige Teilbedingungen (neuroleptisches Parkinsonoid, Depressivität, soziale Deprivation) zurück- und einer Behandlung zuführen.

Die Frage der Pathogenese primärer Negativsymptomatik wird allerdings weiterhin kontrovers beantwortet. Während beispielsweise M. Bleuler (1983) und Ciompi (1983) psychosoziale Determinanten hervorheben, sieht Crow (1983) in den von ihm als Typ II bezeichneten Symptomkonstellationen hirnorganisch determinierte Krankheitsbilder. Zur objektiveren Erfassung derartiger klinischer Bilder wurden spezielle Skalen entwickelt, von denen die SANS (Scale for the Assessment of Negative Symptoms) am bekanntesten geworden ist (Andreasen 1982). Wesentliche Verhaltensmerkmale nach dieser Skala sind z.B. starrer Gesichtsausdruck, verminderte Spontanbewegung, Armut der Ausdrucksbewegungen, Verarmung der Sprechweise, geringer Augenkontakt, Mangel an vokaler Ausdrucksfähigkeit und erhöhte Antwortlatenz. Trotz entsprechender Untersuchungsansätze mit derartigen Beurteilungsskalen ist der Forschungsstand in diesem Bereich sowohl in konzeptueller, methodischer und empirischer Hinsicht noch recht unübersichtlich.

Vor diesem Problemhintergrund untersuchen wir derzeit den Einfluß pharmakotherapeutischer und verhaltensmodifizierender

———————————————————————————————▶

Abb. 3. Schematischer Aufbau eines verhaltensanalytischen Meßplatzes. (Stimulusmaterial wird von einer Videoquelle über einen Videomonitor eingespielt; mit einem Infrarot-Blickmeßsystem (*DEBIC*) aufgenommene Meßdaten werden auf Floppy disk (*FD*) abgelegt; Videokamerasignale (*1, 2*) werden über einen Mischer zusammengeführt und gemeinsam mit dem Szenensignal des Monitors auf einem Split screen zu Analysezwecken dargestellt; nicht abgebildet ist der audiotechnische Teil des Meßplatzes)

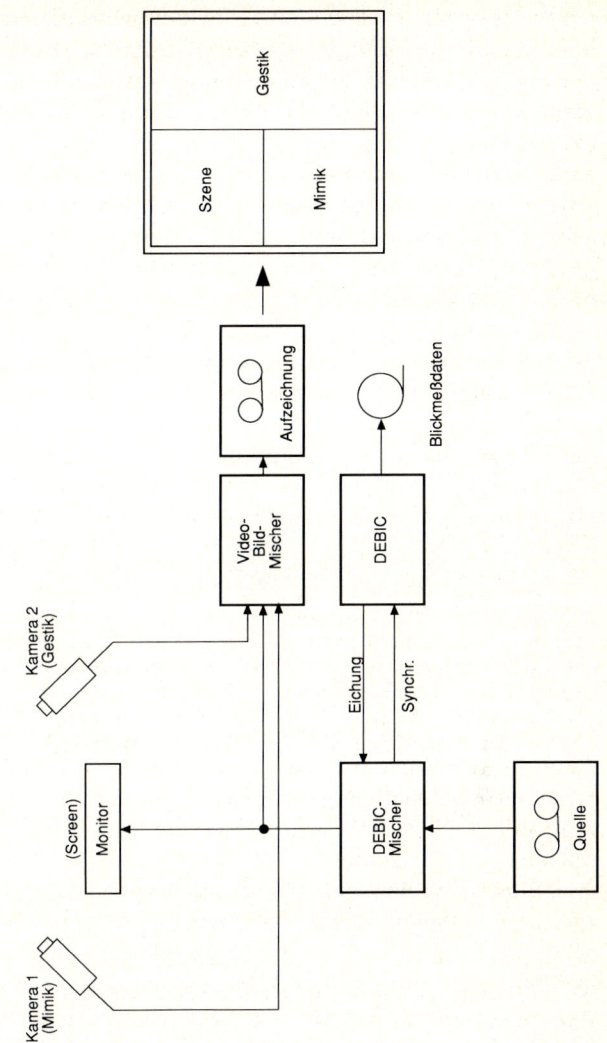

Proband

Kamera 1
(Mimik)

Kamera 2
(Gestik)

Monitor

(Screen)

Video-
Bild-
Mischer

Aufzeichnung

DEBIC-
Mischer

DEBIC

Quelle

Eichung

Synchr.

Blickmeßdaten

Szene

Mimik

Gestik

41

psychologischer Interventionen auf Entwicklung und Verlauf schizophrener Residualsyndrome (Gaebel u. Renfordt 1988, Gaebel 1990, 1990a). Durch audiovisuell vermittelte objektivierende Verhaltensanalyse werden bestimmte Verhaltensmerkmale als prognostische Indikatoren einer Risikogruppe identifiziert. Entsprechende Merkmale sind Sprechaktivität und Stimmfrequenz, Blickverhalten sowie Mimik und Gestik, die unter standardisierten Bedingungen (Interview und Aufgabeneinspielungen über Videomonitor) wiederholt untersucht werden (Meßplatzaufbau vgl. Abb. 3).

Die simultane quantifizierende Untersuchung verschiedener Verhaltensmerkmale im Hinblick auf deren spontanes Auftreten in unterschiedlichen Situationen (Interview, Problemlöseaufgaben) sowie deren Simulation und Imitation (z.B. von emotionalem Gesichtsausdruck) erlaubt die Abgrenzung spezifischer Defizite. Erst nach der verhaltensanalytischen Validierung eines Risikomusters scheint es sinnvoll, dieses auf seine hirnfunktionellen und -strukturellen Korrelate zu untersuchen und damit zu Fragen der Pathogenese vorzudringen.

Schlußfolgerungen

Biologisch orientierte psychiatrische Forschung hat sich bisher mehr an abstrakten nosologischen Konzepten als an streng deskriptiven psychopathologischen Syndromen orientiert. Eine überzeugende biologische Validierung psychiatrischer Diagnosen zeichnet sich jedoch bisher nicht ab (Kendell 1989). Demgegenüber finden sich zunehmend Hinweise auf die nosologisch unspezifische Beziehung klinisch phänomenologischer und biologischer Merkmale i.S. einer nosologie-übergreifenden Pathophysiologie psychiatrischer Syndrome (Heimann 1986). Es erscheint daher vielversprechend, die bisher immer noch relativ grobe und subjektive psychopathologische Beschreibungsebene stärker zu differenzieren und objektiven Untersuchungsmethoden zugänglich zu machen. Objektivierende Verhaltensanalyse in der Psychiatrie unter Ausnutzung der zur Verfügung stehenden audiovisuellen Methoden ist daher eine wichtige Forschungsaufgabe für die Zukunft.

Literatur

Alpert M (1985) The signs and symptoms of schizophrenia. Compr Psychiatry 26: 103–112

Andreasen NC (1982) Negative symptoms in schizophrenia. Arch Gen Psychiatry 39: 784–788

Bente D (1978) Methodische Gesichtspunkte zur Videoanalyse psychomotorischer Störungen. In: Helmchen H, Renfordt E (Hrsg) Fernsehen in der Psychiatrie. Thieme. Stuttgart, S 40

Bente D, Frick K, Scheuler W (1978) Videopolygraphie-Konzept. Entwicklung und Möglichkeiten. In: Helmchen H, Renfordt E (Hrsg) Fernsehen in der Psychiatrie. Thieme. Stuttgart, S 93

Bleuler M (1983) Discussion: Schizophrenic deterioration. Br J Psychiatry 143: 78–79

Carpenter WT, Heinrichs DW, Alphs LD (1985) Treatment of negative symptoms. Schizophren Bull 11: 440–452

Ciompi L (1983) Discussion: Schizophrenic deterioration. Br J Psychiatry 143: 79–80

Crow TJ (1983) Discussion: Schizophrenic deterioration. Br J Psychiatry 143: 80–81

Darwin C (1872/1986) Der Ausdruck der Gemütsbewegungen. Reprint nach der Stuttgarter Ausgabe von 1872, Greno, Nördlingen

Gaebel W, Erfassung und Differenzierung schizophrener Minussymptomatik mit objektiven verhaltensanalytischen Methoden. In: Möller HJ, Pelzer E (Hrsg) Neuere Ansätze zur Diagnostik und Therapie schizophrener Minussymptomatik Springer, Heidelberg New York London Paris Tokyo, S. 79–90 (1990)

Gaebel W, Verhaltensanalytische Forschungsansätze in der Psychiatrie. Nervenarzt 61: 527–535 (1990a)

Gaebel W, Renfordt E (1988) Objektivierende Verhaltensanalyse schizophrener Residualsyndrome im Verlauf verschiedener therapeutischer Interventionen. Bewilligtes Forschungsvorhaben im Förderschwerpunkt „Therapie und Rückfallprophylaxe psychischer Erkrankungen im Erwachsenenalter" des BMFT

Gaebel W, Renfordt E (eds.) (1989) Objective methods for behavioral analysis in psychiatry and psychopharmacology – examples and concepts. Pharmacopsychiatry (Suppl) 22: 1–50

Heimann H (1986) Spezifität und Unspezifität bei psychischen Erkrankungen. Schweiz Arch Neurol Neurochir Psychitr 137: 67–86

Helmchen H, Gaebel W (1987) Strategies of clinical research on neurobiological determinants of psychosis. Psychiatr Dev 5: 51–62

Helmchen H, Renfordt E (1981) The contribution of audio-visual techniques to advances in psychopathology. Compr Psychiatry 22: 21–30

Huber G (1974) Psychiatrie. Schattauer, Stuttgart

Kendell RE (1989) Clinical validity. Psychol Med 19: 45–55

Kretschmer E (1953) Der Begriff der motorischen Schablonen und ihre

Rolle in normalen und pathologischen Lebensvorgängen. Arch Psychiatr Z Neurol 190: 1–3

Leyhausen P (1967) Biologie von Ausdruck und Eindruck. Psychol Forsch 31: 113–176

McGuire M, Polsky RH (1981) An ethological analysis of behavioral change in hospitalized psychiatric patients. In: Corson SA, O'Leary Corson E, Alexander JA (eds) Ethology and nonverbal communication in mental health. Pergamon Press, Oxford, pp 1–13

Pickenhain L (1968) Methodologische Probleme der Untersuchung biologischer Faktoren bei psychiatrischen Erkrankungen. In: Pickenhain L, Thom A (Hrsg) Beiträge zu einer allgemeinen Theorie der Psychiatrie. Gustav Fischer, Jena, S 79–119

Ploog D (1986) Perspektiven der Audiovision in der Psychiatrie – Einführung zur 10. Jahrestagung des IAAPP. In: Kolitzus H, Ellgring H (Hrsg) Video in Psychiatrie und Psychotherapie, Bd 7

Scherer KR, Ekman P (1982) Handbook of methods in noverbal behavior research. Cambridge University Press, London

Wexler BE (1986) A model of brain function: its implications for psychiatric research. Br J Psychiatry 148: 357–362

Videodigitalisierung – Möglichkeiten und Grenzen eines computergestützten Meßverfahrens der Veränderung mimischen Verhaltens psychisch Kranker

B. Ahrens

„Allgemeine Bemerkungen über den Ausdruck sind von verhältnismässig geringem Werthe; und das Gedächtnis ist so trügerisch, dass ich ernstlich bitte, ihm nicht zu trauen. Eine bestimmt abgefasste Beschreibung des Ausdrucks unter irgend einer Seelenerregung oder einem bestimmten Zustande des Geistes, mit der Angabe der Umstände, unter welchem jene eintraten würden grossen Werth für mich haben." (Charles Darwin 1872, Der Ausdruck der Gemütsbewegungen bei Menschen und den Thieren. S. 16)

Die Bedeutung der Mimik im klinischen Alltag

Wenn der affektive Ausdruck schizophrener Patienten psychopathologisch beschrieben wird, dominieren Begriffe wie „Affektverflachung", „mangelnde affektive Modulationsfähigkeit", „affektive Steifigkeit" oder „Maske der Gleichgültigkeit" (Bleuler 1969; Schulte u. Tölle 1979). In der klinischen Praxis zeigt sich, daß die Beschreibungen der Psychiater wie Eugen Bleuler und Emil Kraepelin noch Gültigkeit haben und Verwendung finden. Obgleich für den Zusammenhang zwischen Affekt und dessen Ausdruck in Mimik und Gestik auf neurophysiologischer Grundlage bisher noch keine hinreichenden Erklärungen zur Verfügung stehen, ist die diagnostische Relevanz der Mimik unbestritten (Helmchen 1985).

In der medizinischen Forschung war es der Physiologe Bell (1847), der 1806 erstmalig auf die Beziehungen zwischen vegetativem Nervensystem und Ausdrucksverhalten in Mimik und Gestik hinwies. Dabei machte er auf die mimische Bedeutung des M. corrugator supercilii („Augenbrauenrunzler") aufmerksam.

Baumgärtner (1842) konnte eine Disharmonie zwischen den Gesichtshälften psychisch Kranker nachweisen. Die neurologische Untersuchung der Gesichtsmuskeln unternahm Duchenne (1862) und beschrieb, welche muskulären Innervationen für welchen Stimmungsausdruck entscheidend seien. Hallervorden (1929) wies auf den Zusammenhang zwischen Rechts- und Linkshändigkeit und Gesichtsausdruck hin, indem er Doppelbilder aus jeweils nur linken und rechten Gesichtshälften der Probanden untersuchte.

In der Psychopathologie waren es vor allem schizophrene Patienten, deren angeblich krankheitsspezifischer Gesichtsausdruck beschrieben wurde. Dabei wurde die Divergenz zwischen Affekt und Ausdruck besonders hervorgehoben. Schneider (1967) sprach von schizophrenem Ausdruck, der sich vor allem bei den chronisch verlaufenden Formen in einer reduzierten Vielfalt des Ausdrucks niederschlägt. Damals wie heute werden diese mimischen Phänomene vom Kliniker psychopathologisch als modulationsarm, maskenhaft, starr oder flach beschrieben.

In der therapeutischen Praxis entnimmt der Arzt die genannten Beschreibungen schizophrenen Verhaltens, wie z. B. „affektive Steifigkeit", zum größten Teil aus dem mimischen Ausdruck des Patienten. Er beurteilt dabei den globalen mimischen Eindruck, den er von dem Patienten erhält. Diese nonverbalen Zeichen genauer zu beschreiben und sowohl als nosologisch spezifische Merkmale als auch als Verlaufsparameter in Diagnostik und Therapie schizophrener Erkrankungen zu nutzen, ist das Bemühen vieler Forschungsgruppen.

Verfahren zur Operationalisierung mimischer Veränderungen

Erste experimentelle Beiträge zum Ausdrucksproblem brachte Wörner (1940), der die bisher statischen Betrachtungen, von einer bestimmten Ausdrucksform auf einen bestimmten Ausdrucksinhalt zu schließen, als nicht ausreichend zurückwies. Nicht Einzelkontraktionen der Muskeln seien entscheidend, sondern der Gesamtablauf des Zusammenwirkens. Mit einer sequentiellen Filmanalyse des sozialen Verhaltens von Affen konnte er nachweisen, daß verschiedene Ausdrucksformen, im zeitlichen Verlauf betrachtet, ein „sehr viel einfacheres Ausdrucksbild" darstellen als die Analyse von Einzelbildern. Er folgerte, daß eine Verhaltenssequenz als „das körperliche Korrelat zum psychischen Vorgang" beschrieben und untersucht werden sollte.

Angeregt durch diese Arbeit entwickelten Heimann u. Lukacs (1966) ein Verfahren zur Quantifizierung und objektiven Erfassung mimischer Erscheinungen. Dazu wurde der Patient in einem Interview von einer Kamera frontal aufgenommen. Die Einzelbilder wurden dann vergrößert und auf einen Zeichenrahmen projiziert und die Lageveränderungen von vier Orientierungspunkten („die rechte und die linke innere Augenbrauenspitze sowie beide Mundwinkel") von einem Zeichner auf Millimeterpapier übertragen. Ausgewertet wurde jedes 10. Bild eines Filmes mit einer Aufnahmegeschwindigkeit von 24 Bildern pro Sekunde.

Über ein rechnerisches Verfahren konnten quantitative Größen erstellt werden, die Aussagen über die Bewegungsintensität und die Symmetrie der Bewegungen in den Gesichtshälften ermöglichten. Mit dieser Methode haben die Autoren u. a. Filme von Patienten, die das sog. „Ausdruckssyndrom der mimischen Desintegrierung" aufwiesen (Heimann u. Spoerri 1957), untersucht. Es konnten niedrigere Symmetriekoeffizienten als bei einer gesunden Kontrollgruppe nachgewiesen werden. Die Autoren untersuchten gesunde Versuchspersonen unter experimentellen Bedingungen während einer psychischen Streßreaktion und anschließender Entspannung und konnten für diese Phasen quantifizierbare mimische Äquivalente finden. Diese Methode setzte sich in der klinischen Praxis bisher nicht durch und wurde auch von den Autoren selbst in späteren Studien nicht mehr angewandt.

Durch die Einführung der Videotechnik in die Psychiatrie wurde eine neue Stufe psychopathologischer Methodologie durch videounterstützte standardisierte diagnostische Verfahren erreicht (vgl. Helmchen u. Renfordt 1981). Anhand des Videoverfahrens wurden vor allem Kodiersysteme entwickelt, welche mimische Bewegungen des Patienten durch Rater erfassen. Durchgesetzt haben sich das Facial-action-coding-System

(FACS) von Ekman u. Friesen (1978) und das Emotional-facial-action-coding-System (EMFACS) von Friesen u. Ekman (1984). Rater fassen bestimmte Muskelaktionen auf funktionell anatomischer Grundlage zu Aktionseinheiten zusammen. Ethologische, ethnologische und klinische Erhebungen von Ekman und Friesen stellen die Grundlage der kategorialen Zuordnung von mimischen Ereignissen zu Affekten dar. Hinsichtlich der Primäraffekte können kategoriale Zuordnungen zu Freude, Wut, Trauer, Ekel, Verachtung, Angst, Überraschung und Interesse vorgenommen werden.

In einer neueren Arbeit untersuchten Steimer et al. (1988) mit dieser Methode das mimische Verhalten von schizophrenen Patienten und ihrer Gesprächspartner. Die Autoren erwarteten eine Reduktion der Häufigkeit und der Variabilität der mimischen Innervationen speziell der Affektausdrucksformen im Vergleich zu einer gesunden Kontrollgruppe. Die schizophrenen Patienten zeigten indessen keine globale Verringerung in der Häufigkeit mimischer Aktionseinheiten, sondern nur deren Reduktion im Obergesicht. Auch die Variabilität der affektiven Expressivität war insgesamt reduziert. Für ein Ausdruckssyndrom, der „mimischen Desintegration", das von Heimann u. Spoerri (1957) und auch von Bleuler (1969) als bizarre muskuläre Innervationsmuster beschrieben wurde, fanden die Autoren bis auf eine zu verzeichnende Trennung in der Häufigkeit von Aktionseinheiten zwischen Ober- und Untergesicht jedoch keine Hinweise. Die von Heimann u. Lucacs (1966) gefundenen Lateralisationen und Asymmetrien zwischen rechter und linker Gesichtshälfte konnten die Autoren in der Kodierungseinheit „Lächeln" nachweisen. Die von Steimer et al. (1988) beschriebene Reduktion der Obergesichtmimik bei schizophrenen Patienten ist insofern interessant, da nach der neurophysiologischen Interpretation der Mimik durch Rinn (1984) an der Innervation von Unter- und Obergesicht unterschiedliche neuronale Zentren beteiligt sind. Das Obergesicht wird mehr durch subkortikale extrapyramidal-motorische Zentren innerviert, während das Untergesicht durch die Betonung der aktiv zu betätigenden Anteile der Kaumuskulatur und des Sprachapparates durch kortikale Zentren der Willkürmotorik bestimmt ist.

Eine weitere Methode zur meßtechnischen Erfassung von Affekten stellt das Gesichtselektromyogramm dar. In der Übersichtsarbeit von Fridlund u. Izard (1983) zu Experimenten mit dieser Methode zeigt sich, daß damit die muskuläre Reaktion auf emotionale Stimuli untersucht werden kann; beispielsweise eine Erhöhung der Aktivität des M. corrugator bei Ärger. Als klinische Methode zur quantitativen Analyse von mimischen Reaktionen jedoch erscheint dieses Verfahren wegen der speziellen elektromyographischen Versuchsanordnung nicht brauchbar.

Obgleich das Facial-action-coding-System (FACS) von Ekman u. Friesen ein hinsichtlich des Einsatzes von Ratern recht aufwendiges Verfahren ist, hat bisher kein vereinfachendes meßtechnisches System eine klinische Bedeutung erlangt. Scherer u. Ekman (1982) erwähnen in ihrem Handbuch über Methoden zur Erforschung nonverbalen Verhaltens einzig eine Arbeit, in der ein mathematisches Verfahren zur Messung von mimischen Veränderungen beschrieben wird (Lasko 1979). In einer Zeitreihe von Aufnahmen eines Patienten wird ein Raster über das Einzelbild des Films oder Videos gelegt, um Areale der Veränderung zu bestimmen und in einem mathematischen Verfahren zu berechnen. Bei der von den Autoren zitierten Arbeit handelt es sich um ein unveröffentlichtes Manuskript. Dieses Vorgehen ist ähnlich dem von Heimann (1966) vorgestellten Verfahren. Daß sich solche Vorgehensweisen nicht durchsetzten, obgleich es sich dabei um mathematisch objektivierende Verfahren handelt, liegt, so ist anzunehmen, an dem dennoch großen Arbeitsaufwand, relevante Punkte der Gesichtskontur auf Koordinaten zu übertragen, die erst dann in einem zweiten Schritt über ein Rechnerprogramm weiterverarbeitet werden können. Daß das Prinzip einer quantitativen Messung eines Gesichtsausdrucks zu interessanten Ergebnissen führen kann, belegen in einer neueren Arbeit Katsikitis u. Pilowsky (1988), die mit einer computerunterstützten Methode das Lächeln von Parkinsonpatienten mit einem depressiven Syndrom in Videoaufnahmen untersuchten und sowohl eine geringere Frequenz wie auch eine reduzierte Fähigkeit, den Mund zu öffnen, im Vergleich zu einer Kontrollgruppe fanden. Es bestand eine signifikant negative Korrelation zwischen der Schwere des depressiven Syndroms und der Frequenz des Lächelns und Bewegungen der medialen Augenbrauenenden.

Videodigitalisierung als Voraussetzung zur quantitativen Analyse von mimischen Aufzeichnungen

Wenn, wie berichtet, die große Schwierigkeit in einem raterunabhängigen Meßverfahren die Mimik zu erfassen, in der sehr aufwendigen Aufgabe besteht, das Filmmaterial hinsichtlich die Mimik bestimmender anatomischer Punkte im Gesicht zu vermessen und diese Ergebnisse zur Weiterverarbeitung in eine Rechenanlage zu übertragen, so schien uns die einfache Lösung plausibel, das gesamte Videobild in einen Rechner zu überführen.

Bei einem solchen Vorgehen liegt das gesamte Videobild mit allen Informationen digitalisiert als Datenfile vor. Somit können nicht nur einzelne Gesichtspunkte analysiert werden, sondern mit einer Auflösung von 640×480 Bildpunkten jeder einzelne Ort des Gesichts mit seinem Grauwert und seiner Koordinate bestimmt werden. Über Grauwertflächenberechnungen sind Messungen von Veränderungen und Asymmetrien in den den Untersucher interessierenden Gesichtsbereichen (z.B. Ober- und Untergesicht sowie rechte und linke Gesichtshälfte) im Zeitverlauf möglich.

Für den Patienten bringt die Methode den Vorteil, daß keine besonderen Vorbereitungen, wie z.B. das Anbringen von Markierungen auf dem Gesicht oder dergleichen, getroffen werden müssen. Ausgewertet werden kann jeder unter klinischen Bedingungen erstellte Videofilm. Die Nachteile dieser Methode liegen u.a. in der Anfälligkeit, durch Kopfbewegungen Artefakte zu erzeugen.

Theoretische und technische Grundlagen

Wie sieht nun die Umwandlung eines Videobildes in ein Computerbild aus? Die Einzelbilder des Videofilms werden digital verarbeitet, indem die Originalvideobilddaten in rechnerkompatible Datenformate transformiert werden. Die Übertragung erfolgt mittels eines Analog/Digital-Wandlers, durch den das Videosignal im Rechnersystem gespeichert wird. Die Bildinformationen stehen dann als zwei- oder mehrdimensionale, diskrete Funktionen für die weitere Bearbeitung zur Verfügung. Zur Digitalisierung sind zwei Schritte notwendig, die als „Rasterung" und „Quantisierung" (Haberäcker 1987) bezeichnet werden. Für die Rasterung wird das Bild rechnerisch mit einem Bildgitter überlagert. Die Gittergröße bestimmt die Auflösung des Bildes. Im Quantisierungsvorgang wird dem Rasterflächenstück ein Wert 0 (schwarz) oder 1 (weiß) zugeordnet, je nach dem Überwiegen von schwarz oder weiß in diesem Bereich. Somit wird eine Bildmatrix erstellt, die als rechteckige Zahlenanordnung das Originalbild repräsentiert. Im genannten Beispiel handelt es sich um die einfachste Form eines Bildes, und zwar um ein Zweipegelbild oder auch Binärbild. Bei einem höher auflösenden Bild wird ein sog. Grautonbild erstellt, in dem jeder Rasterfläche über eine Mittelung einer Grauwertmenge $G = (0, 1, 2, \ldots 255)$ zugeordnet wird. Die Grauwertmenge 0 entspricht Schwarz und $G = 255$ Weiß. Eine Grauwertmenge von 127 entspricht demnach einem prototypischen Grau. Die Dimensionierung der Grauwerte mit 256 wird durch eine Darstellung eines Bytes = 8 bit gewährleistet ($2^8 = 256$). In unserem Versuchsaufbau wird eine Auflösung von 640×480 Bildelementen (Pixel) gewählt (Pixel = „picture element"). Ein Bild wird somit mit $640 \times 480 \times 8$ Bit dargestellt.

Versuchsaufbau

Von einem Videorecorder werden nach oben genanntem Verfahren die Videobilder in den Rechner eingelesen und gespeichert. Als „Arbeitsfläche" dient der Videobildschirm. Das heißt, daß im Originalvideo alle Messungen durchgeführt werden können.

Rechnerisch wird in das digitalisierte Bild ein Fadenkreuz projiziert, das über eine in alle Richtungen zu bewegende Apparatur gesteuert wird, die der Untersucher in seiner rechten Hand auf der Tischplatte bewegt. Zur besseren Treffgenauigkeit von Bildpunkten können Zielbereiche des Bildes durch eine sog. Zoomfunktion vergrößert dargestellt, kodiert und anschließend in das ursprüngliche Format retransformiert werden. Messungen, wie z. B. Distanzberechnungen oder Grauwertverteilungen, werden immer in der digitalisierten Version des Originalbildes durchgeführt. Die Ergebnisse werden auf den Bildschirm des Rechners übertragen und in einem „elektronischen Datenblatt" zur Weiterverarbeitung abgelegt.

Anwendung

Zum einen liegen empirische Befunde vor, daß schizophrene Patienten eine reduzierte Obergesichtsmimik im Vergleich zu Gesunden aufweisen. Neurophysiologisch gibt es dazu plausible Erklärungsansätze. Zum anderen gibt es Befunde und klinische Erfahrungen, die auf eine Reduktion von mimischem Ausdruck, von Emotionen und auf Asymmetrien im Rechts-Linksvergleich der Gesichtshälften schizophrener Patienten im Vergleich zu Gesunden hinweisen.

Zur Bearbeitung dieser Fragestellungen wurde von uns eine Auswertungsstrategie von Videobildern entwickelt, deren zwei Hauptkomponenten im folgenden erläutert werden:

1. Unter Berücksichtigung der bisher publizierten Erfahrungen anderer Autoren (z. B. Heimann u. Lukacs 1966) werden auf dem digitalisierten Videobild die Koordination von anatomisch relevanten, den mimischen Ausdruck bestimmenden Punkten definiert. Gemessen wird im Zeitverlauf die Veränderung dieser Meßpunkte zu einem Eichbild. Ein Vergleich zwischen Ober- und Untergesicht sowie ein Seitenvergleich der Gesichtshälften kann durch dieses Vorgehen untersucht werden (s. Abb. 1, 2).

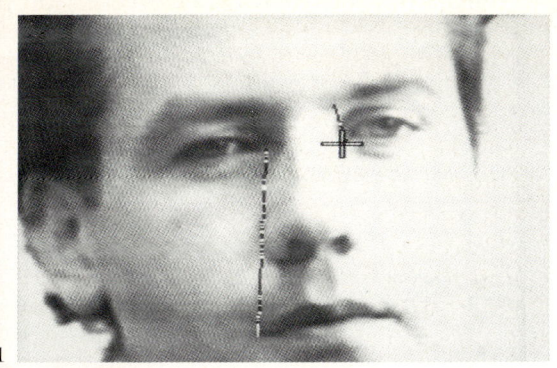

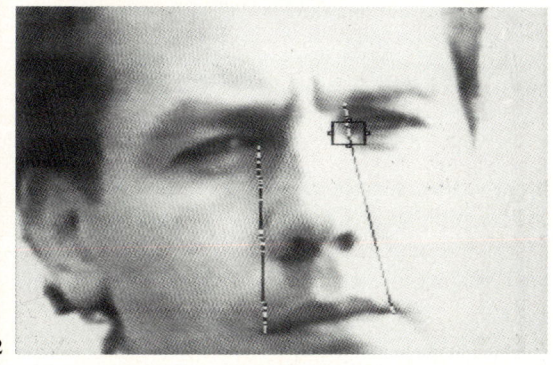

Abb. 1 u. 2. Auswertung mimischer Veränderung I: Die Abbildungen zeigen die Kennzeichnung von anatomisch relevanten, den mimischen Ausdruck bestimmende Meßpunkte (z.B. Augeninnenwinkel, Augenbrauenspitze, Mundwinkel) in der digitalisierten Version des Originalbildes. Koordination und Entfernungen des Bildes werden während des Meßvorgangs in einem Datenfile abgelegt. Abbildung 2 zeigt die Veränderung des mimischen Ausdrucks nach 0.5 s

2. In vier Quadranten des Gesichts – definiert durch die Achsen Ober-/Untergesicht sowie rechte/linke Gesichtshälfte – wird eine Veränderungsmessung sequentieller Bilder mit einem von uns entwickelten Verfahren durchgeführt, das als digitale Subtraktionsvideographie mit einem rechnerischen Übereinanderschichten von Bildern beschrieben werden kann, in dem durch eine logische Verknüpfung der übereinanderliegenden

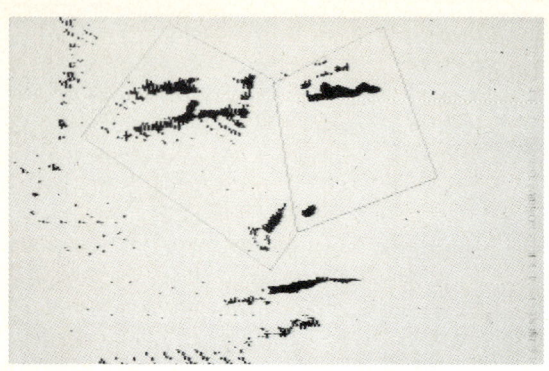

Abb. 3. Auswertung mimischer Veränderung II: Die Abbildung zeigt die digitale Subtraktionsvideographie von Abb. 1 und Abb. 2. Gesichtsbereiche, in denen Veränderungen stattgefunden haben, sind schwarz und Bereiche ohne mimische Veränderung weiß dargestellt

Bildpunkte zweier zeitverschiedener digitalisierter Videoaufnahmen eines Patienten eine Extinktion bei gleicher Graustufe erfolgt. Gewonnen wird durch dieses Verfahren eine Darstellung der Gesichtsbereiche, in denen sich Veränderungen ereignet haben.

Abb. 3 zeigt die Subtraktionsberechnung von Abb. 1 und Abb. 2. Die Zeitdifferenz zwischen den beiden Bildern beträgt 0.5 s. Das Maß der mimischen Veränderung ergibt sich aus der Summe der veränderten Bildpunkte.

In Zusammenarbeit mit Dettmer (1989) sowie Gaebel u. Renfordt (1988) soll das Verfahren an Stichproben von schizophrenen und depressiven Patienten sowie einer gesunden Kontrollgruppe erprobt werden.

Neben *den Möglichkeiten* der Methode der Videodigitalisierung sind *die Grenzen* durch Fragen bestimmt, die in der Weiterentwicklung des Verfahrens noch beantwortet werden müssen.

Zunächst sollte – um die wichtigsten Punkte zu nennen – untersucht werden, inwieweit durch die zweidimensionale Betrachtung des vorgeschlagenen Vorgehens mimische Veränderungen adäquat abgebildet werden können. In weiteren Schritten wird zu untersuchen sein, welches mathematische Modell die digital erhobenen Veränderungen in eine oder mehrere klinisch relevante Maßzahlen der Veränderung transformiert und welche zeitliche Auflösung sinnvoller Weise gewählt werden sollte: 25 Bilder pro Sekunde oder weniger bis zu 1 Bild pro Sekunde. Zu prüfen ist, ob sich eine sequentielle „Bild-für-Bild-Analyse" der Veränderungen praktikabler als der Vergleich der Bilder mit einem Referenzbild erweist, wie Artefakte durch Kopfbewegungen oder Sprechbewegungen gering gehalten werden können und inwieweit Verfahren der Artefaktbereinigung, wie sie in quantitativen EEG-Analysen Anwendung finden, zur Kennzeichnung der auszuschließenden Bildsequenzen erfolgen kann.

In der Erprobung befindet sich eine computerunterstützte Mustererkennungsprozedur, die das Auffinden der relevanten Meßpunkte im digitalisierten Videobild und die Klassifikation der Bilder automatisiert (Ahrens 1991).

Ausblick

Ein Ziel der Entwicklung des vorgestellten Verfahrens ist ein im Therapieverlauf einsetzbares echtzeitgesteuertes Instrumentarium, das die Ergebnisse der mimischen Analyse eines Patienten nach einem Interview dem Arzt sofort zurückmeldet, damit dieser frühzeitig die Veränderungen des Patienten während der Therapie berücksichtigen kann, um seine bisherige Behandlungsstrategie auf Beibehaltung oder Veränderung im Sinne einer Verbesserung zu überprüfen.

Literatur

Ahrens B (1991) Mustererkennung im mimischen Ausdruck. In: Köhler C. O. (Hrsg.) Medizinische Dokumentation und Statistik. Handbuch für Klinik und Praxis. 12. Aufl. Ecomed, Landsberg/Lech S. 1–9 / Praxis medizinischer Dokumentation 11 (3) S. 40–43
Baumgärtner KH (1842) Krankenphysiognomik, 2. Aufl. Riger, Stuttgart
Bell C (1847) The anatomy and philosophy of expression as connected with the fine arts, 4th edn. Murray, London

Bleuler E (1969) Lehrbuch der Psychiatrie, 11. Aufl. Springer, Berlin Heidelberg New York

Darwin CH (1872) Der Ausdruck der Gemüthsbewegungen bei Menschen und den Thieren. Übers. JV Carus. Schweizbart'sche Verlagshandlung, Stuttgart

Dettmer H (1989) Richtlinien für die Entwicklung von Software zur digitalen Erfassung und quantitativen Auswertung von mimischen Reaktionen. Unveröffentlichtes Manuskript

Duchenne GB (1862) Mecanisme de la physiognomie humaine ou analyse electrophysiologigue de l'expression des passions, Paris

Ekman P, Friesen WV (1978) Manual for the facial action coding system. Consulting Psychologists Press, Palo Alto

Ellgring H (1985) Zum Einfluß von Vorstellungen und Mitteilung auf die Mimik. Psychol Beitr 27: 360–369

Fridlund AJ, Izard CE (1983) Electromyographical studies of facial expressions of emotions and patterns of emotions. In: Cacioppo JT, Petty RE (eds) Social Psychophysiology. Guilford Press, New York, pp 243–286

Friesen WV, Ekman P (1984) EMFACS – 7. Unveröffentlichtes Manual

Gaebel W, Renfordt E (1988) Objektivierende Verhaltensanalyse schizophrener Residualsyndrome im Verlauf verschiedener therapeutischer Interventionen. Genehmigtes Forschungsvorhaben im Förderschwerpunkt „Therapie und Rückfallprophylaxe psychischer Erkrankungen im Erwachsenenalter" des BMFT

Haberäcker P (1987) Digitale Bildverarbeitung. Grundlagen und Anwendungen. Hanser, München

Hallervorden J (1929) Rechts- und Linkshändigkeit und Gesichtsausdruck. Z Ges Neurol Psychiatr 53: 560

Heimann H (1966) Die quantitative Analyse mimischer Bewegungen und ihre Anwendungsmöglichkeiten. Bericht über den 25. Kongreß der Deutschen Gesellschaft für Psychologie. Hogrefe, Göttingen, S 639–646

Heimann H, Lukacs G (1966) Eine Methode zur quantitativen Analyse der mimischen Bewegungen. Arch Ges Psychol 118 1–17

Heimann H, Spoerri T (1957) Das Ausdruckssyndrom der mimischen Desintegrierung bei chronisch Schizophrenen. Schweiz Med Wochenschr 35/36: 1126–1128

Helmchen H (1985) Verbal and non-verbal psychopathology as a necessary element of classification. In: WHO/ADAMHA: Mental disorders, alcohol- and drug-related problems. Excerpta Medica, Amsterdam New York Oxford, pp 177–181

Helmchen H, Renfordt E (1981) The contribution of audio-visual techniques to advances in psychopathology. Compr Psychiatry 22: 21–30

Katsikitis M, Pilowsky I (1988) A study of facial expression in Parkinson's disease using a novel microcomputer-based method. J Neurol Neurosurg Psychiatry 51: 362–366

Lasko (1979) A method to measure curvature in facial expressional features: A complex mathematical description. Unpubliziertes Manuskript. Zitiert nach: Scherer KR, Ekman (1982): Handbook of methods in nonverbal behavior research. Cambridge Univ. Press, London

Rinn EW (1984) The neuropsychology of facial expression. A review of the neurological and psychological mechanisms for producing facial expressions. Psychological Bulletin 95: 53–77

Scherer KR, Ekman (1982) Handbook of methods in nonverbal behavior research. Cambridge Univ. Press, London

Schneider K (1967) Klinische Psychopathologie, 8. Aufl. Thieme, Stuttgart

Schulte W, Tölle R (1979) Psychiatrie. Springer, Berlin Heidelberg New York

Steimer E, Krause R, Sänger-Alt C, Wagner G (1988) Mimisches Verhalten schizophrener Patienten und ihrer Gesprächspartner. Z Klin Psychol 7 (2): 132–147

Wörner R (1940) Theoretische und experimentelle Beiträge zum Ausdrucksproblem. Zeitschrift für angewandte Psychologie und Charakterkunde 59: 257–318

Therapie

Psychotherapeutische und kognitionstherapeutische Aspekte einer multiprofessionellen, videounterstützten Projektgruppenarbeit mit schizophrenen und epileptischen Patienten

G.-K. KÖHLER

Unserem utilitaristischen, konsumierenden Umgang mit dem Fernsehen entspricht es, die audiovisuellen Möglichkeiten für die psychiatrische und psychotherapeutische Diagnostik und Therapie zu nutzen. So ist eine Theorie und Praxeologie videounterstützter, psychiatrisch-psychotherapeutischer Therapien entstanden. Eindrucksvolle Berichte aus dieser Arbeit klinischer Psychiater und Psychotherapeuten finden sich in der Literatur sowie in den Tagungsberichten des Internationalen Arbeitskreises Audiovision in Psychiatrie und Psychotherapie (IAAPP).

Unser Thema sind die psychotherapeutischen und kognitionstherapeutischen Aspekte, die sich vom Standpunkt der Psychiater, Psychologen, Beschäftigungstherapeuten und Videotherapeuten aus ergeben, wenn wir „im Team" an gruppentherapeutischen Projekten arbeiten. Bescheiden sprechen wir nur von „Videounterstützung". Dabei erinnern wir uns mit schlechtem Gewissen an einen eigenen Beitrag auf der 5. Jahrestagung des IAAPP im Jahre 1980, in dem wir ausführten: „Noch nicht erschlossen sind die dem Video eigenen Möglichkeiten kreativen Gestaltens". Patienten könnten fast alles „produzieren", was wir vom professionellen Fernsehen her kennen: Reportagen, Dokumentationen, Fernsehspiele usw. Das Fernsehen, sonst als „Video" nur Hilfsmittel verschiedener therapeutischer und verhaltenstherapeutischer Verfahren, wird damit zur eigenständigen therapeutischen Methode, die wir „Videographisches Gestalten" nennen (Köhler u. Miller 1982). Wir erheben auch den Anspruch, Gestaltung mit dem Video sei der Malerei, der Musik, dem Puppenspiel oder dem Theater vergleichbar.

Kreative und interaktionell-analytische Aspekte

Wenden wir uns zuerst den *psychotherapeutischen und kreativen* sowie *analytisch-interaktionellen* Aspekten zu, dann könnten wir uns bei unserer ersten videounterstützten Projektgruppenarbeit „Nichts ist erregender als die Wahrheit" (einem Kriminalstück, in dem es nach dem Wunsch der Patienten um den Traum von Diebstahl, Mord und Liebelei geht) auf ein Zitat von C. G. Jung berufen: „Die psychologische Art des Schaffens hat als Stoff einen Inhalt, der sich innerhalb der Reichweite des menschlichen Bewußtseins bewegt, also z. B. eine Lebenserfahrung, eine Erschütterung, ein Ergebnis der Leidenschaft, menschliches Schicksal überhaupt, dem allgemeinen Bewußtsein bekannt oder wenigstens erfühlbar. ... Der Urstoff dieser Gestaltung entstammt der Sphäre des Menschen, seiner ewig sich wiederholenden Leiden und Freuden; er ist Inhalt des menschlichen Bewußtseins, in seiner dichterischen Gestaltung erklärt und verklärt. Der Dichter hat dem Psychologen jegliche Arbeit abgenommen. Nichts ist dunkel geblieben, denn alles erklärt sich überzeugend aus sich selber. Was immer auch deren künstlerische Form ist, die Inhalte des psychologischen Kunstschaffens entstammen stets dem Bereich menschlicher Erfahrung, dem seelischen Vordergrund stärkster Erlebnisse. Darum nenne ich diese Art des Kunstschaffens ‚psychologisch', weil es sich überall innerhalb der Grenzen des psychologisch Versteh- und Erfaßbaren bewegt" (C. G. Jung). Diese psychologischen Aspekte des Gestaltens meinte auch Griesinger, als er schon 1861 schrieb: „In gesunder Thätigkeit findet der eingeborene Drang nach Aeusserung und Entaeusserung des Geistes in der objectiven Welt seine beste Befriedigung; indem sich Denken und Streben in die Gestaltung eines Stoffes versenken, wird der Geist von leerer Sehnsucht zurückgeführt und von den Illusionen der Phantasie abgezogen; das Gefühl des Gelingens öffnet wieder den Zugang zu expansiven Empfindungen und mit ihm kehren Selbstachtung und Vertrauen in die eigenen Kräfte zurück" (W. Griesinger 1861). Konsequenterweise integrieren wir in die gestalterische Arbeit mit schizophrenen und epileptischen Patienten ergotherapeutische und arbeitstherapeutische Techniken. Wir nutzen beschäftigungsthe-

rapeutische Methoden und kreative Arbeitsweisen (Kreativitäts-
training) und beziehen „den Menschen und sein Gestaltungserleben" (Franzke) in unser „videographisches Gestalten" ein.

Zudem wurden in der Psychotherapie der endogenen Psychosen immer differenziertere und modifizierte Verfahren entwik-
kelt. Die Psychodynamik findet auch bei Patienten mit schizophrenen Psychosen heute größere Beachtung als früher. Konzepte der analytischen Gruppenpsychotherapie erfuhren Modifikationen von seiten tiefenpsychologisch orientierter Psychiater.
Hartwich (1987) betont die stärkere Berücksichtigung triebdyna-
mischer Gesichtspunkte, d. h. die Orientierung an Aggressions-
und Sexualtriebmodellen.

Ausgehend von einer psychoanalytischen Krankheitskonzep-
tion orientieren wir uns an Modifikationen, wie sie Heigl-Evers u.
Heigl empfehlen:

– Einstellung des Therapeuten darauf, den Patienten als leiden-
  den Menschen zu akzeptieren.
– Bemühen um sensorische, emotionale und kognitive Präsenz.

Wir richten unsere Aufmerksamkeit darauf aus, das Unangemessene in der Interaktion zu erfassen und bemühen uns darum, die
eigenen Antworten und Reaktionen, vor allem die emotionalen,
zu registrieren.

Es kommt dabei auf folgende Gesichtspunkte an:

– Echtheit der emotionalen Äußerung des Therapeuten,
– Selektivität der Mitteilung in Abhängigkeit von der Frustra-
  tionstoleranz,
– Zentrierung auf das Hier und Jetzt der Interaktionen,
– Hinweise auf das real Unangemessene im Verhalten und Erle-
  ben des Patienten,
– Mischung von Akzeptieren und Kritisieren, damit im Patienten
  Hoffnung entstehen kann.

Über die Prinzipien der von uns durchgeführten modifizierten
Gruppentherapie bei Patienten mit Affektpsychosen haben wir
1987 berichtet (Köhler et al. 1988).

Kognitionstherapeutische Aspekte

In unserer eigenen Arbeit, d.h. in der Entwicklung von Trainingsprogrammen und Modellen der multiprofessionellen, videounterstützten Projektgruppentherapie, gingen wir vom sog. Basisstörungskonzept der Arbeitsgruppe Huber, Gross, Schüttler und Süllwold aus. Wir erinnern daran, daß D. Baier und Kirsten Köhler schon Anfang der 80er Jahre ein spezifisches Trainingsprogramm für schizophrene Patienten entwickelten, das wir „KOGNIKOM" nannten. Mit Huber verstehen wir unter substratnahen Basissymptomen „subjektiv erlebte Primärerfahrungen von an Schizophrenie Erkrankten, die die Basis der komplexen, psychotischen Endsymptome darstellen und einem supponierten somatischen Substrat näher sind als die Endphänomene." Wir erklären sie mit Huber als defizitäre Störungen mit Beschwerdecharakter, die von Patienten selbst als Defizienzen, als Einbußen oder Störungen wahrgenommen oder geschildert werden. Im Sinne des Vulnerabilitätskonzeptes von Spring u. Zubin kommt diesen Basisstörungen unter Umständen die Bedeutung einer relativ zeitbeständigen Disposition zu. Vulnerabilität ist durch eine entsprechende Toleranzschwäche gegen solche Belastungen gekennzeichnet, bei deren Überschreiten es zu instabilen Zuständen bzw. psychotischen Schüben kommen kann (Rey 1980).

Ähnliche kognitive und emotionale Basisstörungen, vor allem konzentrative Störungen sowie reversible, depressive und asthenisch gefärbte Syndrome, wie sie die Arbeitsgruppe um Huber u. Süllwold bei schizophrenen Patienten beschrieb, werden auch bei Anfallskranken präpsychotisch oder postpsychotisch in reversiblen oder irreversiblen „Basisstadien" oder „Defektzuständen" beobachtet.

Therapeutische Konsequenzen aus Analogien und Konvergenzen zwischen Formen der epileptischen Wesensänderung und bestimmten Phasen oder Stadien der schizophrenen Erkrankung sahen wir (Köhler u. Baier 1986) in der Einbeziehung schizophreniegeeigneter psychotherapeutischer Verfahren in die Psychotherapie epileptischer Charakterveränderungen bzw. epileptischer Wesensänderungen.

Therapeutisch lag der Versuch nahe, die Prinzipien und Durchführungsweisen von Trainingsprogrammen zur Verbesserung kognitiver und kommunikativer Fähigkeiten, wie sie für schizophrene Patienten entwickelt wurden, auch bei Anfallskranken im psychosefreien Intervall einzusetzen. So wurde aus dem „KOGNIKOM", dem Trainingsprogramm zur Verbesserung kognitiver und kommunikativer Fähigkeiten bei schizophrenen Patienten (D. Baier u. Kirsten Köhler), das „EPI-KOGNIKOM" (G.-K. Köhler u. D. Baier), ein Programm für epileptische Patienten. Ausgehend vom Basisstörungskonzept werden kognitive Grundfunktionen wie Gedächtnis, Aufmerksamkeit, Konzentration, Sprache und Wahrnehmung, aber auch lebenspraktische und kommunikative Fähigkeiten geübt. Im Unterschied zu anderen Trainingsprogrammen, wie z. B. die Trainingsprogramme der Arbeitsgruppe um Brenner u. Mitarb. (1987), versuchen wir, den unvermeidlichen Leistungsdruck und die Konfrontation mit den Leistungsschwächen durch eine möglichst spielerische Arbeitsweise und gelöste Gruppenatmosphäre zu reduzieren. Wir verfolgen das Ziel, dem Patienten die Auseinandersetzung mit Leistungsstörungen zu ermöglichen, die er selbst subjektiv erlebt und in sein Selbstbild integriert hat. Der Patient soll Bewältigungs- oder Copingstrategien entwickeln, die ihm trotz bestehender und erlebter Leistungsdefizienzen eine befriedigende soziale Integration ermöglichen.

Unser Versuch, schizophrene und epileptische Patienten an den kognitiven Trainingsprogrammen gemeinsam teilnehmen zu lassen, geht auf die Überzeugung von der Unspezifität der Basisstörungen bei schizophrenen und epileptischen Patienten sowie auf frühere Erfahrungen mit schizophrenen und epileptischen Patienten in der Anwendung kognitiver Trainingsprogramme zurück.

In der Arbeit mit Schizophrenen hatte sich zudem gezeigt, daß die Patienten zu jenen Trainingsprogrammen besonders zu motivieren waren, bei denen es um das Erleben eigener und fremder affektiv-emotionaler Vorgänge ging. Die Patienten bevorzugten die Teile der Trainingsprogramme, in denen das Nachspielen von Alltagssituationen, die zu Gemütsbewegungen führen, geübt wurde. Sie konnten dabei nicht nur ihr eigenes affektives Erleben wahrnehmen, sondern es konnten auch Affekte zum Ausdruck gebracht werden und das affektbetonte Ausdrucksverhalten anderer Patienten konnte wahrgenommen werden. Schließlich wurden über die Wahrnehmung hinaus durch das Spiel affektive Veränderungen bei sich selbst und den anderen Gruppenmitgliedern bewirkt.

Basisstörungen kombinieren sich bei epileptischen Patienten mit psychopathischen Zügen, vor allem aber mit affektiv-emotionalen Persönlichkeitsstörungen. Unabhängig davon, ob diese Persönlichkeitsstörungen und Psychosyndrome nun auf eine Störung im mesolimbischen System oder im Temporallappen (Temporallappenepilepsie) zurückgeführt werden, lassen sich bei epileptischen Patienten hysterische Symptombildungen beobachten, für die psychodynamisch ähnliche, z. T. erforschte, z. T. im Hinblick auf die Bedeutung des epileptischen Anfalleidens unerforschte Entwicklungsstörungen mit überwiegend ödipalen Fixierungen anzunehmen sind. Diese hysterischen Patienten verfügen über ein großes Repertoire der Darstellung von Affekten, das den chronisch schizophrenen Patienten mit Basisstörungen in der Regel nicht zu eigen ist.

Auf der anderen Seite war zu erwarten, daß die epileptischen Patienten mit hysterischen Strukturen bei den schizophrenen Patienten noch stärker ausgeprägte kognitive Defizienzen erlebten als bei sich selbst.

Ganz im Gegensatz zu manchen Autoren, die für eine Gruppenarbeit mit Patienten einer einzigen Diagnose plädieren, haben unsere Erfahrungen gezeigt, daß es nicht nur möglich, sondern für eine modifizierte psychiatrische Gruppenarbeit sogar hilfreich ist, Patienten mit frühen strukturellen und funktionalen Ich-Störungen zu mischen und endogen-, exogen- und neurotisch-depressive Patienten in eine Gruppe aufzunehmen. Patienten mit schizophrenen Basisstörungen und mit hysterisch-depressiven Mischstrukturen bei Anfallsleiden sind erfolgreich gemeinsam in einer Gruppe zu behandeln.

Videounterstützung und multiprofessionelle Teamarbeit

An dieser Stelle sind einige Anmerkungen zum Video in der Projektgruppenarbeit mit schizophrenen und epileptischen Patienten unumgänglich. Zuerst entspricht Video dem aus der Alltagswelt vertrauten Fernsehen, das im Tagesablauf vieler Patienten in der Klinik und zu Hause große Bedeutung hat. Die modernen Videorecorder oder Camcorder erreichen eine immer größere Verbreitung, werden preiswerter und sind technisch einfach zu bedienen. Die eigene Videokamera, der eigene Videorecorder, von nicht wenigen heute für das „Filmen" vor allem der Kinder, der Angehörigen, der Freunde eingesetzt, dienen unter therapeutischen Aspekten der Selbst- und Fremdwahrnehmung eigenen Aussehens und Verhaltens, der Dokumentation und auch zum Zwecke der späteren Reproduktion und damit der Beobachtung des biographischen Verlaufs. Die Dauer von Videotakes kann auf die Bedürfnisse der Patienten bzw. an die Zielsetzungen der therapeutischen Arbeit angepaßt werden. Sequenzen sind beliebig oft wiederholbar, was insbesondere für übende Verfahren zum Zwecke der Verhaltensmodifikation von Vorteil ist. Fernsehen eröffnet aber auch die kreativen Möglichkeiten von Videofilmen – ein weites Feld kreativen Gestaltens und „televisionärer Imaginationen" – und spricht den affektiv-emotionalen Bereich von allen vergleichbaren Verfahren (Rollenspiel, Märchengruppe, Patientenbühne usw.) vielleicht am stärksten an.

Folgende medienimmanente Eigenschaften des Video schienen uns für die Projektgruppenarbeit mit schizophrenen und epileptischen Patienten besonders gut geeignet:

1. Die Möglichkeit, das Ausdrucksverhalten in Bild und Ton aufzunehmen, d. h. festzuhalten und beliebig oft zu reproduzieren.
2. Die alltagsweltliche Vertrautheit der Patienten mit dem Fernsehen, aber auch mit den Wiedergabegeräten, d. h. der Videotechnik.
3. Die eindeutige, begrenzte Zahl immer wiederholbarer technischer Handlungsabläufe (aufnehmen – wiedergeben).
4. Das Vorgehen in zeitlich sehr kurzen Sequenzen von manch-

mal nur 30 sec. Dauer mit der Möglichkeit des späteren Zusammenschnitts im Sinne der Aneinanderreihung gelungener Takes.

5. Der Umgang mit Mechanik, Elektronik, Tontechnik, mit Kameras, mit Mikrophonen, mit Schnittpulten, mit Beleuchtungskörpern usw. als *Teile eines Ganzen* (kreatives Zusammenfügen).

6. Vertrautheit der Patienten mit dem Video aus anderen, videounterstützten Trainingsgruppen (KOGNIKOM, EPI-KOGNIKOM) in unserer Klinik.

7. Alle Therapeuten, die an der Projektgruppenarbeit beteiligt sind, verfügen über langjährige Erfahrungen im Umgang mit klinikeigenen Fernsehanlagen und im Einsatz des Video in der psychiatrischen und psychotherapeutischen, analytisch-interaktionellen und kognitionstherapeutischen Behandlung von Patienten mit endogenen Psychosen.

Die Einsicht, daß nur eine Spezialisierung in den einzelnen Bereichen der etablierten Therapieformen Kognitionstherapie, tiefenpsychologisch fundierte und analytisch-interaktionelle Psychotherapie, psychiatrische Therapie, Beschäftigungstherapie eine qualifizierte Gruppentherapie mit schizophrenen und epileptischen Patienten erlauben würde, führte dazu, ein solches *multiprofessionelles Team* zusammenzustellen.

In jedem einzelnen Spezialisten des Teams sehen wir einen Wahrer der jeweiligen therapeutischen Konzepte und Interventionsmodi, einen „Supervisor", oder – wenn man so will – „Intervisor" innerhalb des Teams. Die Übertragung der Leiterfunktion auf den Psychiater entspricht unseren Vorstellungen von psychiatrischer Therapie auf der Grundlage der Allgemeinen und Speziellen Psychopathologie, der psychiatrischen Krankheits- und Methodenlehre, allerdings in Kenntnis und im Bemühen um die Integration anderer Konzepte und Methoden.

Ausgehend von diesen Hypothesen und Erfahrungen in der multiprofessionellen und videounterstützten Projektgruppenarbeit stellten wir eine Patientengruppe zusammen, um unser Konzept in der Wirklichkeit einer Psychiatrischen Abteilung zu erproben. So entstand das Video „Nichts ist erregender als die

Wahrheit" (Köhler, Bonk, Büker-Deik, Willing 1988), das wir in einem weiteren Beitrag beschreiben.

Literatur

Baier D, Köhler K (1991) KOGNIKOM: Grundzüge eines spezifischen Trainingsprogramms für schizophrene Patienten. In: Köhler GK (Hrsg) Psychiatrie vor Ort, Bd 2 der Sterkrader Schriften zur Abteilungspsychiatrie. Roderer, Regensburg

Franzke E (1983) Der Mensch und sein Gestaltungserleben. Hans Huber, Bern

Griesinger W (1964) Pathologie und Therapie der psychischen Krankheiten. Bonset, Amsterdam

Gross G, Huber G (1989) Das Basissymptomkonzept ideopathischer Psychosen. Zentralbl Neurol 252: 655–673

Hartwich P (1987) Kognitive Gesichtspunkte. In: Kisker KP, Lauter H, Meyer J-E, Müller C, Strömgren E (Hrsg) Psychiatrie der Gegenwart: Schizophrenien, Bd IV. Springer, Berlin Heidelberg New York Tokyo

Heigl-Evers A (1978) Konzepte der analytischen Gruppenpsychotherapie, 2., neubearb. Aufl. – Verlag für Med. Psychologie im Verl. Vandenhoeck & Ruprecht, Göttingen

Jung CG (1985) Mensch und Kultur. Gesamtwerk, Bd 9, Walter, Olten

Köhler GK, Miller M (1982) Arbeit mit dem Video in der Psychiatrie: Ursprünge, Entwicklungen, Tendenzen. In: Kügelgen B (Hrsg) Video und Medizin. Perimed Fachbuch-Verlag, Erlangen

Köhler GK, Henrichs R, Lehmbach M, Rosin U (1990) Gruppentherapie bei Patienten mit affektiven Psychosen. In: Lungershausen E, Kaschka WP, Witkowski RJ (Hrsg.) Affektive Psychosen. Schattauer, Stuttgart New York

Rey ER (1978) Die Interferenzhypothese als Erklärung kognitiver Störungen. Psychologische Rundschau 29: 113–122

Roder V, Brenner HD, Kienzle N, Hodel B (1988) Integriertes psychologisches Therapieprogramm für schizophrene Patienten (IPT). Psychologie Verlags Union, München Weinheim

Süllwold L, Huber G (1986) Schizophrene Basisstörungen. Springer, Berlin Heidelberg New York Tokyo

Zubin J, Spring BJ (1977) Vulnerability – A new view of schizophrenia. J Abnorm Psychol 86: 103–126

Videospiegelung in der Behandlung schizophrener Psychosen

P. Hartwich

Die Videospiegelung bei psychisch Kranken, insbesondere bei schizophrenen Psychosen, ist eine Therapiemethode, die innerhalb der gängigen Behandlungsverfahren einen zusätzlichen Baustein darstellt. Es sind darin aktivierende, ich-stützend-übende und teilweise auch aufdeckende Elemente enthalten. Da im Umgang mit der audiovisuellen Technik bei Schizophrenen das Geschehen des *Spiegelns* die entscheidende Rolle spielt, sollten wir uns zunächst in das Spiegelphänomen ein wenig vertiefen.

Das Spiegelphänomen

Jeder von uns hat inzwischen sicherlich schon erlebt, daß er von einer Videokamera aufgenommen wurde und sich diesen Film hinterher anschauen konnte. Die Reaktionen sind dabei sehr unterschiedlich, der eine kann von sich begeistert sein, der andere enttäuscht. Entscheidend ist, daß unsere *Affektivität* in Bewegung gerät. Modifiziert wird die Intensität der Affektivität auch noch dadurch, daß die Spiegelung entweder vor einer ganzen Gruppe mit vielen Zuschauern oder aber allein erfolgt. Das die Affektivität bewegende Moment ist ein wichtiger erster Schritt in die Selbsterfahrung, der eine gewisse Intensität, Betroffenheit und Ernsthaftigkeit garantiert. Es ist auch für uns alle leicht vorstellbar, daß die Intensität dieses affektiven Momentes größer ist, wenn wir uns selber sehen und nicht jemanden anderen.

Vergegenwärtigen wir uns einige historische Leitlinien der Spiegelung, so wird rasch deutlich, daß wir es hier mit einer ausgeprägten psychodynamischen Aktivierung sowie mit dem Aufkommen neuer Sichtweisen von uns selber zu tun haben. Um hier nur einige Beispiele zu nennen: In früheren Zeiten haben chinesische Kulturen den Spiegel verwendet, um sich vor bösen Geistern zu schützen. Sie hängten Spiegel an die Außenwände ihrer Häuser, um ankommende und eintretende Dämonen dadurch abzuwehren. In unserer heutigen psychologischen Interpretation würden wir diese Haltung ebenfalls als sinnvoll ansehen; wenn nämlich das Böse, das Üble, Dämonische und Unbekannte plötzlich reflektiert wird – in beiderlei Sinne des Wortes – dann kann es konkret und bewußt werden. In der Reflektion verliert es den irrealen Teil seiner zerstörerischen Kraft.

In unserer abendländischen Kultur hat das Spiegelbildphänomen schon früh eine große Rolle gespielt. In der Gnosis wird berichtet, daß Adam seine himmlische Natur der *Unsterblichkeit* in dem Moment verloren hat, als er das Bild seiner selbst auf einer spiegelnden Oberfläche sah. Wir alle praktizieren eine permanent funktionierende Abwehr gegenüber der Erkenntnis der eigenen Todesmöglichkeit. In dem Maße, wie unser tägliches Handeln meistens die Möglichkeit des Sterbens gar nicht einbezieht, wird deutlich, wie ausgeprägt wir von Unsterblichkeitswünschen besetzt sind. Die Spiegelung vermittelt hier eine schmerzliche Erkenntnis.

Brasch (1973) weist darauf hin, daß die ersten Spiegel glatte Wasseroberflächen waren. Man schaute hinein und konnte die eigene äußere Erscheinung betrachten. Da das Wasser sich meistens bewegt und damit die spiegelnde Oberfläche verändert, wird das Spiegelbild ebenfalls ständig neu gestaltet und oftmals verzerrt. Unsere Vorfahren haben dann versucht, aus dem sich unterschiedlich brechenden Spiegelbild das eigene Schicksal und die Zukunft über sich selbst zu deuten.

Weitere Verbindungen zu diesem Phänomen werden uns aus griechischen Sagen überliefert. Perseus konnte die Medusa überwinden, indem er sie auf der Oberfläche seines Schildes spiegelte, reflektierte. Indem er das nämlich tat, konnte er eine unmittelbare Konfrontation, ein direktes Ansehen, vermeiden; anderenfalls wäre er ja sofort zu Stein erstarrt. Diese unmittelbare, brutale Begegnung, die sein Ich nicht hätte aushalten können, konnte er mit Hilfe der Spiegelung umgehen. Damit wird besonders verdeutlicht, daß es in unserer menschlichen Eigenart liegt, die Realitäten, die zu brutal, zu unmittelbar sind, nicht ohne Schaden direkt ansehen zu können. Perseus ging einen mittelbaren Weg, wie wir das in der Psychotherapie häufig auch tun müssen.

In vielen unserer europäischen Märchen taucht der Spiegel als Symbol auf, wenn Neues aus dem Unbewußten hervortritt; beispielsweise im Märchen von Schneewittchen, wo der Königin neue Aspekte aus dem Spiegel vermittelt werden (Seifert 1980). Vorgänge aus dem eigenen Unbewußten tauchen immer dann an die Oberfläche, wenn die Entwicklung weitergeht, d. h. wenn der psychodynamische Prozeß neue Impulse erhält. Ein drastisches Beispiel ist der Eulenspiegel, der den Leuten unvermittelt ihre eigene Kehrseite zeigt und sie damit spaßhaft oder auch satirisch mit sich selbst konfrontiert.

In der Psychoanalyse hat Kohut (1983) sich mit dem Spiegelphänomen befaßt. Er zitiert, wie jemand plötzlich mit einer intensiven affektiven Reaktion auf die eigene musikalische Darbietung reagierte:

„Ein solches lehrreiches Beispiel wird unverkennbar in einem Film über blinde Kinder im Kindergarten von Burlingham u. Robertson (1966) gezeigt. Er enthält die bewegende Szene, in der ein blindes Mädchen mit unverhülltem narzißtischem Entzücken auf die plötzliche Erkenntnis reagiert, daß ihre eigene musikalische Darbietung vom Tonbandgerät widerklingt. Hier erfüllt das Tonbandgerät die Funktion eines Spiegels."

Es handelt sich hier um eine Unterstützung des Überganges von der Phase des Autoerotismus zum Narzißmus mit Hilfe des Spiegelns. Damit ist die Entwicklung gemeint, die „von der Stufe des fragmentierten Selbst (Stufe der Selbstkerne) zur Stufe des kohärenten Selbst, d. h. zum Wachstum der Wahrnehmung des Selbst als einer körperlichen und geistigen Einheit, die räumlich zusammenhängt und auch zeitlich fortdauert" (Kohut 1983).

Hierbei ist allerdings zu betonen, daß das Erlebnis isolierter psychischer und körperlicher Funktionen ein natürlicher Teil der frühen Entwicklungsphase ist und nicht als pathologisch angesehen werden sollte.

In der Psychopathologie der Schiozophrenen gibt es eine ähnliche Erlebnisform der Fragmentierung (Benedetti 1987). Im

Rahmen der gespaltenen Identitätsbildung erlebt sich der Kranke fragmentiert; es erscheinen ihm unterschiedliche personale Einflüsse, beispielsweise Stimmen, die von außen kommen und zu verschiedenen Personen gehören oder außersinnliche Mächte, die über ihn sprechen, ihn beurteilen und ihn steuern möchten. Entscheidend ist hierbei die subjektive Gewißheit des Kranken, diesen vermeintlichen Mächten, die fragmentierte Teilaspekte seiner Persönlichkeit sind, ausgeliefert zu sein. Benedetti zieht einen historischen Vergleich zu Wernicke, der diese Betrachtungsweise schon um etwa 1900 vorweggenommen hat:

„Der Patient besteht gewissermaßen gleichzeitig aus einer Anzahl verschiedener Persönlichkeiten. Wir können seinen Zustand als Zerfall der Persönlichkeit bezeichnen."

Dieser Zerfall des Einheitlichkeiterlebens der Person entspricht auch dem „Kohärenzverlust des Leibes" (Benedetti 1987), der mit dem „Konsistenzverlust", wie ihn Scharfetter (1986) definiert hat, parallel zu setzen ist. Hier wird die Störung als Aufhebung des Zusammenhangerlebens des Leibes oder seiner Teile sowie der Gedanken und Gefühlsverbindungen gesehen.

Wirkmechanismen der Spiegelung bei Schizophrenen

Verbesserung des Kohärenzerlebens

Wenn auch die zur normalen Entwicklung gehörende Fragmentierungsstufe und die psychotische Fragmentierung Schizophrener keinesfalls gleichgesetzt werden dürfen, gibt es doch beim Spiegelungsvorgang Parallelen zu beobachten. Wird der schizophrene Patient in das therapeutische Verfahren der Videospiegelung einbezogen, so kann sein Kohärenzerleben wieder zunehmen. Das pathologische Fragmentierungserleben der Schizophrenen unterscheidet sich von der oben genannten frühkindlichen Entwicklungsphase dadurch, daß der Kranke das kohärente Erleben als natürliche Selbstverständlichkeit aus gesunden Zeiten kennt und dieses lediglich in seinem Krankheitsschub weggenommen und „verrückt" wird. Bei der gezielt eingesetzten therapeutischen Videospiegelung hat der Patient die Gelegenheit, sein Kohärenzerleben wieder zurückzugewinnen. Er sieht sich auf dem Monitor als Einheit in Mimik und Gestik sowie als sprechende Person, deren Gedanken in eins zusammenhängend formuliert werden. Es ist eindrucksvoll zu beobachten, wie stark sich die Patienten hiervon positiv stimuliert fühlen. Damit soll betont werden, daß es einen Zustand in der Psychose gibt, bei dem die *Wiedererlangung des Kohärenzerlebens* durch die Videospiegelung wesentlich gefördert werden kann. Ich möchte an dieser Stelle aber auch erwähnen, daß der Patient durch falschen Einsatz der Technik in einem ungünstigen psychopathologischen Zustand auch übermäßig durch die Videospiegelung belastet werden kann. Hier ist – wie bei allen wirksamen Therapieverfahren – sorgfältig auf Indikation und Kontraindikation zu achten.

Ich möchte die Gefahrenmomente mit dem folgenden Beispiel illustrieren:

In einem produktiv psychotischen Zustand, in dem die Fragmentierung so weit geht, daß der Therapeut in das Wahnerleben des Patienten miteinbezogen wird, läuft er auch Gefahr, die Videoanlage als Teufelsinstrument zum Abhören und Gedankenentzug umzumünzen. Somit ist darauf zu achten, das Verfahren nur dann einzusetzen, wenn eine ausreichende Ausprägung der Distanzierung von akuten psychotischen Inhalten zu erkennen ist. Darüber hinaus ist es wichtig, daß die gezeigten Sequenzen nicht stärker affektiv belastend sind als in der Therapiesitzung selbst und auch danach noch vom Patienten ausgehalten werden können. Ich-Stärke des Kranken und Ich-Belastung durch das Verfahren sind vom Therapeuten sorgfältig zu beachten.

Bei schizophrenen Patienten, die neuroleptisch anbehandelt sind und beginnen, sich aus ihrem floriden Schub zu distanzieren, kann mit ihrem Einverständnis ein Interview audiovisuell aufgenommen werden. Ausgesuchte Teile dieses Interviewfilms werden dann innerhalb einer späteren Therapiesitzung in Gegenwart des Therapeuten gezeigt. Die Sequenzen sind jedoch nur jeweils ca. 15–30 s lang, dann bleibt das Bild auf dem Monitor stehen und dient als Ankerreiz für das Gespräch in der Therapie. Der Patient sieht sich im Monitor als körperlich-geistige Einheit, deren psychomotorischer Ausdruck auf ihn meistens günstiger wirkt als es seiner derzeitigen Selbsteinschätzung entspricht. Bei diesem Vorgang ist zu betonen, daß der Patient das Erleben der Spaltung in sich hat und die Unsicherheit der Synchronisation von Gedanken, Worten, Gefühlen und Ausdrucksbewegungen empfindlich spürt. Jedoch auf dem Monitor begegnet er dem Erleben des Zusammenhanges seiner eigenen kognitiven und affektiven Fähigkeiten und deren psychomotorischem Ausdruck. Hierin sehen wir einen der Hauptwirkmechanismen der Videospiegelung bei Schizophrenen.

Wenn wir die Historie der Videospiegelung zurückblättern, so gibt es eine Reihe von Ansätzen, die sich mit der Frage des Effektes befassen. So haben beispielsweise Bailey u. Sowder 1970 zusammengefaßt, daß durch die Selbstkonfrontation mit dem eigenen lebendigen Bild in Bewegung und Sprache eine Förderung von Einsicht, Selbsterkenntnis und die Möglichkeit der Korrektur von störenden Verhaltensweisen bestehe. Moore et al. (1965) haben Interviews von psychiatrischen Patienten aufgenommen und diesen wieder vorgespielt, wobei sie eine Besserung des Befindens dieser Gruppe gegenüber Kontrollpersonen einschätzten. Griffith u. Hinkson (1978) konnten in einer experimentellen Studie zeigen, daß die Spiegelung zu einer Steigerung des sozialen Wertgefühls führte. Griffith u. Gillingham (1973) fanden ebenfalls eine positive Veränderung der Selbsteinschätzung sowie der Attraktivität des eigenen Äußeren; die Effekte waren jedoch nicht von Dauer.

In einer experimentellen Untersuchung (Hartwich u. Lehmkuhl 1979) ließ sich die Beeinflussung von schizophrenen Ich-Störungen systematisch beschreiben. Es kann zu Beginn der Videospiegelung zur kurzzeitigen Verschlechterung kommen, die mit einer Intensivierung der Ängstlichkeit des Patienten einhergeht. Über längere Zeit der Anwendung (mehrere Wochen) wurde aber insgesamt die Ich-Demarkation verstärkt. Bei der Überprüfung der Ich-Spaltung wurden Affekte und Denkinhalte stärker synchron erlebt und bei der Ich-Aktivierung wurden Sprachantrieb und mimisches Ausdrucksverhalten lebhafter.

In einer weiteren Studie (Hartwich 1982) konnten wir bei den untersuchten schizophrenen Patienten eine Untergruppe extrahieren, bei der der Affekt der audiovisuellen Spiegelung auf

Ich-Störungen nicht meßbar war, während eine andere Untergruppe (Typ I der Typenanalyse) durch eine lebendigere und intensivere Affektivität sowie eine Abnahme der Ich-Störungen auffiel. Der bisherigen, wenig ausgeprägt definierten Hypothesenbildung sind wir in unseren experimentellen Untersuchungen mit einer schärferen Operationalisierung begegnet, um die Wirkungsweise des Spiegelungphänomens stärker einzukreisen.

Verminderung der kognitiven Störungen durch
Videospiegelung

Kognitive Störungen können die Kommunikation des schizophrenen Patienten empfindlich behindern, wenn es sich dabei beispielsweise um die folgenden Beeinträchtigungen handelt: Gedankenabreißen, Gerinnen der Phantasietätigkeit, Konzentrationsmangel, Wortbenennungsstörungen, Aufmerksamkeitsverminderung, erhöhte Ablenkbarkeit, Aufmerksamkeitsrichtungsverlust und Abgleiten der gedanklichen Leitlinien (Hartwich 1987). Leidet ein schizophrener Patient nach seinem akuten psychotischen Schub an *kognitiven Störungen*, so wird für ihn die Kommunikation mit anderen Menschen besonders mühsam. Der Gesunde, ob Angehöriger oder Therapeut, hat es schwer, sich in diese Störungen wirklich einzufühlen, weil er sie aus eigenem Erleben gewöhnlich nicht kennt. Infolgedessen kann er leicht ungeduldig werden und wendet sich nach einiger Zeit vom Kranken ab; die Folge für diesen ist häufig, daß er sich mehr und mehr in die Isolation zurückzieht. Durch ein solches asymmetrisches Interaktionsmuster wird auch verhindert, daß Kommunikation geübt und die Abnahme der Störungen gefördert werden. Auch bei wohlgemeinten psychotherapeutischen Ansätzen kommt es immer wieder vor, daß der Kranke die Interventionen des Therapeuten gar nicht richtig erfaßt, und er dann zusätzlich von dem Erlebnis gequält wird, sich auch nicht zutreffend mitteilen zu können. Das gegenseitige Verständlichmachen wird durch die kognitiven Störungen so erschwert, daß Distanz, Einsamkeit, Angst und Symptomverstärkung provoziert werden können.

Mit Hilfe der Videospiegelung ist es jedoch möglich, die Störung selbst zum Gegenstand der Betrachtung werden zu lassen. Hierbei wird der Kranke zunächst im Rahmen eines Interviews aufgenommen. Der Videofilm wird dann vom Therapeuten gesichtet und einzelne kognitive Störungen werden als beispielhafte Szenen herausgesucht. In weiteren Therapiesitzungen werden diese Sequenzen dem Patienten in Gegenwart des Therapeuten auf dem Monitor vorgespielt. Die Dauer der Präsentation einer Sequenz beträgt jeweils etwa 15–30 s. Wenn die kognitive Störung, beispielsweise eine Blockierung des Denkens, per Video vorgespiegelt wird, können sich Patient und Therapeut nach Anhalten des Filmes eingehend über den Vorgang, die Auswirkung und das Erleben einer Denkblockade auseinandersetzen. Damit wird das vorher trennende Element der Kommunikation zum *Gegenstand des gemeinsamen Miteinanders*; der Patient kann Erläuterungen geben, kann das Geschehnis der Blockade deutlich darlegen und die affektive Seite dieser kognitiven Störung zum Ausdruck bringen. Der Patient bekommt durch die Videospiegelung ein Mittel in die Hand, sich verständlich zu machen und auch wirklich mitzuteilen. Der Therapeut kann durch die eingehende Beschäftigung mit der kognitiven Störung zu einem intensiven Kennenlernen kommen, das ihm ermöglicht, den Patient in seiner Störung besser zu verstehen. Die vorhin beschriebene Abwendung und Isolation kann dadurch aufgehoben werden. In dieser vertrauensvollen Entspannung besteht eine Chance, dazu beizutragen, die Störung übend zu überwinden.

Förderung der affektiven Schwingungsfähigkeit

Bei vielen an Schizophrenie Erkrankten läßt sich bei der Videospiegelung geeigneter Szenen eine auffällige Diskrepanz zwischen dem Inhalt des Gesprochenen und dem darunterliegenden Affekt beobachten. Teilweise wird ihnen selbst in der Spiegelung die Affektinadäquatheit oder zumindest eine Affektsteife augenscheinlich. Wenn die zugehörigen schwingenden Emotionen im psychomotorischen Ausdruck des gesprochenen Inhaltes nicht sichtbar lebendig werden, kommentieren die Patienten ihre Spie-

gelung beispielsweise: „Ich wirke wie ein Nachrichtenspre-
cher".

Beim Nacharbeiten in der Videospiegelung über das, was uns
an Psychosekranken als Abspaltung des Affektiven erscheint, ergeben sich durch das audiovisuelle Vorgehen interessante Möglichkeiten. In der Videospiegelung liegt die Chance, die affektiven Veränderungen, beispielsweise die Affektstarre mit ihrer
verminderten Modulation, anzugehen. Im technischen Vorgehen
wird nun nicht dabei verblieben, die affektive Starre einfach nur
zu spiegeln und die emotionale Bewegung, die dazu gehört, zu
suchen. Entscheidend ist zunächst, gemeinsam die Szene zu betrachten, den psychomotorischen Ausdruck auf sich wirken zu
lassen und zu verstehen, warum die affektive Veränderung hier so
gestaltet ist. Dieser gemeinsame von Patienten und Therapeuten
durchgeführte Verstehensversuch führt zu der Erkenntnis, daß
sich der Kranke mittels *Verminderung* seiner affektiven Schwin-
gungen und *Erstarren* seiner Gefühlslebendigkeit *zu schützen*
versucht. Er ist darauf angewiesen, sich vor solchen Gefühlsin-
tensitäten zu bewahren, die ihn überschwemmen können. Die
adäquaten Gefühlsbewegungen, die zu vielen Erlebnissen innerhalb der Psychose gehören, wären sonst so überintensiv, daß sie in
Ausmaß und Dichte in der engen Folge der unterschiedlichen
Qualitäten nicht aushaltbar wären. Jedesmal, wenn starke affektive Bewegungen entstehen können, ist der Kranke, der seine
Emotionalität nicht mehr genügend steuern kann, darauf angewiesen, diese für sich unbemerkbar zu machen. Es gibt Abschnitte in der Psychose, in denen die Ich-Fragmente in der
Behandlung zwar notdürftig mit Neuroleptika wieder „aneinan-
dergeleimt" sind, doch jedes intensive Gefühlserleben die beginnende Strukturierung gefährden kann. Somit sind Starre und
Gefühlsabspaltung eine ganze Zeitlang ein notwendiger Schutz.
Diesen Schutzmechanismus gilt es zu kennen, in der Videospiegelung herauszuarbeiten und über längere Zeit auch mitzuma-
chen. In der therapeutischen Beziehung bei der Arbeit mit der
Videospiegelung ist dem Patienten immer wieder zu signalisieren,
wie wichtig dieser Schutz ist und wie sehr ihn der Therapeut zu
respektieren hat. Dieses Vorgehen unterscheidet sich von anderen therapeutischen Beziehungen, in denen die Erwartungshal-

tung eines Therapeuten unbewußt signalisiert, nur einen „normalen" Patienten, der möglichst wenige Störungen hat, akzeptieren zu können. Da ein solcher Therapeut die eigene Affektivität stark einzubringen pflegt und damit gefühlsanstoßend wirkt, muß sich der Patient vor ihm schützen. Das tut er meistens, indem er sich in sich selbst zurückzieht. Lernen wir in der Videospiegelung mit der Affektivität in der genannten Weise umzugehen, so kann nach einer Phase des Akzeptierens der Gefühlsstarre allmählich das Wachsen und behutsame Entfalten der Gefühlslebendigkeit angemessen gefördert werden.

Förderung von Motivation und Antrieb

Eindrucksvoll ist es, die Reaktionen auf die Videospiegelung im psychomotorischen Bereich zu beobachten. Viele Patienten, die sich selber sehen, beobachten ihren eigenen Gesichtsausdruck sowie ihre mimischen Verhaltensweisen; dabei kommt es zu einem intensiven innerlich und äußerlich sichtbaren Mitgehen. Die psychomotorische Mitbewegung ist Ausdruck einer starken inneren Beteiligung beim Sich-selbst-Betrachten auf dem Bildschirm. Die Zuwendung ist besonders aufmerksam, Mund-, Lippen- und Augenbewegung belegen ein ausdrucksvolles Engagement, das einem starken Angerührtsein entspricht.

Bei vielen Patienten, die an einem postremissiven Erschöpfungssyndrom leiden, ist die Anteilnahme an ihrer Umwelt vermindert, die affektive Schwingung gedämpft und das Interesse herabgesetzt. Mit der Videospiegelung gelingt es erstaunlicherweise, deutliche affektive Bewegungen doch hervorzurufen, was damit zusammenhängt, daß sich die Patienten mit *sich selbst*, ihrem eigenen Abbild und nicht mit anderen Menschen oder Dingen befassen. Psychodynamisch ist im Zustand der postremissiven Antriebsverminderung die libidinöse Besetzung von der Umwelt abgezogen und weitgehend in das interne Erleben der Kranken hineinverlagert. Solche Patienten ziehen sich bei der stationären Behandlung oder zu Hause am liebsten in ihr Bett zurück, ziehen sich die Decke über den Kopf und wehren damit sichtbar Kommunikation ab. Die libidinösen Objektbesetzungen sind ganz ins Innere verlagert.

Durch die Videospiegelung bei dieser Art der Beschäftigung mit sich selbst wird gerade das getroffen, was den Patienten am ehesten affektiv bewegen kann; dieses ist schon zu einer Zeit möglich, in der länger anhaltende Kommunikation mit anderen Menschen noch zu schwierig ist; denn hier ist er häufig überfordert, den ständigen Aufforderungen von seiten der anderen Menschen nachzukommen. Oftmals ist zunächst nur die „Kommunikation mit sich selber" möglich. Es ist eine außerordentlich lohnende Aufgabe, die Selbstbegegnung mittels Video zu unterstützen und damit die nach innen genommene und abgekapselte Energie wieder allmählich nach außen zu leiten. Zunächst wird die Energie an das eigene Spiegelbild gebunden und gelangt damit aus dem persönlichen Innenraum heraus. Sie nimmt in ihrer Bezogenheit eine „Mittelstellung" zur Objektbesetzung hin ein. Die „Kommunikation mit dem eigenen Selbstbild" kann damit zur Vorstufe einer Kontaktaufnahme mit anderen Menschen werden. Entscheidend ist, daß der verhaltene und blockierte Antrieb mit seiner unmodulierten Affektivität wieder in Bewegung gerät, wieder moduliert wird und „geronnene" Energie wieder „verflüssigt" werden kann. Dazu bietet die Videospiegelung einen neuen Ansatz.

Weitere Anwendungen

Das Indikationsgebiet der Videospiegelung in der Therapie Schizophrener hat sich wesentlich erweitert. Es entwickelt sich zu einem psychotherapeutischen Verfahren, welches allerdings für die Einzelbehandlung vorbehalten bleiben sollte.

Die Videospiegelung in der Gruppe, insbesondere wenn es sich um eine Psychosen-Gruppe handelt, ist nach unseren Erfahrungen und Untersuchungen nicht indiziert. Schon bei Neurosepatienten, die wesentlich ich-stärker sind, kommt es bei der audiovisuellen Konfrontation vor der Gruppe zu erheblichen Ich-Belastungen. Wie wir (Hartwich u. Lehmkuhl 1983) empirisch überprüft haben, können dabei Abwehrstrukturen „durchbrochen" werden. Dieses könnte bei schizophrenen Psychosen zu einer derartigen Ich-Belastung führen, daß die Gefahr der Provokation florider Symptome bestünde.

Ein weiterer Gesichtspunkt, der die Anwendung der Videospiegelung modifiziert, ist der Einbezug der jeweiligen Persönlichkeitsstruktur der Patienten. In einer empirischen Studie (Harwich u. Schumacher 1984b) konnten wir zeigen, daß anankastische, schizoide und hysterische Persönlichkeitsstrukturen ganz unterschiedlich auf die Videospiegelung reagieren: Affektive Reaktionen sind bei depressiv-anankastischen Strukturen am stärksten, während bei schizoid-narzißtischen sowie hysterisch-narzißtischen Strukturen die kognitiven Reaktionen am intensivsten ausgeprägt sind. Besonders bemerkenswert sind verstärkte Angstreaktionen bei schizoid-narzißtischen Strukturen. Jenseits der Krankheitsdiagnose würde die jeweilige Persönlichkeitsstruktur das Vorgehen bei der Videospiegelung modifizieren. Neben der Ich-Belastungsstärke und dem psychopathologischen Zustand muß die Persönlichkeitsstruktur zusätzlich sorgfältig berücksichtigt werden.

Mit den Ausführungen und zitierten Studien möchte ich darlegen, daß hier ein Beitrag zur psychotherapeutischen Behandlung bei Psychosen möglich ist und der Ansatz der Videospiegelung hierzu ein weites Feld erschließt. In der Zukunft wird dadurch im Verbund mit den bisherigen gängigen Therapieverfahren bei Schizophrenen ein zusätzlicher, stark psychotherapeutisch akzentuierter Beitrag weiter ausgebaut werden können.

Literatur

Bailey KG, Sowder WT (1970) Audiotape and videotape self-confrontation in psychotherapy. Psychol Bull 74: 127–137

Benedetti G (1983) Todeslandschaften der Seele. Psychopathologie, Psychodynamik und Psychotherapie der Schizophrenie. Vandenhoeck & Ruprecht, Göttingen

Benedetti G (1987) Psychotherapeutische Behandlungsmethoden. In: Kisker KP et al. (Hrsg) Psychiatrie der Gegenwart: Schizophrenien, Bd. 4. Springer, Berlin Heidelberg New York Tokyo

Brasch R (1973) Dreimal schwarzer Kater. dtv, München

Griffith RDP, Gillingham P (1973) The effect of videotape feedback on the self-assessments of psychiatric patients. Br J Psychiatr 123: 223–224

Griffith RDP, Hinkson J (1978) The influence of videotape feedback on the self-assessments of psychiatric patients. Br J Psychiatr 133: 156–161

Hartwich P (1980) Schizophrenie und Aufmerksamkeitsstörungen. Springer, Berlin Heidelberg New York

Hartwich P (1982) Experimentelle Untersuchung zur audiovisuellen Selbstkonfrontation bei Schizophrenen. In: Kügelgen B (Hrsg) Video und Medizin, perimed, Erlangen

Hartwich P (1984) Zum Einbezug von Videospiegelung in die Psychotherapie. In: Aebi E, Hartwich P, Stille D (Hrsg) Video in Psychiatrie und Psychotherapie, Bd. 5. IAAPP, Bern

Hartwich P (1986) Audiovisual self-confrontation of psychiatric patients. In: Jakab I (ed) The role of the imagination in the healing process. Am Soc Psychopath Exp, Pittsburgh, PA

Hartwich P (1986) Audiovisuelle Verfahren. In: Müller Chr (Hrsg) Lexikon der Psychiatrie. Springer, Berlin Heidelberg New York Tokyo, S. 74–76

Hartwich P (1987) Schizophrenien: Kognitive Gesichtspunkte. In: Kisker KP et al. (Hrsg) Psychiatrie der Gegenwart: Schizophrenien, Bd. 4. Springer, Berlin Heidelberg New York Tokyo

Hartwich P (1989) Audiovisual self-viewing experience in the therapy of schizophrenics. VIII World Congress of Psychiatry, Athen

Hartwich P, Deister A (1983) Empirische Studien zur audiovisuellen Selbstkonfrontation bei Schizophrenen. In: Stille D, Hartwich P (Hrsg) Video in der klinischen Arbeit von Psychiatern und Psychotherapeuten. Platane, Berlin

Hartwich P, Grube M (1989) Videospiegelung in der Therapie schizophrener Ich-Störungen. IAAPP-Tagung, Ludwigsburg

Hartwich P, Lehmkuhl G (1979) Audiovisual self-confrontation in schizophrenia. Arch Psychiatr Nervenkr 227: 341–351

Hartwich P, Lehmkuhl G (1979) Schizophrene Ich-Störungen und audiovisuelle Selbstkonfrontation. In: Ronge J (Hrsg) Audiovisuelle Methoden in der psychiatrischen und psychotherapeutischen Fort- und Weiterbildung. Haubner, Ludwigsburg

Hartwich P, Lehmkuhl G (1981) Experimentelle Einzelfalluntersuchung zur schizophrenen Affektivität. Z. Psychother Psychosom Med Psychol 31: 83–86

Hartwich P, Lehmkuhl G (1983) Gruppenpsychotherapie und audiovisuelle Konfrontation. Gruppenpsychother Gruppendyn 18: 195–204

Hartwich P, Schumacher E (1983) Video in der Nachsorgeambulanz. In: Stille D, Hartwich P (Hrsg) Video in der klinischen Arbeit von Psychiatern und Psychotherapeuten. Platane, Berlin

Hartwich P, Schumacher E (1984) a Technik der Videospiegelung am Bei-spiel einer Anorexia nervosa Kranken. In: Aebi E, Hartwich P, Stille D (Hrsg) Video in Psychiatrie und Psychotherapie. Bd. 5 IAAPP, Bern

Hartwich P, Schumacher E (1984) b Empirical investigation of audiovisual self-confrontation reactions with different personality structures. World Psychiatric Association, Helsinki

Kohut H (1983) Narzißmus, 4. Aufl. Suhrkamp, Frankfurt

Moore FJ, Chernell E, West MJ (1965) Television as a therapeutic tool. Arch Gen Psychiatr 12: 217–220

Scharfetter Chr (1986) Schizophrene Menschen, 2. Aufl. Urban & Schwarzenberg, München Weinheim

Seifert Th (1980) Menschliche Beziehung und Partnerschaft im Spiegel Schneewittchens. Schleswig-Holsteinisches Ärzteblatt 10: 527–535

Wernicke C (1900) Grundriß der Psychiatrie. Thieme, Leipzig

Videotechnik in der Behandlung schwer brandverletzter Kleinkinder

G. Seeger

Der Einsatz audiovisueller Verfahren zur kindgerechten Vorbereitung auf medizinische Eingriffe und invasive Behandlungen fand bisher nur wenig Beachtung. Eine Anwendungsmöglichkeit ist die Behandlungsvorbereitung schwer brandverletzter Kinder. Vor allem jüngere brandverletzte Kinder sind nicht in der Lage, die kausale Verknüpfung zwischen Unfallereignis und den anknüpfenden Therapiemaßnahmen in einem realistischen Zusammenhang zu sehen. So stehen die lebensrettenden Sofortmaßnahmen als auch die anschließende stationäre Behandlung (Trennung von den Eltern) im Widerspruch zu dem Bedürfnis des Kindes, Schutz, Hilfe und Erleichterung zu erfahren. Reaktionen wie Depression, Aggressivität und Nahrungsverweigerung können Ausdruck dieser enormen psychischen und physischen Belastung des Kindes sein. Ergebnisse einer Untersuchung zur Verarbeitung der präoperativen Streßbelastung bei Kindern zeigten, daß Vorschulkinder im Vergleich zu Schulkindern diesen Streß schlechter bewältigten (Melamed et al. 1983). Videomodellfilme basieren meistens auf der Darbietung von Bewältigungsstrategien. Nach dem Prinzip des Modellernens erleichtern diese Strategien die Identifikation mit dem Videomodell und sind im Vergleich mit anderen Techniken effektiver in der Angstreduktion (Meichenbaum 1975).

Jay et al. (1987) untersuchten die Effizienz eines kognitiv- verhaltensorientierten Interventionsprogrammes (Videomodellfilm, Vorstellungsübungen und Ablenkung) im Vergleich zu einer rein pharmakologischen Intervention (0,3 mg/kg Valium, 30 min vor dem Eingriff) und einer Attention-Kontrollgruppe. 56 Kinder im Alter von 3–13 Jahren unterzogen sich einer Knochenmarkspunktion. Die Kinder in der Interventionsgruppe erfuhren weniger Leid und hatten gegenüber der Vergleichsgruppe niedrigere Schmerzeinschätzungen und geringere Pulsraten. Die mit Valium prämedizierte Gruppe zeigte außer einem niedrigeren Blutdruck keinen signifikanten Unterschied zur Attention-Kontrollgruppe (Jay et al. 1987). Faust und Melamed (1984) kontrollierten den Einfluß eines relevanten (behandlungsspezifischen) und eines irrelevanten Vorbereitungsfilms auf Kinder, die sich einem medizinischen Eingriff unterziehen mußten. Sowohl ambulante als auch stationäre Kinder, die den relevanten Film sahen, wiesen im Vergleich mit einer Kontrollgruppe ein umfangreicheres behandlungsspezifisches Wissen auf. Ältere Kinder übertrafen jüngere in der gespeicherten Informationsmenge (Faust et al. 1984). Die meisten psychologischen Interventionen versuchen das Ausmaß der Angst zu mindern und durch Schulung der kognitiven und physikalischen Bewältigungsstrategien Erleichterung zu verschaffen (Schultheis et al. 1987). Primäres Ziel solcher Behandlungsansätze ist die optimale Steigerung der Kooperationsbereitschaft und eine Verminderung der negativen gefühlsmäßigen Auswirkungen auf diagnostische Maßnahmen und nachfolgende medizinische Eingriffe (Turk u. Genest 1979). Auch zeigte ein Therapiekonzept, daß die Kontrollierbarkeit und Vorhersehbarkeit von Behandlungsabläufen optimierte, im Vergleich mit einer Kontrollgruppe, eine Reduktion der kindlichen Angst und Depression (Kavanagh 1983).

Gegenstand der eigenen Untersuchung ist der Entwurf und die Evaluation eines Trainingsprogrammes für schwer brandverletzte Kleinkinder in der akuten Behandlungsphase. Untersucht wird der Einfluß auf die behandlungsorientierte Kooperationsbereitschaft von Kindern im Alter von 2,5–5 Jahren. Bestandteile dieses Programmes sind eine Bilderbucheinheit (sensorische und behandlungsbezogene Informationen), ein Modellfilm (Bewältigungsstrategien, Nachahmung), eine visuelle apparative Ablenkeinheit und ein Elterngespräch. Die Kooperationsbereitschaft der Kinder während der Wundversorgung wurde durch Videoaufnahmen dokumentiert und mit einem standardisierten Verfahren von mehreren unabhängigen Beurteilern eingeschätzt. Integrativer Bestandteil des Trainingsprogramms ist ein Modellvideofilm eines 3,5jährigen Jungen mit Brandverletzungen, der sich dem Verbandswechsel und der Hydrotherapie unterzieht. In Anlehnung an Meichenbaums (1975) Feststellung, daß Modellfilmkinder, die initial ängstlich sind und dies im Film auch zum Ausdruck bringen, die Angst zusehender Kinder mehr zu reduzieren vermögen, als Modelle, die Angst nicht zum Ausdruck bringen, wurde ein Modellkind ausgewählt, das eine angemessene Ängstlichkeit zeigte. Ziel dieser Vorgehensweise ist die Verbesserung der Kongruenz von gesehenem Verhalten (Modellfilm) und dem momentanen Gefühlserleben des Kindes.

Das zu untersuchende Klientel bestand aus 14 Kindern (5 Mädchen, 9 Jungen) im Alter von 2,5–5,9 Jahren mit einer Mindestgröße des durch Verbrennung oder Verbrühung betroffenen Hautareals von 10% der Körperoberfläche. Verglichen wurde eine Therapiegruppe (Trainingsprogramm, n = 7) mit einer Kontrollgruppe (Standardtherapie, n = 7). Zur Dokumentation der Kooperationsbereitschaft bzw. des Verhaltens der Kinder während der Hydrotherapie und des Verbandswechsels wurde eine transportable Videokamera eingesetzt. Die Videosequenzen wurden von 8 Psychiatern unter Einfachblindvoraussetzungen eingeschätzt. Diese Einschätzung erfolgte anhand einer selbstentwickelten Beurteilungsskala, bestehend aus den Kriterien Kooperation, Ansprechbarkeit, Blickkontakt, Vertrautheit, negativer Affektivität und Widerstand. Pro Beobachtungskriterium wurde eine Skalierung von 0 = keine Ausprägung bis 5 = sehr ausgeprägt gewählt. Ein Einschätzungstraining anhand des Modellfilms erwies sich im Hinblick auf den einheitlichen Gebrauch der definierten Beobachtungskriterien und auf eine akzeptable Interraterkorrelation als sinnvoll. Der Vergleich von Kontroll- und Therapiegruppe ergab keine signifikanten Unterschiede in Geschlecht, Nationalität und Verbrennungsgröße. Eine gruppenvergleichende statistische Analyse der Mittelwerte der Beurteilereinschätzungen pro Beobachtungskriterium erbrachte durchweg signifikante Ergebnisse (Tabelle 1). Ausmaß und Richtung der evaluierten Ergebnisse sprechen für einen positiven und effizienten Einfluß des Trainingsprogrammes (Abb. 1). Die gute Kooperationsbereitschaft, der minimale kindliche Behandlungswiderstand und die geringe negative Affektivität wurden im

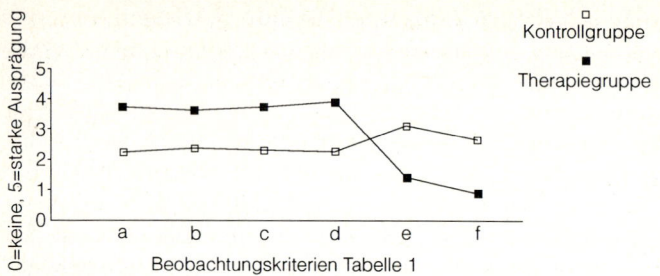

Abb. 1 Darstellung der Mittelwerte der Beurteilereinschätzungen pro Beobachtungskriterium im Vergleich Therapiegruppe versus Kontrollgruppe

stationären Behandlungsalltag von Eltern und Therapeuten als konstruktive Hilfe und Erleichterung erfahren.

Bei abschließender Betrachtung der vorliegenden Ergebnisse ist die Anwendung von Videotechniken unter zwei Gesichtspunkten zu befürworten. Zum einen als wirksamer Baustein (Videomodellfilm) psychologischer Vorbereitungsprogramme unter Berücksichtigung individueller Personen- und Situationsmerkmale

Tabelle 1: Mittelwerte (M) und Standardabweichungen (SD) der Beurteilereinschätzungen von Kontroll- und Therapiegruppe (Interraterkorrelation = 0.6) im Gruppenvergleich (U-Test von Mann – Withney – Wilcoxon)

Beobachtungs-kriterien	Kontrollgruppe (n = 7)			Therapiegruppe (n = 7)		
	M	SD	U-Wert	M	SD	U-Wert
(a) Ansprechbarkeit	2.41	1.38	39.5	3.93	1.06	9.5*
(b) Blickkontakt	2.45	1.27	40.5	3.80	0.91	8.5**
(c) Vertrautheit	2.32	1.04	42.5	3.93	0.83	6.5**
(d) Kooperation	2.41	1.32	41.0	4.09	1.02	8.0*
(e) neg. Affekt	3.23	1.27	7.0**	1.39	1.37	42.0
(f) Widerstand	2.71	1.28	5.0***	0.93	1.11	44.0

* p < .05   **p < 0.025   ***p < .01

(bereits bestehende Bewältigungsstile, Alter etc.) und zum anderen als Evaluationsmethode zur sequenziellen Verhaltensanalyse nach erfolgter psychologischer Intervention.

Literatur

Faust J, Melamed BG (1984) Influence of arousal, previous experience, and age on surgery preparatin of same day of surgery and in-hospital pediatric patients. J Consult Clin Psychol 52: 359–365

Jay SM, Elliott ChH, Katz E, Siegel StE (1987) Cognitiv-behavioral and pharmacologic interventions for childrens distress during painful medical procedures. J Consul Clin Psychol 55: 860–865

Kavanagh Ch (1983) Psychological intervention with the severely burned child: Report of an experimental comparison of two approaches and their effects on psychological sequelae. J Am Acad Child Psychiatry 2: 145–156

Meichenbaum D (1975) Self-instructional approach to stress management: a proposal for stress inoculation training. In: Spielberger C, Sarson J (eds) Stress and anxiety. Hemisphere, Washington DC

Meichenbaum D, Turk D (1975) The cognitive-behavioral management of anxiety, anger, and pain. In: Davidson PO (ed) The behavioral management of axiety, depression and pain. Brunner/Mazel, New York

Melamed BG, Dearborn MK, Hermecz DA (1983) Necessary considerations for surgery preparation: Age and previous experience. Psychosom Med 45: 517–525

Schultheis K, Peterson L, Selby V (1987) Preparation for stressful medical procedures and person treatment interactions. Psychol Rev 7: 329–352

Turk D, Genest M (1979) Regulation of pain: The application of cognitive and behavioral techniques for prevention and remediation. In: Kendall P, Hollon S (eds) Cognitive-behavioral interventions: Theory, research, and procedures. Academic Press, New York

Gruppentherapie, Soziales Training

Videoproduktion als Feld kognitiven und sozialen Trainings bei schizophrenen Patienten

Ch. Bonk

Ein Teil unserer Arbeit mit schizophrenen Patienten erfolgt jetzt mit einer besonderen Gruppe. Diese Gruppe wurde mit dem Ziel Training von kognitiven und kommunikativen Fertigkeiten unter Einschluß der Förderung kreativer Anteile Anfang der 80er Jahre an unserer Psychiatrischen Abteilung begonnen. Die Gruppe bekam dementsprechend den Namen KOGNIKOM.

Baier u. Kirsten Köhler berichteten 1983 über die Erstellung eines kleinen Videospielfilms in dieser Gruppe. Patienten übernahmen dabei Drehbucherstellung, schauspielerische Darstellung, Regie und Requisite. Neben den Anforderungen an kognitive und kommunikative Fertigkeiten einschließlich der ausdrucksvollen Gestaltung sozialer Interaktionen und damit dem direkt übenden Aspekt stellten Baier u. K. Köhler (1983) die positive Wirkung auf die Motivation der Patienten heraus, sich bei einer Tätigkeit zu engagieren, also die Bewältigung von Defizienzen durch Rückzug partiell aufzugeben sowie die Möglichkeit, eigene Leistungen im Video festzuhalten, sich selbst und anderen vorzuführen.

Baier berichtete auf der IAAPP-Tagung 1987 über Videoproduktionen, bei denen sich die Patienten mit dem Thema Psychiatrische Klinik beschäftigen. Hierbei übernahmen Patienten auch Aufgaben bei der videographischen Umsetzung, z. B. Kameraführung, Ton, Mitarbeit beim Schnitt etc. Solche Videoproduktionen bedeuten eine komplexe Anforderung an Patienten. Sie bilden einen Gegenpol zum Training einzelner, umschriebener kognitiver Fähigkeiten, wofür sich – nebenbei bemerkt – auch mit dem Medium Video Aufgaben ökonomisch, variationsreich gestalten und motivationsfördernd präsentieren lassen. Zu den

Nachteilen solch komplexer und zunächst weniger strukturierter Aufgaben gehören zweifellos eine etwas geringere Steuerungsmöglichkeit der Aufgabenschwierigkeit und des Trainings, geringere Systematik im Sinne eines Trainingsprogramms und die unzureichende Kontrollierbarkeit tatsächlich erreichter Trainingseffekte und deren Bedeutung für die weitere Entwicklung der Patienten. Nach unserer Überzeugung ist es dennoch sinnvoll, auch solche komplexeren Arbeitsformen in der KOGNIKOM-Gruppe zu versuchen. Hier sind insbesondere zwei Überlegungen zu nennen, die schon bei der Etablierung der Gruppe zum Konzept gehörten, nämlich die Bevorzugung spielerischer Formen des Trainings und die Zielsetzung, die Dominanz des coping durch Rückzug zu vermindern.

Spielerische Form bedeutet einerseits, daß Leistungsanforderungen häufig in die Form eines Spiels gekleidet werden, was den Rückgriff auf bekannte Spielregeln oder eine Orientierung an einem Modell erlaubt. Andererseits ist damit ein Aspekt der Gruppenatmosphäre, der angestrebten Haltung bei den Patienten angesprochen. Es soll der gestellten Leistungsanforderung etwas von ihrem Prüfungscharakter genommen werden. Anleitung und Hilfestellung, Aufgabenauswahl und -verteilung sind es, die wesentlich darüber entscheiden, ob aus dem „Spiel" tatsächlich eine spielerische Übung wird. Diese Interventionsebenen erlauben auch die Steuerung der Binnendifferenzierung der Aufgabenschwierigkeit für den einzelnen Patienten, auch wenn solch komplexere Anforderungen an die Gruppe gerichtet werden.

Mit der zweiten allgemeinen Überlegung, d. h. der Zielsetzung, die Dominanz des coping durch Rückzug zu vermindern, wird ein Bereich angesprochen, der relativ zum Training einzelner Fertigkeiten allgemeiner und diesem – wie ich meine – auch bezüglich trainierender Verfahren übergeordnet ist. Im Bezugsrahmen der kognitiven Verhaltenstherapie sind hier Konstrukte wie Selbstwahrnehmung und Selbstbild, generalisierte Attribuierungstendenzen, Selbstermutigung und -verstärkung, Aspekte der Leistungsmotivation, depressive Verarbeitungsmechanismen etc. von Bedeutung. Die Notwendigkeit, Konstrukte wie Selbstwahrnehmung und Selbstbild in ein Modell der Wirkungszusammenhänge kognitiver Störungen mit einzubeziehen, wird auch von

Roder et al. (1988, S. 149 ff) diskutiert. Für diesen Bereich ist die Komplexität der Aufgabenstellung von geringerer Bedeutung, solange die Patienten hierdurch nicht vor Situationen mit zu hohem Schwierigkeitsgrad gestellt werden.

Auch ein Projekt Videoproduktion wird als spielerische Übung an die Gruppe herangetragen. Dementsprechend wird versucht, eine experimentierfreudige Gruppenatmosphäre in Hinblick auf den Umgang mit dem Medium und das weitere Vorgehen zu induzieren. Das Medium erleichtert dies u. a. durch Bedienungskomfort, die kostenneutrale, beliebige Wiederholbarkeit einer Aufnahme, die Möglichkeit der unmittelbaren Rückmeldung. Das Modell Film-/TV-Team kann zur Orientierung herangezogen werden. Wir erläutern der Gruppe zunächst den Ablauf eines solchen Projekts, zeigen evtl. ein Video einer früheren KOGNI-KOM-Gruppe und holen das Einverständnis der Teilnehmer ein. Zunächst werden dann Ideen gesucht, auf ihre Realisierbarkeit hin überprüft und ausgewählt. In der Gesamtgruppe wird diese Idee noch etwas ausgeführt, Personen und Drehort grob bestimmt und eine Regiegruppe aus 2–3 Patienten plus Therapeuten erhält dann die Aufgabe, innerhalb von 2–3 Tagen ein Drehbuch zu erstellen, die Szenenunterteilung festzulegen. Auch die übrigen Teilnehmer übernehmen dann alleine oder zu zweit ihre jeweiligen Aufgaben (Ton, Kamera, Requisite, Licht, Klappe) bzw. Rollen als Schauspieler. Es folgt an zwei bis drei Sitzungen eine Heranführung an die Technik, alle können mit Gerät, der Situation, dem Ablauf sowie bei Probeaufnahmen dem eigenen Bild auf dem Fernsehschirm etwas vertrauter werden. Nach 4–8 Drehtagen von ca. einer Stunde Dauer, bei denen Therapeut und Ko-Therapeut die Arbeit koordinieren, strukturieren, die Regie unterstützen und den einzelnen bei der Bewältigung ihrer Aufgaben zur Seite stehen, wird an zusätzlichen Terminen mit Therapeuten und 2–3 Patienten der Schnitt durchgeführt. Den Abschluß bildet die Vorführung in der Gruppe mit Gespräch über das Produkt und die Arbeit im Projekt Videoproduktion.

Beispielhaft seien nun einige trainierende und therapeutische Funktionen bzw. Interventionen skizziert.

Der Vorschlag einer Videoproduktion aktiviert und motiviert die Patienten häufig, sich darauf einzulassen bedeutet aber auch ein gewisses Maß an innerer Anspannung, Hoffnung auf Erfolg, Furcht vor Mißerfolg etc. zu regulieren. Interventionen dienen in dieser Phase dazu, Ängste zum Gegenstand des Gesprächs und der Überprüfung zu machen, Erfahrungen der Therapeuten anzubieten, beispielsweise auch bezüglich der Selbstkonfrontation mit dem eigenen Bild im Fernsehen.

In der Phase der Ideensammlung erschließt sich zwar bei hinreichender Kenntnis der Patienten auch die psychologische Bedeutung, eine Besprechung in der Gruppe erfolgt aber nicht. Dies gilt auch für die Rollenverteilung, wobei aber konkrete, bekräftigende Rückmeldungen natürlich gegeben werden. Die Erstellung einer Videoproduktion erlaubt eine erhebliche Variation der Anforderungen für den einzelnen. Bei der Aufgabenverteilung ist auf die Einbeziehung aller und ein individuell jeweils angemessenes Anspruchsniveau sowie die jeweils angestrebten Ziele zu achten.

Die Komplexität der Aufgabe Regie macht während der Drehtage eine kontinuierliche Assistenz durch Therapeuten notwendig. Diese Aufgabe erfordert in besonderem Maße Überblick, flexible Verschiebung des Aufmerksamkeitsfokus, Merkfähigkeit und soziale Kompetenz, insbesondere bei der Anleitung der Schauspieler. Therapeuten können entlasten z. B. dadurch, daß sie in Absprache Teilaufgaben übernehmen, mit Hilfe von Fragen die Arbeit strukturieren, als Modell den Umgang mit Schauspielern vormachen.

Wesentlich geringere Anforderungen an die Aufmerksamkeit stellt die Aufgabe Klappe. Sie erlaubt darüber hinaus immer wieder längere Erholungspausen.

Die Aussteuerung des Tons erfordert die Aufrechterhaltung der Aufmerksamkeit, wobei der selektive Aspekt sowohl der Übersteuerung als auch dem Achten auf Nebengeräusche zu gelten hat. Je nach Leistungsvermögen können aber auch andere Aufgaben, z. B. Gestaltung des Klangs etc., hinzugenommen werden. Bei der abschließenden Vorführung des fertigen Produkts gestattet das Medium Video, ein doch recht ansprechendes Ergebnis der eigenen Arbeit zu erleben. Erfahrungsgemäß entsteht in der Gruppe weit überwiegend dabei ein Gefühl der allgemeinen Zufriedenheit. Es ist hervorzuheben, daß die meisten Patienten angeben, Freude bei einem solchen Projekt erlebt zu haben.

Insgesamt haben wir ausgesprochen positive Erfahrungen mit dieser Art spielerischer, kognitiver und sozialer Übung gemacht. Andererseits ist es uns wiederholt auch über mehrere Wochen hinweg nicht gelungen, Patienten zu einem solchen Projekt anzuregen. Wir haben aber auch erlebt, daß alle Teilnehmer der Gruppe sich stark interessiert zeigten. Wovon dies genau abhängt, ist uns nicht ganz verständlich. Es ist anzunehmen, daß folgende Faktoren sich günstig auf die Bereitschaft, ein Video zu produzieren, auswirken: Etwas größere Gruppenkohäsion, längere Vertrautheit mit dieser Art Gruppe, weniger depressiv-gefärbte Gruppenatmosphäre, höherer durchschnittlicher Bildungsgrad.

Auch wenn wir über keinerlei Datenmaterial verfügen, haben wir doch den Eindruck, auch aus den Rückmeldungen der Patienten, daß der größere Teil der Gruppe von solchen Projekten profitiert, zum einen indem sie zumindest teilweise eine Steigerung der Leistung bei der Bewältigung ihrer Aufgaben erleben, zum anderen glauben wir, daß die Erfahrungen einer solchen Projektgruppe kognitive Aspekte der Selbstregulation günstig beeinflussen.

Zu den Nachteilen einer solchen Vorgehensweise gehört auch die Eigendynamik einer Videoproduktion mit dem immer wieder entstehenden Zeitdruck, der die Möglichkeit von Wiederholungen begrenzt. Auch geraten die Therapeuten dann unter Druck, für einen reibungsloseren Ablauf zu sorgen, sprich: Die Aufgabe des Therapeuten fallen zu lassen und Regisseur oder Kameramann zu werden. Es ist nicht immer leicht, darauf zu achten, daß dann nicht die eigene Spiellust, ohne die ja die Gruppe gar nicht angeregt werden könnte, zu einer Verwechslung der Aufgaben führt.

Für die Patienten hat eine besondere Bedeutung das Gemeinschaftserleben in einer solchen Projektgruppe. Jedem ist eine Funktion und Wichtigkeit für das Gelingen des Ganzen unmittelbar anschaulich, für alle ist die Situation neu, experimentell. Dies erscheint mir doch als bemerkenswerter therapeutischer Effekt, wenn man berücksichtigt, daß – wie Herz als Nebenbefund einer Untersuchung auf dem II. Berner Schizophrenie-Symposium 1987 vortrug – das größte subjektive Leid Schizophrener die Einsamkeit ist und daß in einer solchen spielerischen Übung das Medium Fernsehen/Video nicht zur Isolation beiträgt, sondern im Gegenteil diese partiell und zeitweilig zu überwinden hilft.

Literatur

Baier D, Köhler K (1983) Jacke wie Mantel – Video als Hilfsmittel beim Training kreativer Fähigkeiten bei schizophrenen Patienten. In: Stille D, Hartwich P (Hrsg) Video in der klinischen Arbeit von Psychiatern und Psychotherapeuten. Berichte von der 6. und 7. Jahrestagung des IAAPP. Platane, Berlin, S 1–13

Roder V, Brenner HD, Kienzle N, Hodel B (1988) Integriertes Psychologisches Trainingsprogramm (IPT). Psychologie Verlags Union, München Weinheim

Video im sozialen Kompetenztraining –
Einsatz bei Feedback und Therapie-Evaluation

W. Hubmann, W. Bender, F. Mohr, R. Pior und K. Rid

Einleitung

Trainingsprogramme der sozialen Kompetenzen gewinnen bei der Rehabilitation und Rückfallprophylaxe schizophrener Patienten mit krankheitsbedingten funktionalen Defiziten im sozialen Verhalten in und außerhalb der Klinik zunehmend an Bedeutung (Goldstein 1978; Spencer et al. 1983; Brady 1984a, b; Hogarty 1984; Wallace u. Liberman 1985; Bellack 1986; Liberman et al. 1986; Bender et al. 1988).

Die teilweise sehr komplexen Trainingsprogramme wurden in den letzten Jahren durch die Einbeziehung des Mediums Video bei der Rückmeldung von Rollenspielverhalten ergänzt und weiterentwickelt.

Video hat sich außerdem bei der Therapiekontrolle einen festen Platz erobert. Auf Video aufgezeichnete Rollenspiele (Video-Role-play-test) haben vor allem im amerikanischen Sprachraum seit Beginn der 70er Jahre Tradition in der Therapieforschung bei Patienten mit schizophrenen Störungen (s. Übersichtsartikel Wallace et al. 1980; Liberman 1982).

Demgegenüber wird in deutschsprachigen Evaluationsstudien kognitiver und sozialer Trainingsprogramme der Video-Rollenspiel-Test bislang noch kaum als Kontrollmittel angewendet und eine eher reservierte Einstellung scheint vorzuherrschen (Hinsch u. Pfingsten 1983).

Im folgenden berichten wir eigene praktische Erfahrungen mit dem Einsatz von Video in der Therapie (Optimierung von Feedback) und Therapiekontrolle (Rollenspieltest).

Video in der Therapie

Rahmenbedingungen

Das soziale Verhaltenstraining ist Bestandteil des Therapieangebotes der verhaltenstherapeutischen Kette des Bezirkskrankenhauses Haar. Sie besteht aus zwei geschlossenen, einer weiterführenden offenen Station sowie mehreren angeschlossenen Wohngemeinschaften in der Stadt München (Vaitl et al. 1987). Auf der ersten Stufe des graduellen Rehabilitationsprogrammes werden mit Hilfe eines Münzverstärkerprogrammes Basisfertigkeiten in den Bereichen Arbeitsverhalten und Selbstfürsorge trainiert (Hubmann et al. 1989). Sozialverhalten unterliegt nicht der Token-Verstärkung und wird in spezifisch auf die Klientel chronisch schizophrener Patienten zugeschnittenen Einzel- und Gruppentrainingsprogrammen gefördert.

Die Übungssituationen unseres sozialen Verhaltenstrainings beinhalten Anforderungen des alltäglichen Lebens und sind nach Schwierigkeiten gestuft.

Das Programm beginnt mit einfachsten kurzen Interaktionen (nach dem Weg fragen), vermittelt Techniken der Selbstbehauptung, Wissen über grundlegende kommunikative Fertigkeiten und endet mit Übungen zur Gesprächsführung in komplexeren sozialen Situationen (z. B. eine Verabredung zu einer Freizeitaktivität treffen).

Eine etwa 1½ stündige Trainingssitzung enthält bei uns folgende Komponenten (s. Tabelle 1).

Kognitionen und Selbstinstruktionen („innerer Monolog") der Patienten finden dabei besondere Beachtung (Meichenbaum u. Cameron 1973; Goldstein 1978). Hier handelt es sich vor allem um Selbstverbalisationen vor dem Rollenspiel mit Fragen über Art und Anforderung der Aufgabe, Fokussierung der Aufmerksamkeit auf die individuellen Übungsziele sowie Antizipation möglicher Schwierigkeiten und Bewältigungsstrategien (z. B. Konzentrieren, Entspannen, positive Selbstinstruktionen).

Das Videofeedback bietet den Klienten zusätzliche Möglichkeiten der Selbstbeobachtung und Selbstverstärkung und erweitert das Spektrum therapeutischer Interventionen:

Tabelle 1. Ablauf der Gruppenstunde

1. Rückmeldung über die „Hausaufgaben" (In-vivo-Übungen)
2. Erarbeitung der neuen Übungssituation
   - Vorgabe einer Situation (Problemstellung)
   - Erarbeitung eines Dialogvorschlages in der Gruppe und dabei
   - Training kommunikativer Fertigkeiten (Hinhören, Verstehen, adäquates Eingehen auf den Gesprächspartner),
   - Einschätzung der antizipierten Schwierigkeit der Übung
3. Demonstration durch die Therapeuten (Modellverhalten)
   - Herausarbeiten der wesentlichen Übungsziele
   - Durchführung
   - Informative Verstärkung des Modells
   - Rückmeldung durch die Gruppe
4. Rollenspiel der Patienten
   - Benennen eines oder mehrerer individueller Zielverhaltensweisen
   - Durchführung
   - Informative Rückmeldung des Therapeuten und/oder informative Rückmeldung der Gruppe (bei mehreren Zielverhaltensweisen wird jedem Patienten der Gruppe ein bestimmtes Ziel zur Beobachtung zugewiesen)
5. Videorückmeldung
   - Informative Verstärkung durch den Therapeuten / die Gruppe
   - Selbsteinschätzung des Patienten bezüglich des individuellen Übungserfolges (Selbstbeobachtung, Selbstbeurteilung, Selbstverstärkung)
   - Fokussierung auf eine realistische positive Selbsteinschätzung, ggf. Wiederholung des Rollenspieles
6. Vorgabe und Besprechung neuer „Hausaufgaben"
7. Rückmeldung über die Gruppenstunde (Therapeuten und Patienten); anschließend „Kaffeerunde"

– Es erleichtert die Fokussierung der Aufmerksamkeit des Klienten auf das *eigene* Verhalten. In komplexen sozialen Interaktionen eines Rollenspieles müssen fortlaufend situative Bedingungen und Reaktionen des Rollenspielpartners verarbeitet und integriert werden, die Konzentration auf das eigene Verhalten ist während des Rollenspiels nur begrenzt möglich.

– Es ermöglicht die Analyse einzelner *Verhaltenssequenzen*, gegebenenfalls auch die wiederholte Betrachtung. Dadurch ergeben sich differenziertere Möglichkeiten der Rückmeldung durch Therapeuten und Gruppe. Einer Übergeneralisierung noch bestehender Defizite auf die Beurteilung der gesamten Übung (globaler, subjektiv erlebter Mißerfolg) kann vorgebeugt werden.

– Im Dialog mit dem Klienten können dabei ungünstige *kognitive Strategien* („negatives Denken", Selbstabwertungen, ungünstige Attribuierungen) bearbeitet und schrittweise verändert werden.

– Es hilft den Klienten dabei, im Trainingsverlauf zunächst zu einer genaueren Beobachtung und realistischen Beurteilung eigener Kompetenzen und Entwicklungsmöglichkeiten zu finden (Selbstbeobachtung, Selbstbeurteilung) und darauf aufbauend die Fremdverstärkung (Therapeuten, Gruppe) zunehmend durch *Selbstverstärkung* zu ersetzen.

Video in der Therapiekontrolle

Der Video-Rollenspiel-Test

Hier werden Patienten mit standardisierten Situationen konfrontiert, in denen sie festgelegte Anforderungen bewältigen müssen. Die Übungen werden bei uns vor und nach dem ca. viermonatigen Trainingsprogramm vorgegeben und auf Video aufgezeichnet (Parallelformen). Zu beiden Zeitpunkten werden die Patienten mit einer ihnen fremden Person konfrontiert und haben folgende Situationen zu bewältigen:

– Standardszene 1: Auf einer Forderung bestehen,
– Standardszene 2: Ein dreiminütiges Gespräch mit dem unbekannten Gesprächspartner führen.

Ein Übungsleiter stellt jeweils die Rahmenbedingungen her und führt den Patienten in die Situation ein („Stellen Sie sich vor, Sie haben ein(en) Kleid/Anzug gekauft und stellen beim Auspacken zuhause fest, daß das neue Kleidungsstück einen Fleck hat").

Nach der Vorgabe des Zielverhaltens und eines kurzen Dialogvorschlages führt der Patient das Rollenspiel durch (s. Tabelle 2). Trotz der standardisierten Vorgaben können unserer Erfahrung nach sehr realistische Situationen hergestellt werden, die von den Patienten auch als solche erlebt und akzeptiert werden.

Tabelle 2. Instruktion Rollenspieltest 1 *„Eine berechtigte Forderung gegenüber einer fremden Person durchsetzen."*

1. Situation: Stellen Sie sich vor, sie haben ein(en) Kleid/Anzug gekauft und zuhause sehen Sie, daß ein Fleck darauf ist. Am nächsten Tag gehen Sie in das Geschäft zurück und wollen das Kleidungsstück umtauschen. Der Verkäufer versucht, Sie zweimal abzuwimmeln und jedes Mal bestehen Sie auf Ihrer Forderung nach Umtausch.
2. Zeit/Ort: Freitagnachmittag in einem Textilgeschäft in Haar.
3. Übungspartner: Ein(e) Verkäufer/Verkäuferin
4. Eigenes Verhalten: Sie gehen in das Geschäft und sagen etwa: „Ich habe gestern dieses Kleid/Anzug bei Ihnen gekauft und erst zuhause gesehen, daß ein Fleck darauf ist. Bitte tauschen Sie es mir um".
   Sie gehen nicht auf Bedenken oder Vorwürfe des Verkäufers ein und diskutieren nicht mit ihm. Sie wiederholen immer wieder Ihre Forderung nach Umtausch, gegebenenfalls auch im selben Wortlaut: „Ich will nicht weiter mit Ihnen diskutieren, bitte tauschen Sie das Kleid um, ich habe Anspruch auf einwandfreie Ware".
5. Partnerverhalten: Der/die Verkäufer(in) zweifelt zunächst daran, ob Sie das Kleid/Anzug auch wirklich in diesem Geschäft gekauft haben. Sie/Er meint dann, daß sie nur einwandfreie Ware verkaufen würden und der Fleck erst nach dem Verkauf auf das Kleid gekommen wäre. Erst dann erklärt er/sie Bereitschaft zum Umtausch der Ware. (Anm.: Verhalten und Redewendungen des Rollenspielpartners sind genau festgelegt.)
6. Eigene Verhaltensziele: Sie unterstreichen Ihre Forderung durch Ihre Gestik und bleiben energisch. Sie achten darauf, daß Ihre Stimme klar und bestimmt klingt und Sie häufig die Wörter „Ich will" ... „Ich bestehe darauf ..." verwenden. Lassen Sie sich nicht von Ihrer Forderung abbringen.
7. Erlaubte Hilfestellung (Übungsleiter): „Bestehen Sie auf Ihrer Forderung nach Umtausch."
8. Hilfsmittel: Ein präpariertes Kleidungsstück; ein Verkaufstisch.

Zur Auswertung werden die Videosequenzen der Prä- und Posttestung paarweise in Zufallsfolge (prä vs. post) aneinandergereiht und Ratern zur Beurteilung dargeboten. Die Rater sind bei uns Diplompsychologen mit Erfahrung in Kompetenztraining bei chronisch schizophrenen Patienten. Ein Vorteil ist, daß die Rater an der Untersuchung nicht unmittelbar beteiligt sind und damit Blindbedingungen hergestellt werden können. Die Ratings erfolgen bei uns auf einer Prozentskala nach folgenden Kriterien:

– adäquater Sprachinhalt
– passendes Ausdrucksverhalten (Mimik und Gestik)
– Globalbeurteilung der sozialen Kompetenz.

In einer ersten Untersuchung (Hubmann et al. 1989) erwies sich ein dreistündiges Rater-Training als ausreichend, um eine befriedigende Interrater-Reliabilität herzustellen. Die Reliabilitäten bewegten sich zwischen r = 0.58 und r = 0.90 (alle p < 0.01), wobei Ausdrucksverhalten durchschnittlich weniger reliabel eingeschätzt werden konnte als die Globalbeurteilung der sozialen Kompetenzen (r = 0.75 bis r = 0.90). Vergleichbare Interrater-Reliabilitäten (r = 0.82 bis r = 0.90) wurden in einer weiteren Therapievergleichsstudie mit 39 chronisch schizophrenen Patienten erzielt (Hubmann et al. 1989).

Ergebnisse einer Therapieevaluation

Der Video-Rollenspiel-Test wurde als Kontrollmittel für Veränderungen auf der Verhaltensebene nach einem viermonatigen sozialen Verhaltenstraining bei 21 chronisch schizophrenen Patienten eingesetzt (Hubmann et al. 1989). Die 12 Patienten der Experimentalgruppe erhielten das 24stündige Training zusätzlich zum verhaltenstherapeutischen Standardprogramm, die 9 Patienten der Kontrollgruppe nur das Standardprogramm. Die Gruppenzuteilung erfolgte zufällig, beide Gruppen hatten vergleichbare Ausgangsbedingungen.

Es wurde untersucht, wieviele Patienten sich in den sechs abhängigen Variablen (Sprachinhalt, Ausdrucksverhalten, soziale Kompetenz jeweils in zwei Standardsituationen) im Vergleich zur Prätestung verbessert oder verschlechtert haben (dichotomisierte Ratings). Abbildung 1 zeigt die Veränderungen auf der Verhaltensebene mit einer signifikanten Differenz zugunsten der Experimentalgruppe. Unter Blindbedingungen wurden 10 von 12 Patienten (83%) der Experimentalgruppe in der komplexeren Anforderungssituation (ein dreiminütiges Gespräch führen) sowie 9 von 12 Patienten (75%) bei der Durchsetzung einer Forderung als sozial kompetenter gegenüber der Prätestung beur-

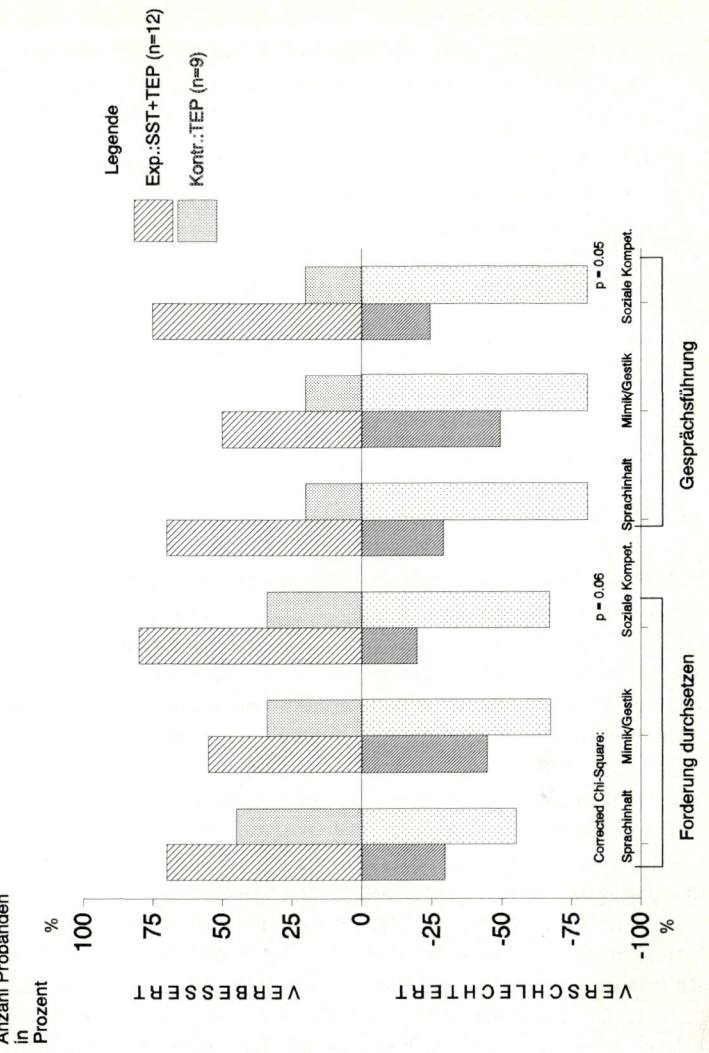

Abb. 1. Soziale Kompetenz (Video-Rating)
Anzahl der Patienten der Experimental- und Kontrollgruppe mit Veränderungen im Prä-Post-Vergleich (Prozentangaben)

teil. In der Kontrollgruppe war die Situation nahezu umgekehrt und es resultiert ein statistisch signifikanter Gruppenunterschied bei der Globaleinschätzung der sozialen Kompetenz in der Gesprächsführung und ein Trend bei der Durchsetzung eigener Forderungen.

Diskussion

Unsere Erfahrungen mit Video im sozialen Kompetenztraining bei chronisch schizophrenen Patienten sind ausgesprochen positiv und von seiten der Patienten stellen wir eine hohe Akzeptanz dieses Mediums fest. Es hat hier seinen Stellenwert (1) als Mittel zur Optimierung von Feedback und (2) als Kontrollmittel zur differenzierten Erfassung von Veränderungen auf der Verhaltensebene. In der Literatur wird kontrovers diskutiert (Hersen et al. 1977; Bellack et al. 1978; Piccinin et al. 1985), ob und unter welchen Umständen der Rollenspieltest das tatsächliche Verhalten des Klienten in seinem gegebenen sozialen Umfeld widerspiegeln und vorhersagen kann (Generalisierung). Unbestritten sollte unserer Meinung nach aber sein, daß der Rollenspieltest als objektive Meßmethode andere subjektive Kontrollmittel (Fragebögen, Selbstbeurteilungsbögen, Persönlichkeitsinventare) zumindest ergänzen und einen Beitrag zur Lösung grundsätzlicherer Fragen der Psychotherapieforschung leisten kann: Welche Veränderungen (Verhaltensebene, kognitiv-emotionale Ebene) werden durch welche Arten von therapeutischen Interventionen (Therapieverfahren, Therapeutenverhalten) in welcher Phase des Therapie- bzw. Rehabilitationsprozesses bewirkt?

Literatur

Bellack AS (1986) Das Training sozialer Fertigkeiten zur Behandlung chronisch Schizophrener. In: Böker W, Brenner HD (Hrsg) *Bewältigung der Schizophrenie* Huber, Bern Stuttgart Toronto: S 121–131

Bellack AS, Hersen M, Turner SM (1978) Role-play tests for assessing social skills: Are they valid? *Behavior Therapy 9*: 448–461

Bender W, Hubmann W, Vaitl P (1988) Psychotherapie mit schizophrenen Patienten in einem psychiatrischen Krankenhaus am Beispiel des Bezirkskrankenhauses Haar. In: Forum Medizin, *3. Psychiatrie-Symposium des Psychiatrischen Krankenhauses Eichberg.* Janssen, Neuss

Brady JP (1984) Social skills training for psychiatric patients, I: concepts, methods, and clinical results. *Am J Psychiatry 141*: 333–340

Brady JP (1984) Social skills training for psychiatric patients, II: clinical outcome studies. *Am J Psychiatry 141*: 491–498

Goldstein AP (1978) *Strukturierte Lerntherapie.* Urban & Schwarzenberg, München

Hersen M, Eisler RM, Miller PM (1977) Entwicklung von selbstsicheren Verhaltensweisen: Betrachtung der klinischen Praxis, der Meßtechniken und experimenteller Untersuchungen. In: Petermann F, Schmook C (Hrsg) *Grundlagentexte der Klinischen Psychologie,* Bd. 2. Huber, Bern Stuttgart Wien

Hinsch R, Pfingsten U (1983) *Gruppentraining sozialer Kompetenzen.* Urban & Schwarzenberg, München

Hogarty GE (1984) Depot neuroleptics: the relevance of psychosocial factors – United States perspective. *J Clin Psychiatry 45*: 36–42

Hubmann W, Bender W, Vaitl P, Steinbacher I, Scholz L (1989) Stationäre Rehabilitation chronisch schizophrener Patienten mit einem verhaltenstherapeutischen Münzverstärkerprogramm. *Psychiatr Praxis 16:* 36–42

Hubmann W, John K, Mohr F, Kreuzer S, Bender W (im Druck). Soziales Verhaltenstraining mit chronisch schizophrenen Patienten. In: Schüttler R (Hrsg) *Kognitive Therapieverfahren bei Schizophrenien.* Zuckschwerdt, München

Hubmann W, Pior R, Mohr F, Rid K (1989) *„Spezifische" vs. „unspezifische" Trainingsprogramme bei schizophrenen Störungen – erste Ergebnisse* (unveröffentl. Manuskript, Vortrag auf der 31. Tagung experimentell arbeitender Psychologen in Bamberg)

Liberman RP (1982) Assessment of social skills. *Schizophrenia Bulletin 8*: 62–83

Liberman RP, Jacobs HE, Boone SE, Foy DW, Donahoe CP, Falloon IR, Blackwell G, Wallace CJ (1986) Fertigkeitentraining zur Anpassung Schizophrener an die Gemeinschaft. In: Böker W, Brenner HD (Hrsg) *Bewältigung der Schizophrenie* Huber, Bern Stuttgart Toronto, S 96–112

Meichenbaum D, Cameron R (1973) Training schizophrenics to talk to themselves: a means of developing attentional controls. *Behav Therapy*

Piccinin S, McCarrey M, Chislett L (1985) Assertion training outcome and generalization effects under didactic vs. facilitative training conditions. *J Clin Psychology 41*: 753–762

Spencer PG, Gillespie CR, Ekisa EG (1983) A controlled comparison of the effects of social skills training and remedial drama on the conversational skills of chronic schizophrenic inpatients. *Br J Psychiatry 143*: 165–172

Vaitl P, Bender W, Hubmann W, Krug M, Oberecker L (1987) Rehabilitation chronisch schizophrener Patienten in Dauerwohngemeinschaften. *Nervenarzt 58*: 116–120

Wallace ChJ, Liberman RP (1985) Social skills training for patients with schizophrenia: a controlled clinical trial. *Psychiatry Research 15*: 239–247

Wallace ChJ, Nelson CJ, Liberman RP, Aitchison RA, Lukoff D, Elder JP, Ferris C (1980) A review and critique of social skills training with schizophrenic patients. *Schizophrenia Bulletin 6*: 42–63

Videoanwendung bei Verhaltensauffälligkeiten im Kindes- und Jugendalter – Was bewirkt Focused Videofeedback?

G. Lehmkuhl und G. Seeger

Einleitung

Auf den positiven Effekt des Videofeedbacks in der Behandlung von Kindern und Jugendlichen mit Verhaltensauffälligkeiten weist bereits Bahnson (1969) hin. Ausgehend von einem theoretischen Konzept, das die verschiedenen Entwicklungsstufen der Selbstwahrnehmung berücksichtigt, differenziert er die möglichen altersabhängigen Reaktionen auf die Videokonfrontation. Junge Kinder sind häufig entzückt, ihr eigenes Bild im Fernsehen betrachten zu können, dabei ganz von ihrer äußeren Erscheinung fasziniert. Ältere Kinder achten vermehrt darauf, wie sie auf andere wirken, wobei sie der körperlichen Attraktivität eine größere Bedeutung zumessen als inhaltlichen Aspekten und Interaktionsphänomenen. Bei Adoleszenten kommt dem interpersonalen Vergleich und Austausch ein entscheidender Stellenwert zu, wobei bewußte Selbst-Konzeptanteile verstärkt werden, auch im Sinne eines Abwehrverhaltens gegenüber unbewußten Konflikten. Bahnson (1969) faßt seine sowohl aus theoretischen Überlegungen als auch aus kasuistischen Erfahrungen abgeleiteten Schlußfolgerungen dahingehend zusammen, daß der Effekt einer Videokonfrontation weitgehend vom Entwicklungsstand des Patienten sowie seiner Ich-Stärke abhängt. Die gezeigten Videoaufnahmen können deshalb einerseits zu einer nur geringen und ungenügenden Integration der wahrgenommenen Selbst- und Körperaspekte in die Persönlichkeit führen, andererseits aber auch zu einer therapeutisch wirksamen Einsicht in zentrale Aspekte des eigenen Erlebens und Verhaltens beitragen und damit zu einer Ich-Stärkung. Bahnsons theoretische Überlegungen und erste kasuistische Beiträge regen dazu an, die zugrundeliegenden Wirkungsweisen der Videokonfrontation weiter zu untersuchen, um eine systematische Anwendung zu erleichtern und Kriterien zu erhalten, bei denen der Video-Einsatz möglichst effektiv erscheint.

Effekte des Videofeedbacks

Heilveil (1984) stellt fest, daß das im Videofeedback präsentierte Bild nur schwer in Frage zu stellen sei: „Es ist ein unzweifelbar gültiges Spiegelbild – lautere unübersehbare Realität; und gerade diese Objektivität macht es möglich, zwischen Selbstwahrnehmung und Wahrgenommenwerden durch die objektive Welt eine gewisse emotionale Distanz zu wahren." Daß sich diese therapeutisch angestrebten Einstellungs- und Verhaltensänderungen mit dem Video erreichen lassen, konnte in empirischen Untersuchungen nachgewiesen werden (Bailey u. Sowder 1970). Eine Studie von Moore et al. (1965) belegt, daß sich psychiatrische Patienten nach einem Videofeedback signifikant besser einschätzen als eine Kontrollgruppe. Griffiths u. Hinkson (1973) fanden, daß es bei Patienten zu einer Besserung des sozialen Wertgefühls kommt, wenn sie sich in der audiovisuellen Selbstkonfrontation erleben. Dieser Effekt hielt jedoch ebenso wie das veränderte soziale Wertgefühl und die Attraktivität des eigenen Äußeren nur kurzfristig über zwei Wochen an, so daß sich die Frage nach der Dauer und Stabilität der erzielten Veränderungen ergibt.

Hartwich u. Lehmkuhl (1979) führten bei schizophrenen Patienten im Stadium der beginnenden Remission eine audiovisuelle Selbstkonfrontation durch und erzielten dadurch eine zunehmende Ich-Stärke. Ihrer Meinung nach ist es sinnvoll, das Verfahren in einen rehabilitativen Therapieplan zu integrieren. Die Untersuchung ähnlicher Fragestellungen führte auch für das Kindes- und Jugendalter zu neuen therapeutischen Ansätzen und Möglichkeiten. Übereinstimmung besteht in der Literatur darüber, daß Videofeedback hilfreich ist bei impulsiven, hyperaktiven Kindern, bei solchen mit sozial unsicherem Verhalten, einer mangelnden Realitätskontrolle und einem geringen Selbstwertgefühl (Bahnson 1969; Morse 1978; Lehmkuhl u. Eisert 1983). Obwohl es nach Heilveil (1984) wichtig wäre, den therapeutischen Effekt von Videofeedback an Kindern unterschiedlicher Entwicklungsstufen zu kennen, lassen die überwiegend kasuistischen Mitteilungen hierüber nur eine grobe Beurteilung zu: Morse (1978) und Heilveil (1984) gehen davon aus, daß Kinder, die in ihrer Wahrnehmung und kognitiven Struktur noch überwiegend egozentrisch sind, von Videofeedback weniger profitieren als Kinder auf einer späteren Entwicklungsstufe. Kinder einer höheren Entwicklungsstufe verbessern nach Videofeedback ihre interpersonalen Fähigkeiten gegenüber Kindern mit einem niedrigeren Entwicklungsniveau. Heilveil (1984) hat die Erfahrung gemacht, „daß auch Kinder – im Sinne Piagets – niedriger Entwicklungsstufen mit Videofeedback lernen, erwünschte von unerwünschten Aspekten ihres Verhaltens zu unterscheiden und ihr Verhalten sicherer als das eine oder andere zu etikettieren; und das ist – langfristig gesehen – ein erster Schritt in Richtung auf Verhaltensänderung und Einsicht. Bei Kindern, die zumindest über eine geringfügige Dezentrierungsfähigkeit verfügen, kann Videofeedback die Empfänglichkeit für die Perspektive eines anderen erhöhen. „Und ich habe die weitere Erfahrung gemacht, daß der Sekundärgewinn, den sie aus dem Gefilmtwerden und dem Betrachten von Bildern beziehen, den Kindern ein so starkes Gefühl (oraler) Zuwendung verschafft, daß sich ihr Widerstand dem therapeutischen Prozeß gegenüber verringert" (Morse 1978). Hieraus läßt sich ableiten, daß die altersspezifischen Möglichkeiten der Kinder und Jugendlichen bei den verfolgten Zielen mit der Art der Videorückmeldung berücksichtigt werden müssen. Rollenspiele, Selbstsicherheitstraining sowie das unmittelbare Verstärken von Verhaltensweisen durch den Therapeuten stellen auch bei jungen Kindern wichtige Techniken dar, während die Selbstkonfrontation mit dem Ziel, eine realistische Selbstwahrnehmung zu erreichen und Diskrepanzen zwischen dem aktuellen und gewünschten Verhalten zu erkennen, erst im Jugendlichenalter erfolgversprechend erscheint (Gebhardt 1978; Lehmkuhl u. Eisert 1983). Der kreative Umgang, der in der videounterstützten Therapie mit Kindern notwendig ist, läßt sich an einem Beispiel von Ellgring (1981) über eine positive Verstärkung durch Videofeedback demonstrieren. Er spielte einem Jungen mit Schreibstörungen Situationen vor, in denen der Patient seine Schwierigkeiten relativ gut bewältigen und dadurch die Erfahrung machen konnte, seine Symptome besser zu kontrollieren. Nach diesem ermutigenden Schritt war es ihm möglich, auch weitere Konfliktbereiche und Probleme in der Therapie zu bearbeiten.

In einer Übersichtsarbeit überprüfte Gagliano (1988) die Effizienz des Videos bei der Informationsvermittlung für Patienten. Die Auswertung von 25 empirischen Arbeiten zeigt, daß durch ein entsprechendes Videoprogramm ein kurzfristiger Wissenszuwachs deutlich besser erreicht wird als mit den herkömmlichen Methoden. Andererseits ergibt sich kein Vorteil des Videos

Tabelle 1. Diagnostische und therapeutische Bereiche der Videoanwendung bei Kindern und Jugendlichen

Anwendungsbereich	Diagnostik	Therapie
Individuelle Ebene	– Deskriptive und interpretative Analyse der psychiatrischen Exploration – Externe Verlaufsbeurteilung psychopathologischer Phänomene – Beobachtung von auslösenden Faktoren für Verhaltensänderungen unter kontrollierten Bedingungen	Audiovisuelle Selbstkonfrontation mit – Verstärkter Selbstbeobachtung und Selbstbewertung – Selbstkontrolle Unmittelbare positive Verstärkung – Verhaltensformungsprozeß (Shaping) – Self-Modeling – Bildschirm-Modell
Interaktionsebene	– Beurteilung der Therapeut-Patient-Interaktion – Interaktion und Merkmale von Familiengesprächen – Deskriptive und interpretative Analyse von Gruppensituationen	Audiovisuelle Konfrontation im Rahmen von – Selbstsicherheitstraining – Familiengesprächen (z.B. Cross-Confrontation) – Gruppentherapien – Spielgruppen – Elterntraining

gegenüber anderen Verfahren, wenn die längerfristige Wirkung und die Compliance betrachtet werden. Untersuchungen bei Kindern verdeutlichen, daß im Vorschul- und Grundschulalter Videodemonstrationen anderen Materialien überlegen sind, wobei vor allem das „Modeling" einen starken Effekt besitzt. Nach Gagliano (1988) scheinen Kinder „ideale Kandidaten für Videolernprogramme zu sein." Unklar bleibt jedoch, welche Elemente und Vorgehensweisen für welche Altersgruppen am angemessensten und wirkungsvollsten sind.

Vergleichbare Feststellungen lassen sich auch für das Videofeedback treffen: trotz einer Vielzahl von Einzelbeispielen und mehr oder weniger gut kontrollierten Studien, in denen das Video überwiegend im verhaltenstherapeutischen Bereich eingesetzt wurde, lassen sich eindeutige Kriterien für die Indikation und die Art der Durchführung nicht aufstellen (Alger 1969; Berger 1970, 1971; Cline 1972; Danet 1968; Lautch 1970; Moore et al. 1965; Renfort 1974; Stein u. Bryan 1972). Sanborn et al. (1975) betrachten die Videokonfrontation als eine ergänzende Technik in der Einzel-, Gruppen-, Paar- und Familientherapie. Die Videoaufnahme trägt hierbei vor allem zu einer objektiven Erfassung der Ereignisse bei und erlaubt Vergleiche verschiedener Therapiesitzungen und verstärkt eine kognitive Umstrukturierung. Nach Steiner u. Heim (1979) liegen die entscheidenden Vorteile der Videotechnik für den psychotherapeutischen Gebrauch in der unmittelbaren und direkten Aussage, der Möglichkeit einer beliebig häufigen Wiederholung (Replay) und der unverfälschten neutralen Wiedergabe.

Die in Tabelle 1 zusammengefaßten Bereiche der diagnostischen und therapeutischen Videoanwendung verdeutlichen, daß es eine eigene „Videotherapie" nicht gibt, sondern eine Anwendung des Videofeedbacks in unterschiedlichen Settings und Durchführungsmöglichkeiten.

Entwicklung von Hypothesen zur Anwendung des Videofeedbacks

Wenn dem Videofeedback eine starke therapeutische Wirkung zukommt und der therapeutischen Anwendung nur „durch den Erfindungsreichtum und die Phantasie seiner Benutzer Grenzen gesetzt sind" (Heilveil 1984), dann stellt sich die Frage, warum gerade bei einem bestimmten Kind oder Jugendlichen, einer Familie oder Gruppe das Videofeedback eingeführt werden soll oder nicht. Aufgrund eigener langjähriger Erfahrungen mit dem Video mußten wir feststellen, daß weder eine bestimmte Verhaltensauffälligkeit, Familien- oder Persönlichkeitsstruktur noch andere Variablen ausreichende Indikatoren für die Einbeziehung des Videos darstellen. Aus diesem Grund steht daher am Anfang unserer Arbeit mit dem Video die Frage nach Hypothesen, warum das Videofeedback in dieser bestimmten Situation wirkungsvoll eingesetzt werden kann oder nicht. Diese speziellen Hypothesen helfen, daß Videoaufnahmen weder als Routinemethode ohne besondere Zielsetzung noch als „letzter Versuch" benutzt werden. Die Frage bei der Einführung des Videos in die Therapie sollte unserer Meinung nach lauten: Warum ist in diesem Fall für den weiteren Therapieprozeß die Einbeziehung des Videos von besonderer Bedeutung? In einem nächsten Schritt überlegen wir, in welchem Kontext die Videoaufnahme durchgeführt wird und in welcher Art das Videofeedback günstig erscheint. Wenn es darauf ankommt, daß ein Kind im Grundschulalter ein bestimmtes Verhalten, z. B. während der Hausaufgabensituation, bewußt wahrnehmen soll, dann würde sich ein Videofeedback anbieten, das sowohl auffällige als auch geglückte Verhaltenssequenzen von dieser für das Kind belastenden Handlung beinhaltet. Der Therapeut wird mit ihm die einzelnen Elemente anschließend durchsprechen und im Kind den Prozeß der Selbstbeobachtung verstärken, um eine bessere Selbstkontrolle und damit eine Änderung des Verhaltens zu erreichen. Möglich wäre in einem solchen Beispiel auch, daß das Kind die gewünschten Verhaltensweisen selbst darstellt und auf sie in einem Self-modeling-Prozeß noch einmal am Video eingegangen wird oder daß an einem anderen Kind (Bildschirmmodell) das zu erreichende Verhalten und die sich hieraus ergebenden Konsequenzen nachvollzogen werden können (Tabelle 1).

Unserer Erfahrung nach erweist sich das Videofeedback als wirksamer, wenn die Anwendungsziele im voraus genau entwickelt und die sich hieraus ergebenden Konsequenzen für die technische Durchführung geplant werden. Wie läßt sich nun aber feststellen, ob das Videofeedback für ein Kind, einen Jugendlichen, eine Gruppe oder Familie eine sinnvolle Ergänzung des bisherigen Therapiesettings darstellt und in seiner spezifischen Wirkung verstanden und aufgegriffen werden kann?

Die „Probeaufnahme"

Der wichtigste Hinweis, ob ein Patient, eine Gruppe oder Familie mit der Videotechnik zurecht kommt, gibt uns eine „Probeaufnahme", die jedoch schon mit spezifischen Hypothesen durchgeführt werden sollte. Hierbei zeichnen wir die Reaktion der Betroffenen während des Videofeedbacks ebenfalls mit auf und die Beurteilung und Auswertung dieser Aufzeichnungen sagt am meisten darüber aus, ob Videoaufnahmen im weiteren Verlauf der Behandlung sinnvoll und effektiv sind. Können die Betrachter auf ihr eigenes Bild eingehen, sind sie hierdurch „affizierbar", werden heftige, stark belastende Reaktionen und Abwehrverhalten hervorgerufen, entsteht eine Neugier, auf diesem Wege mehr über sich zu erfahren – diese Fragen lassen sich im gemeinsamen Ansehen und Besprechen der Videoaufnahme sowie deren Aufzeichnung auch mit jüngeren Kindern klären und entwickeln. Läßt sich hieraus ableiten, daß eine Familie bzw. ein Kind oder Jugendlicher mit dem Video bzw. mit dem Videofeedback eine Rückmeldung erhalten kann, die für den weiteren Behandlungsverlauf hilfreich ist, dann versuchen wir, bestimmte Situationen systematisch zu erfassen und einzubeziehen. Da es nicht um „Überraschungseffekte" geht, wird der Videoeinsatz mit den Beteiligten vorbereitet, wobei der Therapeut die Art der Rückmeldung entsprechend den angestrebten Zielen durchführt. Diese Form der Videokonfrontation verlangt eine gründliche Vorbereitung und folgt keinem starren Schema, sondern fügt sich ergän-

zend in einen bereits bestehenden individuellen „Therapieplan"
ein, wobei sowohl in einem einzel-, gruppen- und familienthera-
peutischen Setting kognitive, emotionale und interaktionelle
Aspekte durch das Video gezielt verändert werden können.

Videofeedback in der Einzeltherapie

An einigen Beispielen soll verdeutlicht werden, wie Videofeedback in die Behandlung von verhaltensauffälligen Kindern und
Jugendlichen eingebaut werden kann. Die von Heilveil (1984)
beschriebene „Standard-feedback-Technik", in der man den Kindern einen Teil der Sitzung vorspielt, um das Gespräch zu zen-
trieren, verwenden wir nur selten. Es erscheint uns wirkungsvol-
ler, vor allem das Umfeld und den sozialen Kontext des Kindes
soweit möglich mit einzubeziehen, in dem diese Schwierigkeiten
auftreten, z. B. in einer Schul- oder Spielsituation, einer bestimmten angstauslösenden Umgebung oder einer belastenden Aufgabe, der sich das Kind gegenübersieht. Wird eine solche Einstellung zum Fokus gemacht, dann setzt dies eine spezielle
Aufnahmetechnik voraus. So gingen wir vermehrt dazu über, mit
einer tragbaren Kamera zu arbeiten, die ein bestimmtes Verhalten dort aufnimmt, wo es direkt beobachtbar und erfaßbar ist und
nicht in einem speziell für die Videotechnik vorgesehenen Raum.
Die z. T. schlechtere Qualität wird durch die Unmittelbarkeit und
die konkrete Problematik wiedergebende Aufnahme mehr als
ausgeglichen. Kinder und Jugendliche greifen diese sie direkt betreffenden und individuell abgestimmten Situationen viel bereit-
williger auf als „Studioaufnahmen", können sich hiermit besser
identifizieren und auseinandersetzen. Bei der Durchführung und
Anwendung des Videos folgen wir dabei folgenden Kriterien:

- Die Kinder wissen, daß sie aufgenommen werden und daß sie
  sich anschließend diese Videoaufnahme anschauen können
  (Wilmer 1967; Stoller 1969; Alger 1969; Berger 1971).
- Das Videofeedback wird in unmittelbarer Nähe zur Aufnah-
  mesituation durchgeführt, um die Motivation und das Interesse
  zu verstärken. Die Szene ist darüber hinaus noch in besserer

Erinnerung und läßt sich mit dem Kind leichter nachvollziehen und durcharbeiten (Moore et al. 1965; Goldfield u. Levy 1968; Stoller 1969; Resnikoff 1970).

– Bei der Länge des Videofeedbacks wird darauf geachtet, möglichst prägnante und kurze Sequenzen auszuwählen (Moore et al. 1965; Alger u. Hogan 1969; Alger 1969). Das Dargebotene soll nicht langweilen, sondern die Betroffenen dazu motivieren, sich mit einem bestimmten Aspekt ihres Verhaltens bzw. ihrer Erscheinung zu beschäftigen. Dies gelingt besser, wenn möglichst nur relevantes Material in großer zeitlicher Nähe zum Ereignis gezeigt wird.

Die Indikation ist immer dann gegeben, wenn mit Hilfe des Videofeedbacks ein spezifisches Verhalten bzw. eine umschriebene Situation aufgegriffen und bearbeitet werden kann.

Ein $8\frac{1}{2}$jähriger hyperaktiver Junge mit sozial auffälligem Verhalten wurde während einer Spielsituation mit anderen Kindern im Freien aufgenommen. Anschließend betrachtete der sich sonst immer in Bewegung befindende Junge die Videoaufnahme mit großer Faszination und Ruhe. Zunächst war er mit seinem Äußeren beschäftigt, jedoch konnte er auch seine übergroße motorische Unruhe und die geringe Spielinteraktion mit anderen Kindern feststellen. Dies war ein erster Schritt, ihm einen Zugang zu seinem Verhalten zu ermöglichen. Ausgehend von der Erfahrung, daß er mit der Videoaufnahme etwas anfangen konnte, er sich vermehrt mit eigenen Verhaltensanteilen beschäftigte, wurde nun das Video systematisch eingesetzt. Bereiche wie Hausaufgaben- und Gruppensituation, z.T. mit Rollenspielen, wurden gezielt angewandt, um jeweils bestimmte Aspekte mit der Videokonfrontation aufgreifen zu können.

Lehmkuhl u. Eisert (1983) beschreiben ein Beispiel aus einem multimodalen Behandlungsprogramm für hyperaktive Kinder, das besonders geeignet ist zu verdeutlichen, wie Videoaufzeichnungen helfen können, einen therapeutischen Zusammenhang, Bereitschaft und Notwendigkeit zur Verhaltensänderung herzustellen. Die Eltern befinden sich, angesichts der Schwierigkeiten in der Interaktion mit ihrem Kind, dem Druck seitens der Schule und ihrer wahrgenommenen Inkompetenz, mit den Problemen allein fertig zu werden, in einer für sie sehr aversiven und belastenden Situation. Auf keinen Fall darf daher durch die Videokonfrontation das wiederholt werden, was bereits die Mutter-Kind-Interaktion überwiegend auszeichnet: ein sich gegenseitiges Unterdrucksetzen. Ausgehend von einem überschaubaren Verhaltenssegment, erlaubt die Videoaufnahme etwa einer Hausaufgabensituation den Beteiligten, ihr Verhalten in seinen Konsequenzen zu sehen, mitzuteilen, was man dabei gedacht hat, was man dabei erlebt hat und wie es am besten zu verändern ist. Der psychotherapeutische Wert eines solchen Vorgehens wird dadurch verstärkt, daß sich die Eltern bzw. Erziehungspersonen selber im Umgang mit den Kindern erleben können und „somit das Gefühl bekommen, daß sie bei der Behandlung des Kindes selbst mit an dem therapeutischen Prozeß aktiv beteiligt sind" (Lorenz 1980). Nach Heilveil (1984) wurde bisher nicht versucht, die Videokonfrontation mit autistischen Kindern durchzuführen. Bernard-Opitz et al. (1989) berichten über systematisch eingesetzte Computerprogramme, mit denen ein Kommunikationstraining möglich ist, mit dem Ergebnis eines zunehmenden Neugierverhaltens, einer verbesserten Aufmerksamkeit und eines besseren Sozialverhaltens. Wir machten eine ähnliche Erfahrung mit dem Videofeedback bei einem 15jährigen autistischen Jungen, der wegen seines ritualisierten zwanghaften Verhaltens mit geringer Kommunikationsfähigkeit stationär in der Klinik aufgenommen wurde. Die ersten Videoaufnahmen fanden in seinem Zimmer statt; er betrachtete sich aufmerksam auf dem Fernsehschirm und kommentierte seine Ängste, die für ihn auf diesem Wege sichtbar wurden. Dem Video schrieb er eine starke magische Fähigkeit und Wirkung zu, die therapeutisch genutzt werden konnte. So war es ihm möglich, seine zwanghaften Rituale zu überwinden, wenn er bei diesen Handlungen gefilmt wurde. Konnte er dann diese Situationen ohne Zwänge bewältigen, z. B. in den PKW einsteigen, ein für ihn beängstigendes Zimmer betreten, dann blieb diese Fähigkeit auch ohne weitere Videoverstärkung bestehen.

Die Funktion des „self-modeling" übernahm die Videokonfrontation für eine 16,2jährige Patientin, die wegen eines generalisierten schweren Tics stationär aufgenommen wurde. Die

Patientin litt seit fast 9 Jahren unter Zuckungen im Gesicht, Hals- und Schulterbereich sowie der Arme und Beine. Eine neuroleptische Behandlung hatte zu keinem Erfolg geführt. Bei der Aufnahme wirkte die Patientin ängstlich und zurückhaltend, und es wurde ein Video aufgcnommen unter einer für die Patientin belastenden Situation, in der Serien von generalisierten Tics auftraten. Daneben gab es längere Zeiträume, in denen sie nahezu symptomfrei war. Wir konfrontierten die Patientin mit Aufnahmen, in denen nur wenige Tics zu sehen waren und solchen mit massiven Zuckungen. Dadurch war es möglich, belastende Auslösungssituationen zu besprechen und gemeinsam eine genaue Analyse der Tics vorzunehmen. Die Patientin konnte aber auch erleben, wie unterschiedlich stark die Tics ausgeprägt waren und daß die Möglichkeit bestand, ihr Auftreten zu beeinflussen. Dieser kognitive Rahmen stellte nur einen Teil des Therapieprogramms dar, erwies sich jedoch als sehr effektiv.

Eine vergleichbar deutlich sichtbare Symptomatik stellt die Abmagerung bei der Anorexia nervosa dar. Vandereycken et al. (1987) berichten über eine körperorientierte Therapie der Magersucht. Sie führen hierbei eine Videoaufnahme bei Therapiebeginn durch, wobei sie anschließend die Patientin ermutigen, ihre Reaktionen auf die Videokonfrontation zu verbalisieren. Die einzelnen Behandlungssitzungen werden mit Video aufgenommen und hierfür jeweils spezifische Therapieziele überlegt und anschließend in der Gruppe von magersüchtigen Patienten gemeinsam besprochen. Unsere Erfahrungen zeigen jedoch auch, daß bei Anorexia nervosa-Patienten mit ausgeprägten Körperschemastörungen die Videokonfrontation eine starke Belastung darstellen kann. Insbesondere die durch eine Gewichtszunahme verursachte Veränderung des Körpers, die im Video deutlich wurde, führte bei einer Patientin zu einem noch zwanghafteren Eßverhalten und Gewichtskontrolle. Andererseits erlebten mehrere Jugendliche den Vergleich wiederholter Aufnahmen während der stationären Behandlung als eine große Hilfe, sich mit ihrem Körperbild auseinanderzusetzen und es dadurch anders erleben zu können.

Videofeedback in der Familienberatung und -therapie

Wahl u. Nemetschek (1984) weisen darauf hin, daß Videoaufnahmen in der Familientherapie und Familienforschung vielfach nur als Dokumentationshilfe genutzt werden, obwohl sie „als ein aktivierendes Medium zur Erkenntnis und Selbsterkenntnis" eingesetzt werden könnten. Die Autoren betonen, daß das aktuelle Verhalten und die Komplexität der Kommunikation, besonders der nonverbalen, Brennpunkte des therapeutischen Interesses darstellen, die mit Video-Selbstkonfrontation für die Patienten herausgearbeitet werden können. Konfrontation sei besonders dann sehr wertvoll, wenn es darum geht, das Selbst in einem System der Beziehungen zu begreifen (Rubinstein 1980). Die von Wahl u. Nemetschek (1984) beschriebenen methodischen Variationen, denen eine erkenntnisfördernde Funktion und eine therapeutische Wirksamkeit beigemessen wird, umfassen die wiederholte Aufnahme von Alltagssituationen in den Familien, Rollenspiele, das Filmen von Modellfamilien, sehr lange, mehrstündige Aufnahmen des Familienalltags, um durch den Gewöhnungs- und Ermüdungseffekt normales Verhalten zu dokumentieren sowie das Aufzeichnen der Reaktion auf das Videofeedback.

Paul (1977) führt das Videofeedback in die Familientherapie wie folgt ein: „Sie bekommen ein Gefühl für die Taktiken, die jeder von Ihnen benutzt, um den anderen für sich zu gewinnen oder ihn sich vom Leibe zu halten. Der Sinn dieser ganzen Operation mit all den Bändern usw. liegt darin, daß ich interessiert bin, jeden von Ihnen zu einer Art Experte dafür zu machen, was in Ihrem Kopf vorgeht, anstatt sich den anderen zum Gegenstand zu machen." Paul zeichnet bestimmte Teile des Gespräches auf, um emotional besonders brisante Reaktionen festzuhalten und dann vorzuspielen. Anschießend stellt er die Frage: „Was meinen Sie zu diesen Leuten? Was halten Sie von ihnen?" Davon ausgehend, daß durch den Monitor das wahre, beobachtbare Selbst eingefangen wird, möchte er durch die Frage erreichen, daß sich jedes Familienmitglied mit seinem beobachtbaren Selbst auseinandersetzt. Ein weiteres Ziel besteht darin, die Interaktionen zwischen Familienmitgliedern zu erkennen und verschiedene Beziehungstypen zu differenzieren und sie durch das Videofeedback transparent zu machen.

Bei der Anwendung des Videofeedbacks in Familiengesprächen spielen wir solche Abschnitte vor, in denen die Beziehungs- und Interaktionsaspekte erkennbar sind mit einer maximalen Dauer von 20–25 min. Die Aufnahme wird von der Familie häufig lebhaft verbal und nonverbal kommentiert. Nach der Videokonfrontation wird jedes Familienmitglied aufgefordert, uns seinen Eindruck mitzuteilen, Ergänzungen anzufügen, falls seinem Erleben nach bestimmte Aspekte ungenügend oder unvollständig zum Ausdruck gekommen sind. Das Videofeedback trägt dazu bei, daß die Familienmitglieder zu einer veränderten Sicht der familiären Organisation und der Nähe-Distanz-Beziehungen gelangen können (Lehmkuhl et al. 1985).

Videofeedback in der Gruppenpsychotherapie

Noble et al. (1977) konnten nachweisen, daß das Videofeedback in Gruppen mit relativ kleinen Kindern bereits ein sehr wirksames Interventionsinstrument darstellt. Heilveil (1984) glaubt, daß Gruppentherapie mit kleinen Kindern nur effektiv sein kann, wenn sie entweder in hohem Maße strukturiert oder fast völlig unstrukturiert ist. Unsere Erfahrungen beziehen sich vor allem auf Gruppen, in denen gemeinsam Rollenspiele bzw. bestimmte Aufgaben durchgeführt und anschließend gemeinsam angeschaut und kommentiert werden. Dies geschieht zumeist im Rahmen von Kompetenztrainings sowie Gruppen mit speziellen Behandlungszielen, z. B. Veränderung aggressiven Verhaltens.

Über Erfahrungen mit der audiovisuellen Konfrontation in der Gruppentherapie mit Jugendlichen liegen ebenfalls Mitteilungen vor, in denen z. B. das Übungsverhalten der Klienten im Rollenspiel aufgenommen und mittels Videofeedback kontrolliert wurde (Feldhage 1976). Die Wirkung der Selbstkonfrontation in der Gruppenpsychotherapie liegt nach Danet (1968) in der Erfahrung des sofortigen wiederholten Erlebens der eigenen Person und in der zusätzlichen Erfahrung des Einzelnen, sehen zu können, wie andere ihn in der Gruppe wahrnehmen. Audiovisuelle

Verfahren ermöglichen einen besseren inhaltlichen Zusammenhang von Themen aufeinanderfolgender Gruppensitzungen, verstärken Selbst- und Fremdbeobachtung, mobilisieren jedoch auch Abwehrmechanismen. Gladfelter (1979) beurteilt speziell bei stationären Therapiegruppen Videoverfahren als einen wichtigen Beitrag, der nach einem anfänglichen Widerstand und Angstverstärkung zu neuen Erfahrungen führen kann. Auch Berner et al. (1971) setzten in der Gruppentherapie mit jugendlichen Strafgefangenen den Videorecorder ein und bemerkten, daß die Interpretation ohne Video mehr durch den Therapeuten, mit Video mehr durch die Gruppenmitglieder dynamisch angeregt wurden. Es gelang ihnen, kritische Durchgangsphasen des Gruppengeschehens mit dem Videoeinsatz wünschenswerten Modellvorstellungen und sozialen Interaktionen zu nähern.

Wir führten mit den Jugendlichen einer Therapiestation wöchentlich Gruppensitzungen mit Videoaufzeichnungen durch und spielten bei der nächsten Gruppensitzung ca. 10 min der vorherigen den Teilnehmern vor, wobei Szenen ausgewählt wurden, in denen das Interaktionsverhalten besondere Merkmale aufwies, die in der stattfindenden Sitzung aufgegriffen werden sollten. Zu Beginn konnte durch das Videofeedback die Motivation und das Interesse am Gruppenprozeß gefördert und aktiviert werden. Die Teilnehmer beschäftigten sich intensiv mit den Aufnahmen, Selbst- und Fremdwahrnehmung wurden angeregt. Nach mehreren Sitzungen nahm diese Aktivität deutlich ab. Auch Bandabschnitte, in denen positive Verhaltensweisen gezeigt und verstärkt wurden, konnten die Teilnehmer nicht ermutigen, persönliche Schwierigkeiten und Konflikte vermehrt in der Gruppe zu bearbeiten. Unsere Erfahrungen zeigen, daß zu Beginn einer Gruppenpsychotherapie das Videofeedback einen guten Einstieg darstellen kann, eine beginnende Kontinuität und gemeinsame Erfahrung in Gang bringt, später jedoch Abwehrverhalten und Widerstände verstärkt (Lehmkuhl et al. 1982). Ebenso wie Steiner u. Heim (1979) sahen wir die größten Effekte in der Anfangsphase, in der die audiovisuelle Selbstkonfrontation ein noch unbekanntes und ungewohntes Erlebnis darstellte. Die Veränderungen hielten auch in der Selbsteinschätzung nicht über einen längeren Zeitraum an, sondern das Verfahren überforderte die

Jugendlichen scheinbar und ließ ihnen nicht ausreichend Zeit, ihre kognitiv gewonnenen Erfahrungen auch emotional zu vertiefen.

Erfolgversprechend erscheinen Gruppentherapien, in denen ein Eltern-Trainingsprogramm angeboten wird, das auf Video-„modeling" beruht (Webster-Stratton 1982). Die mit Kontrollgruppen durchgeführten Untersuchungen verdeutlichen, daß signifikante Verhaltensänderungen ihrer Kinder von den Müttern unmittelbar nach der Behandlung festgestellt wurden. Auch wenn sich noch nach einem Jahr Effekte nachweisen ließen, so waren die Mütter mit ihrem Interaktionsverhalten weniger zufrieden als unmittelbar nach der Behandlung (Webster-Stratton et al. 1988).

Ausblick

Die dargestellten Bereiche, in denen das Videofeedback in die Therapie von Kindern und Jugendlichen sinnvoll eingesetzt werden kann, verdeutlichen die Möglichkeiten dieser Methode. Dennoch bleiben z. Zt. noch viele Fragen offen, die die direkte Anwendung und Wirkung des Videofeedbacks betreffen. Unser pragmatisches Vorgehen versucht, im Einzelfall „experimentell" zu klären, inwieweit eine bestimmte Zielvorstellung individuell wirkungsvoll angewendet werden kann. Wir achten mit großer Vorsicht darauf, wieweit das Kind, der Jugendliche bzw. die Familie belastbar ist und ob aus dem Videofeedback effektive Strategien für Verhalten und Erleben entwickelt werden können. Hierbei ist das Videofeedback in einen weiter gefaßten Behandlungsplan eingebettet und unterstützt bzw. ergänzt andere therapeutische Interventionen. Wir machten ähnlich wie Heilveil (1984) die Erfahrung, daß die Videoarbeit nicht für bestimmte Klientengruppen geeigneter erscheint als für andere. Auch bei den unterschiedlichsten Störungen ist es möglich, daß der jeweilige Patient aus der Videokonfrontation Nutzen ziehen kann, während Patienten mit ähnlichen Verhaltensschwierigkeiten nicht im gleichen Ausmaß zu erreichen sind. Bei Jugendlichen mit schweren Persönlichkeitsstörungen sowie akuten psychotischen

Erkrankungen haben wir auf Videoaufnahmen verzichtet, um ihnen das Ausmaß ihrer Ich-Störung nicht zu spiegeln und damit eine Dekompensation eher zu verstärken. Entscheidend für den Effekt des Videofeedbacks ist seine gezielte Anwendung, die von spezifischen Hypothesen ausgehen muß, was mit dem Videofeedback bei einem Patienten erreicht werden soll. Speziell beim Videoeinsatz als therapeutisches Hilfsmittel muß der Entwicklungsstand des Kindes beachtet werden, d. h. in welchem Maße und in welchen Bereichen kann es auf die Videokonfrontation eingehen. Auch wenn sich angesichts des mangelnden theoretischen Rückhalts die Notwendigkeit für ein „experimentierfreudiges Handeln im Rahmen der praktischen Arbeit" (Lutz 1976) ergibt, sollten die spezifischen Möglichkeiten der Videoaufnahme verstärkt systematisch entwickelt werden. Hierzu sollen unsere Erfahrungen anregen.

Literatur

Alger I (1969) Therapeutic use of videotape playback. J. Nerv. Ment. Dis 148: 430–436

Alger I, Hogan P (1969) Enduring effects of videotape playback experience on family and marital relationship. Am J Orthopsychiat. 39: 86–93

Bahnson CB (1969) Body and self images associated with audiovisual self-confrontation. J. Nerv. Ment. Dis 148: 262–280

Bailey K, Sowder T (1970) Audiotape and videotape self-confrontation in psychotherapy. Psychol. Bull. 74: 127–137

Berger M (ed) (1970) Videotape techniques in psychiatric education and training. Brunner & Mazel, New York

Berger M (1971) Self-confrontation through video. Am J Psychoanal 31: 48–58

Bernard-Opitz V, Roos K, Blesch G (1989) Einsatz von Computern bei autistisch behinderten Kindern. Z. Kinder-Jugendpsychiatr. 17: 125–130

Berner P, Grünberger J, Sluga W (1971) Der Videorecorder als therapeutischer Behelf. Z. Psychother Med Psychol 21: 21–27

Cline D (1972) Video tape documentation of behavioral change in children. Am J Orthopsychiatr 42: 40–47

Danet B (1968) Self-confrontation psychotherapy reviewed. Am J Psychother 22: 244–257

Ellgring H (1981) Entwicklung videounterstützter Therapie. Vortrag IAAPP, Berlin

Feldhage FJ (1976) Unterlagen zur Organisation und Durchführung eines ambulanten Breitbandprogramms zur Behandlung jugendlicher Drogenabhängiger. Max-Planck-Institut für Psychiatrie, München

Gagliano ME (1988) A literature review on the efficacy of video in patient education. J Med Educ 63: 785–792

Gebhardt R (1978) Video-Rückmeldung in der Verhaltenstherapie. In: Helmchen H, Renfordt E (Hrsg) Fernsehen in der Psychiatrie. Thieme, Stuttgart

Gladfelter J (1979) Introduction of video to a short-term therapy group. In: H. Grayson (ed) Short-term approaches to psychotherapy. Human Sciences Press, New York

Goldfield M, Levy R (1968) The use of television videotape to enhance the therapeutic value of psychodrama. Am J Psychiatr 125: 690–692

Griffith RDP, Hinkson J (1973) The effect of videotape feedback on the self-assessments of psychiatric patients. Br J Psychiatr 123: 223–224

Hartwich P, Lehmkuhl G (1979) Audiovisual self-confrontation in schizophrenia. Arch Psychiatr Nervenkr 227: 341–351

Heilveil J (1984) Video in der Psychotherapie. Urban & Schwarzenberg, München

Heim E, Steiner S (1979) Video-Technik in der Psychotherapie. Gruppenpsychother Gruppendynamik 14: 54–61

Lautch H (1970) Video-tape recording as an aid to behavior therapy. Br J Psychiatr 117: 207–208

Lehmkuhl G, Eisert HG (1983) Audiovisuelle Verfahren in der Kinder- und Jugendpsychiatrie: Diagnostische und therapeutische Möglichkeiten. Prax Kinderpsychol Kinderpsychiatr 32: 293–298

Lehmkuhl G, Bonney H, Lehmkuhl U (1985) Wie beeinflussen Videoaufnahmen die Wahrnehmung familiärer Beziehungen? Prax Kinderpsychol Kinderpsychiatr 34: 32–37

Lehmkuhl G, Schieber PM, Schmidt G (1982) Stationäre Gruppenpsychotherapie mit Jugendlichen unter Einbeziehung von Video-Konfrontation. Acta Paedopsychiatr (Basel) 48: 323–332

Lorenz S (1980) Die Videoaufnahme als diagnostisches und therapeutisches Hilfsmittel in der analytischen Kinder- und Jugendlichen-Psychotherapie. Beiträge zur analytischen Kinder- und Jugendlichen-Psychotherapie 30: 19–24

Lutz C (1976) Praxis der Gruppentherapie mit Kindern. Bonz, Stuttgart

Moore F, Chernell E, West M (1965) Television as a therapeutic tool. Arch Gen Psychiatr 12: 217–220

Morse PC (1978) The use of video replay with disturbed children. In: Berger MM (ed) Videotape techniques in psychiatric training and treatment. Brunner & Mazel, New York

Noble G, Egan P, McDowell S (1977) Changing the self-concepts of seven-year-old deprived urban children by creative drama or video feedback. Soc Beh Person 5: 55–64

Paul NL, Paul BB (1977) Puzzle einer Ehe. Klett, Stuttgart

Renfort E (1974) Audiovisuelle Methoden in der Psychiatrie. Nervenarzt 45: 505–509

Resnikoff A, Kagan N, Schauble P (1970) Acceleration of psychotherapy through stimulated videotape recall. Am J Psychother 24: 102–111

Rubinstein D (1980) Selbstkonfrontationstechniken in der Familientherapie. Partnerschaftsberatung 17: 169–180

Sanborn DE, Pyke HF, Sanborn CJ (1975) Videotape playback and psychotherapy: a review. Psychother Theory, Research and Practice 12: 179–186

Stein G, Bryan J (1972) The effect of a television model upon rule adoption behavior of children. Child Dev 43: 268–273

Steiner S, Heim E (1979) Psychotherapeutische Anwendung der Video-Technik im Rollenspiel. Gruppenpsychother Gruppendynamik 14: 62–73

Stoller F (1969) Videotape feedback in the group setting. J Nerv Ment Dis 148: 457–466

Wahl K, Nemetschek P (1984) Video in Familientherapie und Familienforschung – Chancen und Gefahren einer Methode. Familiendynamik 9: 242–254

Webster-Stratton C (1982) The long-term effects of a videotape modeling parent-training program: Comparison of immediate and 1-year follow-up results. Behav Ther Res 13: 702–714

Webster-Stratton C, Kolpacoff M, Hollinsworth T (1968) Self-administered videotape therapy for families with two cost-effective treatments and a control group. J Consult Clin Psychol 56: 558–566

Wilmer HA (1967) Practical and theoretical aspects of videotape supervision in psychiatry. J Nerv Ment Dis 145: 123–130

„Nichts ist erregender als die Wahrheit" – videounterstützte Projektgruppenarbeit schizophrener und epileptischer Patienten

G.-K. Köhler, Ch. Bonk, S. Büker-Deik und H. Willing

Ausgehend von der Erfahrung, daß sowohl schizophrene als auch epileptische Patienten mit vergleichbaren Basisstörungen (Süllwold u. Huber 1986) in videounterstützten Gruppen mit Erfolg arbeiten können, wurde im Jahre 1987 eine sog. „Projektgruppe" gebildet. Sowohl kognitive als auch psychodynamische Aspekte sollten berücksichtigt werden. Der Gruppe stellten wir die Aufgabe, das Medium Video „übend" und „gestaltend" einzusetzen.

Idee, Treatment, Drehbuch, Rollenverteilung, Aufführung, Videoaufnahme, Schnitt und Vertonung übernahmen alle Gruppenmitglieder selbst. Die Therapeuten durften nur Hilfestellung geben.

An der Projektgruppe nahmen ein Jahr lang 12 Patienten teil, davon 6 schizophrene und 6 epileptische Patienten. Die Patienten wurden stationär und/oder nachstationär ambulant behandelt.

Ohne auf die Indikation zur Teilnahme an der Projektgruppenarbeit näher einzugehen, war conditio sine qua non, daß bei allen Patienten kognitive Basissymptome vorhanden waren und detaillierte klinisch-psychopathologische, test- bzw. kognitionspsychologische sowie psychoanalytisch-interaktionelle Befunde und Verlaufsprotokolle vorlagen. Alle Patienten waren den vier Therapeuten (Psychiater, Psychologe, Videotherapeutin und Ergotherapeutin) aus der ambulanten oder stationären Therapie bekannt. Sie wurden zusätzlich psychiatrisch-psychotherapeutisch von den Gruppentherapeuten oder von anderen Mitarbeitern der Klinik behandelt.

Nach zahlreichen Vorgesprächen der Therapeuten traf sich die Arbeitsgruppe einmal wöchentlich. Sie arbeitete etwa 2 h pro Woche im Videostudio oder in anderen Räumen der Klinik. Mit

Ausnahme der eigentlichen Dreharbeiten wurden alle Sitzungen auf Tonband aufgenommen und transkribiert, so daß auch alle Therapeuten-Interventionen zu den Nachbesprechungen bzw. für die wissenschaftliche Auswertung zur Verfügung standen. Außerdem wurden zur Dokumentation Standfotos und Videoaufzeichnungen der Teilnehmer während der Arbeit angefertigt.

In der ersten Sitzung wurde der Gruppe vom Leiter eine Aufgabe gestellt. Es wurde den Gruppenteilnehmern gesagt, daß es um die „Produktion" eines „Videofilms" ginge, der von der Idee über das Treatment und das Drehbuch bis zur „Verfilmung" (der eigentlichen Videographie), vom Schnitt bis zur Vertonung von den Gruppenmitgliedern selbst hergestellt werden solle.

In den folgenden Sitzungen entschied sich die Gruppe dafür, daß im Film auf jeden Fall „Diebstahl", „Mord", „Liebelei" und „Träume" vorkommen müßten. Die Gruppenmitglieder entschlossen sich für einen „Krimi" mit dem Titel „Nichts ist erregender als die Wahrheit". Sie erarbeiteten ein Drehbuch und verteilten – unter Einbeziehung der Therapeuten – die Aufgaben: Drehbuchautor, Regisseur, Kamera, Ton, Beleuchtung, Maske, Requisiten und besetzten die Rollen. Nicht unerwartet konstituierte die Gruppe ein Filmdrama mit dem 80 Jahre alten, dominanten weiblichen Oberhaupt (Oma Helmchen), dem 46 Jahre alten Sohn Adalbert, Inhaber eines Juweliergeschäfts, laut Drehbuch „von Kindheit an von der starken Mutter unterdrückt" und „ein Mensch ohne viel Persönlichkeit", mit Constanze Goldschmidt, der 40 Jahre alten Ehefrau von Adalbert, Geliebte des schönen Herbi Kraft (laut Drehbuch „eine schöne und sensible Frau und die große Liebe Herberts", die aber nicht den Mut hat, „ihre Sicherheit aufzugeben") und mit dem 20jährigen „selbstbewußten Sohn", der „das Leben liebt und immer in finanziellen Schwierigkeiten ist". Der 45 Jahre alte schöne Herbi, Eigentümer einer kleinen Galerie, habe „nicht die Mittel, um Constanze den gewohnten Luxus zu bieten". „Man sage ihm andere Liebschaften nach". Schließlich löst ein 47 Jahre alter Kriminalkommissar mit Namen Konrad Relhök (dem rückwärts gelesenen Namen des Gruppenleiters), der als „Kommissar, starke Persönlichkeit – wie Oma Helmchen –, in jeder Beziehung ein Mann von Format" beschrieben wird, den Fall. Soweit die „story" (Abb. 1).

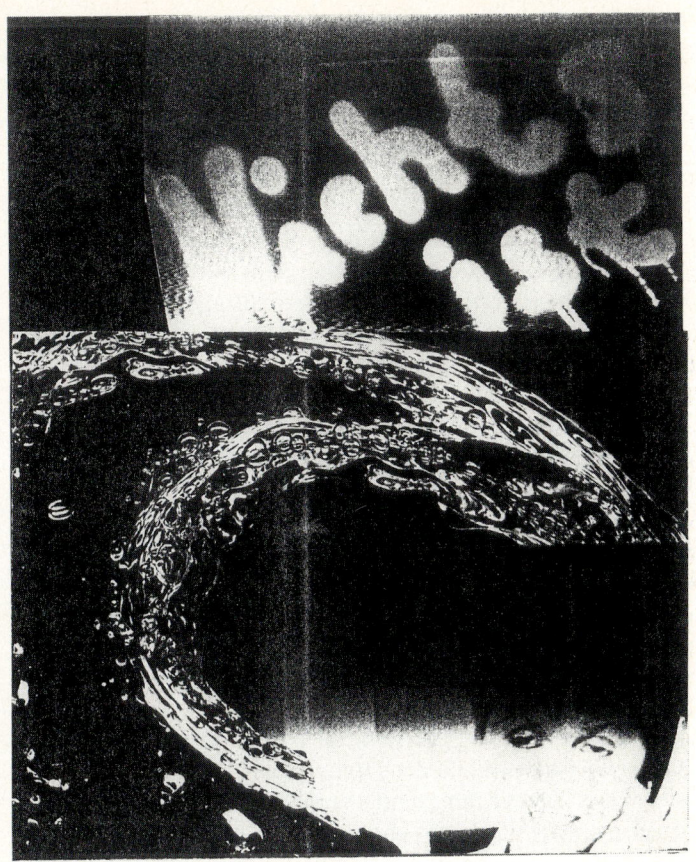

Abb. 1. Jane M. Bernhard-Köhler, 1990: „Nichts ist erregender als die Wahrheit." – Photocopy-Art-Collage zu einer videounterstützten Projektgruppenarbeit von Patienten der Psychiatrischen Klinik der Evangelischen und Johanniter Krankenanstalten Duisburg-Nord/Oberhausen GGMBH

Gegenstand unserer weiteren Untersuchungen sind die psycho-dynamischen und die kognitionspsychologischen Prozesse dieser Arbeit, z.B. der Auswahl und Besetzung der Rollen und ihrer Darsteller. Von großer kognitionstherapeutischer und psychodynamischer Bedeutung war die Konstitution einer Familie, analog der Fernsehserien „Dallas" oder „Denver". Die sozialen, vor allem auch wirtschaftlichen Konflikte, übertrug die Gruppe in eine verfremdete, z.T. idealisierte Ruhrgebietswelt bzw. in den Mittelstand, wobei es immer wieder zu Überidealisierungen bestimmter sozialer Rollen, aber auch zur Infragestellung moralischer und ethischer Wertvorstellungen kam.

Einerseits wurden Wahrnehmungsfunktionen geübt und Wert auf eine möglichst realistische Darstellung sozialer Vorgänge und Verhaltensweisen gelegt, andererseits verlagerten sowohl die schizophrenen als auch die epileptisch-hysterischen Patienten das Geschehen in soziale Klischees und in das Reich der Träume.

Die therapeutisch wirksamsten Faktoren dieser Arbeit sehen wir im Umgang der Patienten mit der Videotechnik, in der verbesserten Fremd- und Selbstwahrnehmung mit Hilfe des audiovisuellen Mediums, in der Notwendigkeit zur Strukturierung (Drehbuch, Drehplan, Schnittplan), vor allem aber im kreativen Umgang mit Stoff und Medium sowie in der Möglichkeit, selbstwahrgenommenes Verhalten immer wieder in Ton und Bild zu korrigieren.

Die Tonbandprotokolle der Dreharbeiten, das Drehbuch und das fertige Video liegen zur nachträglichen wissenschaftlichen Bearbeitung vor. Wir beabsichtigen eine Überprüfung des Konzeptes, die Verfeinerung der Methode und eine verbesserte Selbstwahrnehmung der Therapeuten, auch im Interesse der Weiterbildung in der integralen Gruppenpsychotherapie bei Patienten mit endogenen Psychosen und Epilepsien.

Für die Patienten selbst ist der Film zum Beweis ihrer Gestaltungsfähigkeit geworden, bestätigte oder stärkte das Selbstwertgefühl und gab Anlaß zur Freude. Wiederaufführungen gehören zum „kulturellen" Angebot der Klinik.

Literatur

Baier D, Köhler K (1991) KOGNIKOM: Grundzüge eines spezifischen Trainingsprogramms für schizophrene Patienten. In: Köhler GK (Hrsg) Psychiatrie vor Ort, Bd 2 der Sterkrader Schriften zur Abteilungspsychiatrie Roderer, Regensburg

Franzke E (1983) Der Mensch und sein Gestaltungserleben. Huber, Bern

Griesinger B (1964) Pathologie und Therapie der psychischen Krankheiten. Bonset, Amsterdam

Gross G, Huber G (1989) Das Basissymptomkonzept ideopathischer Psychosen. Zentralbl Neurol 252: 655–673

Hartwich P (1987) Kognitive Gesichtspunkte. In: Kisker KP, Lauter H, Meyer J-E, Müller C, Strömgren E (Hrsg) Psychiatrie der Gegenwart: Schizophrenien, Bd IV. Springer, Berlin Heidelberg New York Tokyo

Heigl-Evers A (1978) Konzepte der analytischen Gruppenpsychotherapie, 2. neubearb. Aufl. Verlag für Med. Psychologie im Verl. Vandenhoeck u. Ruprecht, Göttingen

Jung CG (1985) Mensch und Kultur. Gesamtwerk, Bd 9. Walter, Olten

Köhler GK, Miller M (1982) Arbeit mit dem Video in der Psychiatrie: Ursprünge, Entwicklungen, Tendenzen. In: Kügelgen B (Hrsg) Video und Medizin. Perimed Fachbuch-Verlag, Erlangen

Köhler GK, Henrichs R, Lehmbach M, Rosin U (1990) Gruppentherapie bei Patienten mit affektiven Psychosen. In Lungershausen E, Kaschka WP, Witkowski RJ (Hrsg.) Affektive Psychosen. Schattauer, Stuttgart New York

Rey ER (1978) Die Interferenzhypothese als Erklärung kognitiver Störungen. Psychologische Rundschau 29: 113–122

Roder V, Brenner HD, Kienzle N, Hodel B (1988) Integriertes psychologisches Therapieprogramm für schizophrene Patienten (IPT). Psychologie Verlags Union, München Weinheim

Süllwold L, Huber G (1986) Schizophrene Basisstörungen. Springer, Berlin Heidelberg New York Tokyo

Zubin J, Spring BJ (1977) Vulnerability – A new view of schizophrenia. J Abnormal Psychol 86: 103–126

Das videounterstützte Märchenspiel, eine Gruppentherapie in der Psychiatrischen Klinik

U. Neveling

Da der Gruppe als Medium psychiatrisch-psychotherapeutischer Behandlung eine große Bedeutung zukommt, geschieht in der Psychiatrischen Klinik sehr viel Unterschiedliches in Gruppen. Eines, was dort in unserer Klinik passiert, ist das videounterstützte Märchenspiel.

Dieses gruppentherapeutische Verfahren wurde seit ca. 2½ Jahren auf einer Station unserer Klinik entwickelt und eingeführt.

Märchen in der Psychotherapie – wie war unser Weg dorthin?

Ausgangspunkt der Überlegungen war damals, daß die Station eine Veränderung von der Psychotherapie- und Neurosenstation hin zur Allgemeinpsychiatrischen Station mit Patienten mit unterschiedlichsten Krankheitsbildern und somit sehr heterogener Zusammensetzung erfahren hatte. Damit verbunden war auch die Notwendigkeit, das gruppentherapeutische Angebot den Erfordernissen der Patienten anzupassen.

Da aber nun Rahmenbedingungen und Ziele einer therapeutischen Gruppe in der Psychiatrie sehr unterschiedlich sind in bezug auf das, was in der Literatur über Gruppentherapie zu finden ist, standen wir vor der Aufgabe, eine Gruppentechnik zu entwickeln und auf ihre klinische Anwendbarkeit zu erproben, welche einerseits eine sehr heterogene Zusammensetzung in bezug auf die Patienten erlaubte und andererseits die Erfahrungen und Kenntnisse der Therapeuten und darüber hinaus des Teams berücksichtigte.

Da die Arbeit mit Märchen nicht nur die o. g. Forderungen erfüllte, sondern darüber hinaus auch eine spielerisch gestaltende Ausdrucksweise erlaubte, in der Patienten und Therapeuten gemeinsame Erlebens- und Gestaltungskräfte freisetzen konnten, nahm die Entwicklung dieses Therapieverfahrens über verschiedene Stufen bald Gestalt an:

Zunächst wurden innerhalb des Teams Erfahrungen mit dem Erfinden von Märchen und anschließendem Rollenspiel gemacht und ausgewertet.

Es folgte die Entwicklung eines Konzeptes.

In der nächsten Phase wurden dann erste Erfahrungen in der Arbeit mit Patienten gesammelt.

Dies führte dann zu einer Reihe von Modifikationen, wie z. B. der Einführung des „Märchenerzählers", bis hin zur endgültigen Konzeption.

Schließlich erfolgte in dem in unserer Klinik stattfindenden VTF-(Versorgung, Training, Forschung)-Seminar eine weitere Erarbeitung und Vertiefung auch des theoretischen Hintergrundes.

Das videounterstützte Märchenspiel ist ein Gruppenverfahren, welches an eine sehr heterogene Gruppenzusammensetzung mit Patienten mit den unterschiedlichsten Krankheitsbildern angepaßt werden kann.

Verlaufsphasen des videounterstützten Märchenspiels. Folgende Schritte können dabei unterschieden werden:

Das Einzelvorgespräch

Hier erhält der Patient zum einen einige allgemeine Hinweise auf die Ausdrucksmöglichkeiten von Märchen, zum anderen erfolgt eine Aufklärung über die Vorgehensweise in der Gruppe und ein Plausibel-Machen derselben.

Von Bedeutung ist hier des weiteren die Betonung des Ernstnehmens des Verfahrens und die Motivationsweckung zur Mitarbeit, so daß es schließlich zu einer Arbeitsvereinbarung kommt.

Die erste Gruppensitzung

Zur ersten Gruppensitzung, welche aus einem 2stündigen Block besteht, treffen sich ca. 8–10 Patienten mit unterschiedlichen psychiatrischen Diagnosen. Neben den Patienten nehmen in der Regel teil: der Therapeut, eine Schwester sowie die Videoassistentin.

Hier kommt es nun zur Erweiterung der Arbeitsbeziehung: von der Dualbeziehung zur Gruppenbeziehung. Es handelt sich hier um einen wichtigen Umschaltpunkt. Da die Patienten jedoch präzise hierauf vorbereitet wurden, wissen, was von ihnen erwartet wird, gelingt diese Umschaltung fast immer problemlos.

Eine wichtige Rolle kommt hierbei dem Therapeuten zu: er vermittelt Sicherheit. Die durch den Therapeuten vermittelte Strukturiertheit schützt vor psychosozialem Notstand. Und da dies durch den Therapeuten als Person geschieht, ist er sozusagen der Garant dieses Schutzes.

Märchenfindungsphase

Die Teilnehmer sitzen im Großkreis, ihre Einfälle werden vermittels eines Kassettenrecorders aufgezeichnet. Dasjenige Gruppenmitglied, welches dann eine Idee, eine Vorstellung für den Anfang des Märchens hat, spricht diese, oftmals schon in märchenhafter Betonung und Formulierung in die Runde. Es werden dann so lange Beiträge in Form von Einzelsätzen oder auch längeren Sequenzen von unterschiedlichen Teilnehmern zusammengetragen, bis die Gruppe das Thema für abgeschlossen hält und ein Teilnehmer einen Märchenabschlußsatz findet.

Auch der Therapeut ist hier aktiv am Finden des Märchens in der Gruppe beteiligt. Durch diese aktive Beteiligung ist ihm behutsame Einflußnahme auf dreierlei Weise möglich:

1. Lernen am Modell des Therapeuten
2. Motivieren und Stützen
3. Bremsen und Schützen vor destruktiven, ängstigenden Inhalten

Auffällig ist dabei, wie meist spielerisch leicht und gleichzeitig ernsthaft die Gruppenmitglieder sich um die Entstehung einer fortlaufenden Geschichte bemühen, wieviel an Phantasie, Kreativität bei den Patienten vorhanden ist und auch zum Ausdruck gebracht werden kann. Häufig finden sich hierbei sehr polare Darstellungen von bösen, grausamen Figuren (Hexen, Zauberern, Drachen) oder auch sehr leidvollen Schicksalsschlägen, welche dann von anderen Teilnehmern durch die Einführung einer guten Fee oder anderer positiver Kräfte ausbalanciert werden.

Die Gruppenstimmung wird einerseits getragen und bestimmt von dem, was bei den einzelnen Teilnehmern an verschütteten Gefühlen, Wünschen und Phantasien zugänglich wird, was an Konflikten eingebracht werden kann, andererseits aber auch von dem emotionalen Spannungs- bzw. Ruhepegel, von Angst, sich abgrenzenden oder auch Harmonie und Verschmelzung suchenden Kräften und Stimmungen, welche im augenblicklichen Stationsalltag zu diesem Zeitpunkt vorherrschen.

Die Gruppenatmosphäre ist entspannt, locker und vermittelt ein Gefühl der Geborgenheit, da über die Desaktualisierung und Desindividualisierung, welche bei dieser Vorgehensweise möglich ist, eine deutliche Entlastungsfunktion gegeben ist.

All dies sucht sich nun Inhalt und Form im entstehenden Märchen und bestimmt den Grad der Aggressivität, der Zerstörungsanteile, der Ausgestaltung von Angst- und Wunschelementen, der eruptiven und versöhnenden Impulse, dem Streben nach Harmonie oder nach symbiotischer Verschmelzung.

Interessant ist dabei, daß bisher Nicht-Ausgesprochenes, Unaussprechbares in der Gruppe erstmalig in dieser Form der Gruppenarbeit seinen Ausdruck in Bildern finden kann und in der Folgezeit hier oder auch in anderen Therapieformen, an denen der Patient ebenfalls teilnimmt, bearbeitet werden kann.

Nun zur therapeutischen Funktion der Märchenfindungsphase. Von der Theorie werden heute folgende Dimensionen menschlicher Grundbedürfnisse unterschieden:

1. Geborgenheit, Ruhe, Ungeschiedenheit (Verschmelzung) und Sicherheit

2. Aktivität und Aggressivität
3. Geltung und Selbstwertregulation
4. Sexualität

All diese Funktionen erfüllt die Märchenfindungsphase und somit hat diese Phase selber in sich bereits therapeutische Wirkung!

Märchenvortragsphase

Im nächsten Schritt wird das gemeinsam erstellte Märchen vom Kassettenrecorder abgespielt und gemeinsam angehört. Das in der Vorphase über viele Einzelschritte erstellte Material erscheint jetzt erstmals als „geschlossenes Werk".

Es handelt sich hier um eine Form der akustischen Selbstkonfrontation. Hier wird deutlich: Wer hat sich zuviel, und wer hat sich zuwenig beteiligt? Dieser Abschnitt dient der Selbstreflektion, stellt ein zusätzliches Innehalten dar.

Wobei die einzelnen Teilnehmer über das „gelungene Werk", welches ja etwas Kreatives darstellt, auch narzißtische Bestätigung erfahren.

Rollenfindung und Verteilung

Die Rollenfindungsphase beginnt damit, daß die einzelnen Rollen, Figuren des Märchens aufgeschrieben werden. Jeder Teilnehmer überlegt, welche Rolle er in diesem Märchen spielen möchte, bzw. welche Rolle er wem antragen möchte, wenn er ein Gruppenmitglied für besonders geeignet hält, beispielsweise die des Riesen oder der bösen Stiefmutter zu spielen. Die Selbst- und Fremdvorschläge aus der Gruppe werden gesammelt und dann wird hierüber abgestimmt.

Doch nun zur therapeutischen Wirkung dieser Phase: Die Selbst- und Fremdvorschläge, der Austausch, evtl. auch die Kontroversen hierüber führen zu einer Infragestellung bisher selbstverständlicher Selbst- und Fremdrepräsentanzen. So beobachte man die diebische Freude, mit der ein jüngerer Patient eine ältere Patientin als Hexe vorschlägt oder den Therapeuten als Teufel.

Wichtig ist hier jedoch: Märchenerzähler und Regisseur ist immer der Therapeut. Hier gibt es keine Ausnahme, keine Demokratie, weil die Patienten, welche an dieser Gruppentherapie teilnehmen, oftmals so schwer gestört sind (Mit Neurotikern wäre eine andere Vorgehensweise möglich).

Inszenierung

Der Therapeut gibt nun als Regisseur eine nochmalige Schilderung und szenische Gliederung des Märchens, wobei die Patienten bereits in ihrer Rolle angesprochen werden: etwa „Nun erscheint die Prinzessin in Gestalt von Frau M. in der Schloßküche."

Der Therapeut vermittelt durch diese nochmalige Schilderung Sicherheit und Ruhe, er signalisiert, daß dies selbstverständlich ist und gutgehen wird.

Märchenspielphase mit Videoaufzeichnung

Der Einstieg in die Spielphase zeigt sich regelmäßig als unproblematisch. Die vorgeschalteten Schritte sind offenbar ein gutes „warming up" für die dramatische Bearbeitung des Märchenthemas. Auch die Aufzeichnung mit Hilfe der Videokamera wird sehr schnell von den Patienten akzeptiert und als integrativer Bestandteil des Märchenspiels erlebt.

Beeindruckend ist hier, wie die Patienten spontan für sie neue Möglichkeiten der Interaktion und des Sich-Verhaltens ausprobieren. Dabei aber auch die wichtige Erfahrung machen können, daß sie in der neuen Rolle des Verhaltens von den Mitspielern akzeptiert werden.

Die Rolle des Therapeuten ist in dieser Phase die des Märchenerzählers und Regisseurs, welcher einerseits die Rahmenhandlung erzählt und durch seine getragene Erzählerstimme bereits versucht, etwas „märchenhafte Stimmung" zu vermitteln und der andererseits durch die Erzählung die Möglichkeit hat, Regieanweisungen oder auch stützende Maßnahmen behutsam einfließen zu lassen, ohne allzu reglementierend zu sein.

Die therapeutische Wirkung bei der Durchführung des Märchenspiels ist einmal, daß es zu einer Erweiterung des Erlebens- und Verhaltensrepertoires kommt und zum anderen handelt es sich um eine kathartische Wirkung, nämlich dem Gefühlsausdruck und dem Erleben von Gemeinsamkeit.

Gemeinsames Betrachten der Videoaufzeichnung und Besprechung

Am darauffolgenden Tag wird in einer 45minütigen Sitzung die Videoaufzeichnung des Märchenspiels gemeinsam betrachtet und die Eindrücke, welche die Patienten von sich und von den anderen oder auch in bezug auf das gemeinsam geschaffene Märchen haben, besprochen.

Dies geschieht erst am darauffolgenden Tag, da einmal mit der Märchenspielphase ein bestimmter Abschnitt beendet ist und zum anderen kommt es in der Zwischenzeit zu einem Weiterwirken im Sinne von Durcharbeiten: zur Reflexion.

Regelmäßig zeigt sich hier auf seiten der Patienten Erstaunen, Freude und Stolz über das gelungene, gemeinsam geschaffene Werk. In bezug auf eine Vertiefung im Sinne von Durcharbeiten erscheint es mir wichtig, das von den Patienten gelieferte Material nicht auszunutzen, auszubeuten, ein Interpretieren und Deuten in dieser Richtung sollte sehr behutsam geschehen. Denn sonst könnte bei den Patienten der Eindruck, das Gefühl entstehen: Über das Märchen ist mir etwas entlockt worden, was hinterher gegen mich verwendet wird.

Welche Möglichkeiten eröffnet nun diese spezielle Art und Weise der Arbeit mit Märchen in der Gruppentherapie?

Therapieziele

Phantasie und Kreativität sollen sich innerhalb eines beschützenden Rahmens entfalten. Wobei Mitpatienten und Therapeuten oft darüber erstaunen, was selbst schwer gehemmte Patienten im Märchenspiel vermögen.

1. Supportiv-kathartische Faktoren, welche im Märchenspiel enthalten sind.

Da ist zunächst darauf hinzuweisen, daß hier auch ein Aspekt von Erlebenstherapie (im Gegensatz zu Einsichtstherapien) enthalten ist: nämlich das Erleben von Aktivität beim Erfinden und Spielen von Rollen. Hierdurch eröffnet sich aber auch gleichzeitig ein Zugang zu verschütteten Gefühlen, Phantasien und Wünschen, wobei dadurch, daß dieses ja im Rahmen des Märchens in bildhafter, symbolhafter Weise geschieht, ein schützender Rahmen gewährleistet ist.

Zugleich wird hier aber auch Wert auf die Unterscheidung zwischen der Welt des Märchens einerseits und dem Alltag in Klinik, Familie, Beruf und Gesellschaft andererseits besonderer Wert gelegt.

Als Weiteres wird das Erleben von Gemeinsamkeit, über die Freude mit anderen zusammen etwas geschaffen zu haben, vermittelt. Hier gelingt insbesondere die Einbeziehung auch sehr schwer gestörter Patienten, welche bei sonstigen Aktivitäten auf der Station sonst nicht mitmachen.

So ist es eindrucksvoll zu sehen, wie ein weitgehend regredierter Patient, welcher sich bei den täglichen Besuchen von seiner Ehefrau „füttern" und waschen läßt, im Märchenspiel auf einmal zunehmend in die Rolle von gefährlichen Drachen oder Riesen hineinschlüpft, diese genußvoll ausgestaltet und auch außerhalb dieser Therapie zunehmend aktiver wird.

2. Aber auch Einsichtvermittelnde-Vorgehensweisen sind enthalten:

Es besteht die Möglichkeit des Einbringens von Konflikten in etwas desaktualisierter und desindividualisierter Form:

Antinomisches und Kategoriales werden deutlich gemacht und

einem meist versöhnlichen Ausgang zugeführt, ohne daß es sich dabei jedoch um Verharmlosung handelt.

Diese Vermittlung von Einsichten geschieht ohne Überschreiten der Toleranzgrenzen der Patienten. Es findet kein Entblößen und Bloßstellen statt.

Beachtet wird, welcher Patient welche Inhalte in die Märchenfindung einbringt, und welche Rolle er wie übernimmt und spielt. Es soll jedoch kein Hintreiben auf den „Deutungsschuß" erfolgen. Das Spiel darf nicht zu einem unangenehmen Ernst werden. Ausnutzen und Ausbeuten für bestimmte Therapieintensionen darf nicht erfolgen. Die Patienten sollen nicht das Gefühl bekommen, ihnen sei im Spiel etwas entlockt worden, was jetzt gegen sie gewendet werden könnte.

Jedoch auch bei einer sehr behutsamen Vorgehensweise kommt es zu Einsichten, so daß z. B. eine Patientin, welche sich bisher als „harmlos" gesehen hatte, aufgrund ihrer aggressiven Spielweise einer Rolle sagte: „Diese Seite habe ich also auch in mir!"

3. Es erfolgt eine Veränderung der Beziehung des Patienten zu anderen Kranken, zum Therapeuten und zum Pflegepersonal. Beim Märchenspiel wird ja die Arbeitsbeziehung verändert, und mittels der Videoaufzeichnung, welche dann betrachtet werden kann, erfolgt in gewissem Maße eine Egalisierung. Der Therapeut kann betrachtet werden wie andere Menschen auch. Somit wird mehr die Realbeziehung betont, was auch zu einer Verminderung von Übertragungsverzerrungen führen kann.

4. Mit Hilfe der Videoaufzeichnung kommt es zur Selbstkonfrontation und dies für manche Patienten zum ersten Mal. Die Patienten haben die Möglichkeit, sich und ihr Verhalten besser mit anderen vergleichen zu können.

5. Es wird ein Transfer von den Rollen im Märchenspiel auf den Alltag erhofft, mit dem Ziel, daß ein verändertes Sozialverhalten im Alltag initiiert wird.

Mir ist noch wichtig, daß Märchen auch immer die Möglichkeit der Entwicklung beinhalten. Die Patienten sehen und erleben, daß sie sich verändern können, und somit hat diese Therapie auch eine deutlich antiregressive Wirkung, d. h. es handelt sich hier um einen progressiven Aspekt. Ein Patient, der im Märchenspiel „etwas leistet", wird, wie häufig zu zeigen war, auch im Stationsleben und darüber hinaus aktiver werden.

Des weiteren kann das Märchenspiel auch als eine Art Diagnostikum genutzt werden und besonders mittels der Videoaufzeichnung als Medium zur Verlaufsbeschreibung.

Eine weitere wichtige Wirkung ist folgende:

Viele Patienten erleben durch den intensiven Kontakt beim Märchenspiel, daß sie mit ihrem Leid und mit ihrer Krankheit nicht allein sind. Sie erleben auch, daß bestimmte Konflikte zum Leben dazugehören, daß in den Märchen Probleme deutlich werden, die es schon seit Jahrhunderten gibt – für die es aber auch bestimmte Lösungsmuster gibt. Unter diesem Aspekt können Patienten mit Hilfe des Märchenspiels auch ermuntert werden, Risiken einzugehen, welche zu positiven Veränderungen führen können.

Lassen Sie mich mit einem Zitat schließen:

„Jedes Märchen ist ein Zauberspiegel, in dem sich gewisse Aspekte unserer inneren Welt und der Stufen spiegeln, die wir in unserer Entwicklung von der Unreife zur Reife zurücklegen müssen. Für die, welche sich in das vertiefen, was das Märchen uns mitzuteilen hat, wird es zu einem tiefen, ruhigen See, in dem sich zunächst nur unser eigenes Bild spiegelt. Aber dann entdecken wir hinter diesem äußeren Bild die inneren Verwirrungen unserer Seele – ihre Tiefe und Möglichkeiten, unseren Frieden mit uns selbst und der Welt zu machen, was der Lohn unserer Mühe ist." (Bruno Bettelheim)

Literatur

Bettelheim B (1987) Kinder brauchen Märchen. dtv, München
Franzke E (1985) Märchen und Märchenspiel in der Psychotherapie. Huber, Bern
Kast V (1987) Wege aus Angst und Symbiose. dtv, München

Puppentheater unter Einsatz von Videotechnik von und mit Psychosekranken – Ein Erfahrungsbericht

J. Fischer

Am Anfang 2 Zitate, die die Motivation und die Grundlage für die therapeutische Arbeit nicht nur im vorliegenden Falle lieferten.

„Die Schizophrenien sind in erster Linie durch das erstaunliche Nebeneinander von grob-psychotischem und gesundem psychischem Leben gekennzeichnet, durch die ‚doppelte Buchführung' im weitesten Sinne des Ausdrucks." (Bleuler M, S. 14, 1972).

„Spielen heißt sich freimachen von den Hemmungen der Wirklichkeit, über den Dingen stehen, sich ihrer nach Willkür bedienen, herrschen, Herr sein, frei sein" (v. Landesen zit. nach Leutz, S. 33, 1974).

Die vorliegende Arbeit entstand aus dem therapeutischen Geschehen auf einer offen geführten psychiatrischen Station, die speziell für jüngere Patienten eingerichtet ist, die unter Psychosen bzw. an schweren Ich-Störungen leiden. Das therapeutische Konzept basiert auf dem Vulnerabilitätsstreßmodell (Ciompi 1982; Olbrich 1987), dem Konzept substratnaher Basisstörungen bzw. Basissymptome (Süllwold 1977; Huber 1983) sowie systemisch-familientherapeutischen Überlegungen. Die therapeutische Arbeit orientiert sich an den von Brenner entwickelten informationstheoretischen Ansätzen und Verfahren. Entsprechend dem Vorhandensein von Störungen auf der attentional/perzeptiven Ebene, der kognitiven Ebene, der mikrosozialen und der makrosozialen Ebene bei Schizophrenen werden therapeutische Angebote zum Training kognitiver, kommunikativer und sozialer Fertigkeiten gemacht.

Im Rahmen des Trainings sozialer Fertigkeiten und interpersonellen Problemlösens werden u. a. – fakultativ gestuft – Gruppenaktivitäten mit themenzentrierter Interaktion, Rollenspiel, Psychodrama nach Moreno, Gestaltungstherapie und Projektarbeit (Uffmann-Frey u. a. 1989) eingesetzt.

Als Aufgabe des vorliegenden Projektes wurde vom therapeutischen Team gegenüber den Patienten formuliert, Handpuppen sowie ein Puppentheater inklusive Bühnenbilder zu bauen, um ein von den Patienten selbst zu schreibendes Bühnenstück zu inszenieren. Dieses Theaterstück sollte dann bei einem Patientenfest mit Gästen vorgeführt werden. Jeder Patient sollte eine Puppe anfertigen.

Therapeutische Zielsetzung war es, die Selbständigkeit der Patienten zu fördern, die Entscheidungsfähigkeit zu trainieren, den Kontakt und die Arbeitsatmosphäre zwischen den Gruppenmitgliedern zu intensivieren. Darüber hinaus sollte durch die Möglichkeit der Entfaltung von Spontaneität und Kreativität in der Projektarbeit die Freude an der Eigenverantwortlichkeit erlebbar gemacht und gefördert werden.

Arbeitsmaterialien für die Fertigung der Puppen, der Kulissen und des Theaters wurden von der Beschäftigungstherapie zur Verfügung gestellt. Technische Hilfen wurden jeweils auf Nachfragen der Patienten von den Mitarbeitern der Beschäftigungstherapie bzw. des Pflegeteams gegeben.

An der hier vorgestellten Projektarbeit nahmen 14 von 16 Patienten der nach dem oben kurz skizzierten Konzept arbeitenden Station teil. Eine der beiden nicht teilnehmenden Patientinnen machte zur Projektzeit einen Arbeitsversuch außerhalb der Klinik, eine Patientin befand sich erst einige Tage auf der Station.

Es beteiligten sich 8 weibliche und 6 männliche Patienten. Das Durchschnittsalter lag bei 27,5 Jahren, der älteste Patient war 40 Jahre alt, der jüngste 20 Jahre. Die durchschnittliche Verweildauer in der Psychiatrischen Klinik betrug etwa 90 Tage. Mit einer Ausnahme waren Schizophrenien bzw. schizoaffektive Psychosen zu diagnostizieren. Ein Patient litt unter einer schweren narzißtischen Persönlichkeitsstörung mit lang hingezogener depressiver Symptomatik und multiplen phobischen Reaktionen.

Jeder der Patienten stellte entsprechend der Instruktion eine Handpuppe nach eigenen Vorstellungen her. Das Puppentheater,

Tabelle 1: Übersicht Patientendaten und Rollen

Pt	1)	2)	3)	4)	5)	6)	7)	8)
A	m	20	2(1)	160	295.1	S	3	
B	m	26	1(1)	36	295.7	A	3	Hexenmeister
C	w	33	1(1)	126	295.0/6	H	5	Gespenst
D	m	25	7(5)	71	295.7	H	3	Landstreicher
E	w	33	4(3)	28	295.3/6	H	6	Teufel
F	w	24	3(2)	94	295.3/6	A	1	Hexe/Großmutter
G	m	28	3(1)	103	309.2/ 301.8	A	3	Schwein/Gespenst
H	w	24	1(1)	75	295.3/6	M	0.5	Maklergehilfe
I	w	27	5(5)	62	295.1/6	H	6	Hund
J	w	29	2(2)	112	295.3	H	2	Städter/in
K	m	40	5(5)	76	295.3	H	18	Bauer/Städter
L	w	22	1(1)	73	295.7	A	0.2	Städterin
M	w	26	3(1)	102	295.3/6	H	7	Bäuerin
N	m	28	2(2)	146	295.1	A	2	Räuber/Makler

Pt = Patient, 1) Geschlecht (w. = weiblich, m. = männlich), 2) Alter in Jahren, 3) = Anzahl der Aufenthalte in psychiatrischen Kliniken, in Klammer: in der psychiatrischen Klinik des Bürgerhospitals, 4) Dauer der stationären Behandlung zu Beginn der Projektarbeit, 5) Diagnose ICD Nr., 6) Schulbildung (S = Sonderschule, H = Hauptschule, A = Hochschulreife, M = Realschule, 7) zeitlicher Abstand von der Erstmanifestation der Erkrankung, 8) Rolle im Puppenspiel

Kulissen ebenso wie das Drehbuch wurden arbeitsteilig von den Patienten erstellt. Das therapeutische Team gab im wesentlichen organisatorische Hilfen bei den Arbeiten in den Kleingruppen für die notwendigen Teilprojekte wie Kulissenmalen, Theaterbau etc. An den ein- bis zweimal in der Woche stattfindenden Gesamtgruppen für die Koordination der Aktivitäten und zur Besprechung des Drehbuchs nahm jeweils eine Pflegekraft beobachtend und strukturierend teil.

Eine Woche nach Beginn der Projektarbeit wurden die zwischenzeitlich fertiggestellten Puppen in einer psychotherapeutisch geleiteten Sitzung von ihren Herstellern in projizierender Identifikation, aus der Puppe bzw. Rolle in Ich-Form sprechend, vorgestellt. Die meisten der in der psychotherapeutischen Sitzung vorgestellten Puppencharaktere gingen nahezu unverändert in das spätere Spiel ein.

Diese Phase, einschließlich der sich nach der Puppenvorstellung intensiv entwickelnden Drehbucharbeit, dauerte ca. drei Wochen. Dabei zeigten die Patienten immer mehr Selbständigkeit, trafen sich aus eigenem Antrieb zur Projektarbeit, auch außerhalb der vom Therapieplan vorgesehenen Zeiten, in den sog. therapiefreien Stunden.

In einer weiteren psychotherapeutisch geleiteten Sitzung erhob sich seitens des größten Teils der Patienten der lang erwartete Widerstand gegen das „kindische Puppenspiel". Es wurden Bedenken laut, vor Publikum zu spielen. Man müsse die Rollen gründlich einüben, bevor man vor Publikum spiele. Aus letzterer Überlegung heraus wurden Gefühle der Sättigung und Langweile geäußert. Vor Publikum zu spielen, sei endgültig, man könne nichts mehr korrigieren, in das Gedächtnis der Zuschauer und der Spieler brenne sich jeder Patzer unauslöschlich ein. Vor allem aber habe man selbst als Spieler nichts von der Vorführung. Der Vorschlag, statt einer Theateraufführung für Mitpatienten eine Videoaufnahme herzustellen, fand fast einhellige Zustimmung. Ein Patient (A) verweigerte von diesem Zeitpunkt an die weitere Mitarbeit. Eine Patientin (C) überließ während der Videoaufnahme ihre Puppe einem anderen Patienten und war, entgegen der bis dahin geäußerten Absicht, nicht mehr bereit, sich aktiv zu beteiligen. Die Behandlung der Patientin M war vor dem Zeitpunkt der Videoaufnahme beendet.

Die Aufnahme erfolgte mit Hilfe der für die gruppentherapeutische Supervision geschaffenen technischen Einrichtung der psychologischen Abteilung des Hauses. Die Kamera wurde nach kurzer Einweisung abwechselnd von Patienten bzw. einem Mitglied des therapeutischen Teams geführt. Die Kamera lief während der gesamten 120 min dauernden Aktivität. Es wurden neben der eigentlichen Spielsituation auch das stichwortartige Memorieren der Inhalte der einzelnen Spielszenen durch einen Patienten zwischen den Spielszenen, Reaktionen des in bestimmten Spielszenen nicht beteiligten Publikums, soweit möglich, sowie die „Bühnenumbauten" aufgenommen.

Auf dem Monitor konnte jeder Patient gleichzeitig die Aufnahme verfolgen. Nach wenigen Minuten zeigten sich keine Anzeichen von Irritation mehr durch die Situation, von der Kamera beobachtet zu werden.

An den folgenden Tagen wurde in drei Gruppensitzungen die ungekürzte Videoaufnahme fraktioniert vorgeführt und besprochen. Die Gruppe beschloß schließlich eine Fassung zu erstellen, in der die Spieler persönlich nicht zu identifizieren seien. Die Schneidearbeit übernahmen die Patienten in eigener Regie. Die resultierende Fassung wurde zu verschiedenen Anlässen gezeigt (Patientenfest, Einweihung eines Neubaus der Klinik u. ä.). Außerdem sahen sich einige der Puppenspieler die ursprüngliche Fassung mehrfach an, um kritisch ihre eigenen Aktivitäten, Initiativen, Körperhaltung u. ä. zu beobachten. Dies wurde jedoch von therapeutischer Seite im Rahmen der Projektarbeit nicht weiter vertieft.

Der Bauer in der Unterwelt.
Eine Burleske in dreizehn Szenen

Ein durchaus nicht in Harmonie lebendes Bauernehepaar, er dem Alkohol zugeneigt, sie in ständiger Vorwurfshaltung, lebt in ungebrochenem, lebendigem Dialog in idyllischer Umgebung fernab dem Großstadtsmog, wenn auch nicht mit sämtlichen Errungenschaften unseres modernen Lebens gesegnet. Beide reklamieren für sich, miteinander konkurrierend, die schwäbischen Urtugenden wie Fleiß, Ordnungsliebe, Bodenständigkeit und Bescheidenheit. Die Mutter des Bauern sowie ein Hund und ein Schwein ergänzen die Gemeinschaft. Es erscheint ein Immobilienmakler mit seinem hilflosen Gehilfen. Er will den Hof kaufen, um eine Industrieanlage auf dem Grundstück des Bauern zu errichten. Da dieser und insbesondere seine Frau nicht in den Handel einwilligen, verbündet sich der Makler mit dem Teufel, um die Bauersleute zu vertreiben. Einen der vom Teufel geschickten Quälgeister rehabilitieren die Bauern und stellen ihn auf dem Hof an. In seiner Begleitung suchen die Bewohner des Bauernhofs die Hölle auf, um dem Spuk endgültig ein Ende zu bereiten.

Die Reaktionen der Patienten

Die Videoaufnahme verlief, abgesehen von oben beschriebenem Vorfall in lebhafter, entspannter Atmosphäre, begleitet von fröhlichen, spontanen Kommentaren. Der anfängliche Plan, die einzelnen Szenen mehrfach zu spielen, um sich „besser einzuüben", wurde von den Patienten schnell fallengelassen. In den Nachbesprechungen wurde dies damit begründet, daß sich derartig komische Dialoge und Einfälle, wie sie im Spiel spontan produziert wurden, nicht hätten vorplanen lassen.

Schon während der Vorbereitungen zum Puppenspiel ergaben sich therapeutisch nutzbare Erfahrungen für die Patienten. So fanden sich bei der Puppe einer Patientin (dem Gehilfen des Maklers) Verzerrungen und Vergröberungen, der die betreffende Patientin zunächst ratlos und zugleich äußerst distanziert gegenüber stand. Dann aber, beim Betrachten der Videoaufnahme, wertete die Patientin die Form und die Bewegungen ihrer Puppe auch als Ausdruck ihrer Befindlichkeit und gewann dadurch weitere kritische Krankheitseinsicht. Spontan wurden bei der ersten Videovorführung von den Patienten Vergleiche zwischen dem Agieren der Puppen und dem Verhalten der Spieler außerhalb des Theaterspiels angestellt und Ähnlichkeiten sowohl für sich selbst als auch für andere zutreffend registriert. Dabei war auffällig, wie offen Kritik geübt und wie gelassen auch kritische Anmerkungen hinsichtlich des Verhaltens der Puppen hingenommen wurden. Die Puppe wurde distanziert, quasi als Schutzschild zwischen sich und die als Aggression erlebte Kritik gestellt. Diese Reaktionsweise wurde seitens der Therapeuten gestützt, unangemessenes Verhalten im Puppenspiel wurde in den Nachbesprechungen stets der Puppe zugeschrieben, Zusammenhänge, die der Betroffene selbst herstellte und formulierte, wurden jedoch akzeptiert. Zur Begründung dieser Haltung sei auf Franzke (1977, 1979) verwiesen.

Immer wieder wurde betont, welchen Spaß die Vorbereitung und besonders die Aufführung machte, wie groß die Freude war, „etwas hinzukriegen". Stolz wurde den Besuchern des Patientenfests die Aufnahme präsentiert.

Von einigen Patienten wurde hervorgehoben, daß durch die Arbeit mit und in der Gruppe stets jemand dagewesen sei, der einen wieder angetrieben habe, wenn das eigene Interesse oder die eigene Kraft nachgelassen habe, oder an dem man sich habe orientieren können, sobald es mit dem eigenen Anteil an der Arbeit nicht so richtig vorangegangen sei.

Ergebnisse aus therapeutischer Sicht

Die spontane Aktion des Spiels setzte kreatives Handeln frei, dies wiederum ermöglichte den Spielern, den eigenen Fähigkeiten zu vertrauen und sich in einem gemeinsamen Arbeitsziel zur Gruppe zusammenzufinden. Das intermediäre Objekt, die dazwischengeschaltete Puppe, erlaubte es, Kritik an anderen zu formulieren und Kritik an der eigenen Person, dosiert durch das stets mögliche Verweisen auf die Puppe, anzunehmen. Die sich aus der Aufgabenstellung ergebenden Arbeitsschritte ermöglichten unter der beschriebenen dosierten Anleitung immer größere Selbständigkeit für die Arbeitsgruppe. Im Zusammenwirken aller erarbeitete die Gruppe erfolgreiche produktorientierte Problemlösungsstrategien. Dies ist um so bemerkenswerter, als bei den meisten der beteiligten Patienten eine krankheitsbedingte, verminderte Effizienz der entwickelten Problemlösungsstrategien bzw. bereits Schwierigkeiten beim Erkennen alltäglicher problematischer Situationen bestand (King et al. 1985).

Der Einsatz der Videotechnik ergab ein sichtbares, konkretes Produkt, das bei dem größten Teil der beteiligten Patienten weiteren therapeutischen Einsichten (Selbstwahrnehmung, Krankheitseinsicht) und Techniken (Gestaltungstherapie, Psychodrama, Einzelpsychotherapie) den Weg bahnte.

Zuletzt sollte auch nicht verschwiegen werden, daß der besondere Reiz der angewandten psychotherapeutischen Technik, nämlich der Kombination von Puppenspiel, Stegreifspiel, Videotechnik und Gruppentherapie, darin lag, Spiel, Lachen und Freude in die psychiatrische Therapie hineinzunehmen.

Zusammenfassung

Freigestaltetes, videounterstütztes Puppenspiel im Rahmen einer Projektarbeit mit jüngeren, überwiegend an Psychosen erkrankten Menschen, die auf einer offenen nach dem Vulnerabilitätskonzept arbeitenden psychiatrischen Station behandelt werden, bietet bei der beschriebenen Vorgehensweise eine unkomplizierte Möglichkeit zur Einübung in Gruppenarbeit, Intensivierung von Gruppenprozessen, Erarbeiten und Erproben von Problemlösungsstrategien für Psychosekranke. Dabei ist von therapeutischer Seite notwendig, den intermediären Charakter der Puppen zu respektieren. Die beschriebene therapeutische Technik ergänzt das praktizierte Training sozialer Fertigkeiten und interpersonellen Problemlösens als Bestandteil eines differenzierten Trainingsprogramms für Psychosekranke. Spontaneität und Kreativität werden im Spiel mobilisiert. Freude und Humor werden nicht nur für den Patienten Bestandteil der therapeutischen Arbeit.

Literatur

Bleuler M (1972) Klinik der Schizophrenen Geistesstörungen. In: Kisker KP et al. (Hrsg) Psychiatrie der Gegenwart Bd II/1. Springer, Berlin Heidelberg New York, S 7–82

Brenner HD (1986) Zur Bedeutung von Basisstörungen für Behandlung und Rehabilitation. In: Böker W, Brenner HD (Hrsg) Bewältigung der Schizophrenie. Huber, Bern

Ciompi L (1982) Affektlogik. Über die Struktur der Psyche und ihre Entwicklung. Klett-Cotta, Stuttgart

Franzke E (1977) Der Mensch und sein Gestaltungserleben. Huber, Bern

Franzke E (1979) Die Verwendung von Handpuppen in der Psychotherapie. Integrative Therapie 1/2: 119–128

Huber G (1983) Das Konzept substratnaher Basissymptome und seine Bedeutung für Theorie und Therapie schizophrener Erkrankungen. Nervenarzt 54: 23–32

King S, Phillips S (1985) Problem-solving characteristics of process and reactive schizophrenics and affectiv-disordered patients. J Abnorm Psychol 94: 17–23

Leutz G (1974) Psychodrama. Theorie und Praxis. Springer, Berlin Heidelberg New York

Moreno JL (1973) Gruppenpsychotherapie und Psychodrama. Thieme, Stuttgart

Olbrich R (1987) Die Verletzbarkeit des Schizophrenen: J. Zubins Konzept der Vulnerabilität. Nervenarzt 58: 65–71

Süllwold L (1977) Symptome schizophrener Erkrankungen. Springer, Berlin Heidelberg New York

Uffmann-Frey L, Kokott I (1989) Die Projektgruppe als Therapiemethode. Beschäftigungstherapie 1: 13–20

Arbeitstherapie

Arbeitstraining als spezielle Form der Arbeitstherapie in der Westfälischen Klinik für Psychiatrie Münster und der Einsatz der Audiovision

W. G. Mühlig

Die Ergebnisse der Langzeitstudien in Zürich, Lausanne und Bonn führen zu einer Revision der Schizophrenielehre, insbesondere der Thesen von der Unheilbarkeit, dem Prozeßcharakter i. S. einer unaufhaltsamen Progredienz, von der irreversiblen Persönlichkeitsveränderung mit Leistungsdefizienz und schließlich vom schizophrenen Defekt. Die Patienten leiden in ihren prä- und postpsychotischen Stadien unter ihren kognitiven, dynamischen und sozialen Einbußen, sind aber unter geeigneten Hilfen zur Distanzierung und Entwicklung von Bewältigungs- und Selbsthilfestrategien imstande. Die Bonn-Studie zeigt 38 % voll Erwerbstätige auf früherem Niveau und 18 % voll Erwerbstätige unter früherem Niveau, 19 % begrenzt Erwerbstätige, 16 % Erwerbsunfähige und 8 % in völliger Arbeitsunfähigkeit. Mit anderen Worten, 56 % kann man als sozial geheilt und 44 % als sozial nicht geheilt bezeichnen. Die psychopharmakotherapeutische Ära hat das Gesicht des psychisch Kranken und des psychiatrischen Krankenhauses gewandelt. Die Mehrzahl der endogenen Depressionen aus der Gruppe der Zyklothymien wird nicht mehr stationär, sondern ambulant behandelt. Die neuroleptische Langzeitmedikation nimmt einen wichtigen Einfluß auf das psychoseimmanente Geschehen mindestens in Richtung von charakteristischen zu uncharakteristischen Phänomenen, fördert reine Residuen und verkürzt die Verläufe. Das empirisch gut abgesicherte Wissen der Schizophrenieforschung hinsichtlich der Genese schizophrener Psychosen führt zu der Annahme multifaktorieller Entstehungsinterdependenzen und zu einer vermehrten Berücksichtigung von Vulnerabilitäts-Streß-Konzepten. Untersuchungen zu Besonderheiten der Informationsverarbeitung lassen

Defizite in der gesamten sozialen Kompetenz vulnerabler Menschen erkennen. Informationsverarbeitungsbeeinträchtigungen führen aber am Arbeitsplatz zu großen Schwierigkeiten, weil die Fehlerquote zunimmt und die Arbeitsleistung sinkt. Die auslösenden Faktoren fordern vermehrte Kritik heraus, deren potenzierende Wirkung den adäquaten Umgang mit den situativen Problemen erschwert, Unsicherheit und Ängstlichkeit vermehrt, bis die Generalisierung in die präpsychotische Krise mit resignierendem Sichverkriechen bei gleichzeitigem Vermeiden erneuter Beschwerungen führt. Wenn die Umgebung überhaupt Verständnis aufbringt, dann nur für eine gewisse Zeit, um dann nach psychosozialen Auffangversuchen selbst Druck und Spannung zu produzieren und als zusätzlicher Potenzierungsfaktor zu wirken. Die manifeste Inkompatibilität von Vorstellung und Wahrnehmung und die negative Selbstattribution mit der Gewißheit, ein Versager zu sein, komplettieren den Teufelskreis auch noch postpsychotisch. „Emotionsprovozierende Psychotherapisierung", aufdeckende Gespräche und gefühlsstimulierende Beziehungen führen den Kranken nicht heraus.

Die Psychopharmakotherapie und stützende Gespräche mit individuell dosierter Verhaltensmodifikationsabsicht erlauben mit dem „In den Hintergrund treten" akut psychotischer Symptomatik frühzeitig eine weitgehend selbstbestimmte gestaltende kreative Tätigkeit in Form der Beschäftigungstherapie, die als transitorisches Basisprogramm Selbstbewußtsein, Selbstwertgefühl, Konzentrations- und Kommunikationsfähigkeit aktiviert. Die Beschäftigungstherapie wird von den Patienten ohne inneren Widerstand angenommen.

Die abendländische Kultur und Zivilisation ist durch das Leistungsprinzip geprägt. Das Individuum wird seines Stellenwertes in der Gesellschaft durch die entgegengebrachte Anerkennung seiner Leistung inne, die sein Geltungsstreben absättigt. Deshalb muß Beschäftigungstherapie in jedem Falle in Arbeitstherapie einmünden. Das Innewerden der eigenen Leistungsmängel führt zu einem Widerstand gegen Arbeit als Behandlungsmittel. Die Einförmigkeit der in der Mehrzahl psychiatrischer Einrichtungen angebotenen Arbeitstherapie und die Verblüffung, in einem Krankenhaus als Kranker arbeiten zu sollen, sind negative Ver-

stärker. Der Videofilm zeigt die Abläufe in der Arbeitstrainings-
werkstatt, demonstriert die Erfolgserlebnisse der Teilnehmer und
macht evident, was Arbeit als Therapie sein kann und muß. Video
informiert, klärt auf und baut Vorurteile nicht nur bei den Kranken, sondern auch bei den Angehörigen ab. Er ist darüber hinaus
geeignet, das Interesse zu wecken, Mängel, deren Beseitigung
und die Fortschritte augenfällig begreifbar zu machen.

Arbeitstherapie, Arbeitstraining und Belastungserprobung haben als Ziele

– die Diagnose und die Therapie krankheitsbedingter Störungen
  instrumenteller Funktionen und der für die Arbeitsrolle wichtigen Kommunikations- und Kooperationsfähigkeiten. Sie dienen
– der Entwicklung und Stabilisierung eines realistischen Selbst-
  bildnisses des Patienten, sowie des Fremdbildes seiner Bezugs-
  personen in der Privat- und Arbeitswelt. Sie sind zugleich
– Prophylaxe von Hospitalismusschäden.

Die herkömmliche Arbeitstherapie ist in aller Regel zu undif-
ferenziert und ungenügend in den medizinischen Behandlungsplan eingebettet, um den individuellen Bedürfnissen und Män-
geln des psychisch Kranken gerecht zu werden. Persönlichkeits-
und krankheitsangemessene Arbeitstherapie muß vorbereiten
auf

– das selbständige Leben,
– die Werkstatt für Behinderte,
– berufsfördernde Maßnahmen,
– den allgemeinen Arbeitsmarkt

in der Reihenfolge vom minimalen zum maximalen Behandlungs-
ziel. Sie verkürzt die Verweildauer im Krankenhaus wie die
ambulante medizinische Behandlung und verhindert die Depra-
vation.

Die allgemeine Arbeitstherapie übt

– die sozialen Bezüge,
– das praktische Denken und Handeln,
– das theoretische Denken,

- die Lernfähigkeit,
- die Ausdauer und die Belastbarkeit.

Die Inhalte sind nach Schwierigkeitsgraden in Übungsstufen gegliedert:

- einfache manuelle Tätigkeiten einzeln und in Gruppen (Stufe 1),
- einfache manuelle Montagearbeiten (Stufe 2),
- einfache manuelle handwerkliche Tätigkeiten (Stufe 3),
- komplizierte manuelle und intellektuelle handwerkliche Tätigkeiten (Stufe 4),
- maschinenabhängige Tätigkeiten (Stufe 5),
- maschinenabhängige taktgebundene Tätigkeiten mit und ohne Einstellarbeiten (Stufe 6).

Mit der Stufe 4 beginnt die spezielle Arbeitstherapie durch eine systematische und gezielte Förderung beruflicher Fähigkeiten in Form des Arbeitstrainings. Die Stufen 4–6 lassen auch die Einübung industrieller Tätigkeiten zu, die keine Lehrberufe darstellen. Ab der 4. Stufe gliedert sich das Arbeitstraining in folgende Berufsfelder:

- Hauswirtschaft, Dienstleistungen in Gemeinschaftsküchen, Kantinen und Gaststättengewerbe,
- Garten, Landwirtschaft und Landschaft,
- Farbe,
- Textil,
- Holz,
- Metall,
- kaufmännische Bürotechnik und Verwaltung einschließlich Kulturtechniken,
- Buchbinderei.

Die Auswahl der Berufsfelder ist abhängig vom Standort der Klinik und dessen allgemeinem Arbeitsmarkt. Das hauswirtschaftliche Training ist obligat für alle Rehabilitanten. Vermittelt werden neben den berufsbezogenen Fertigkeiten mit gestufter individueller Belastung und Förderung die Grundvoraussetzungen der Arbeit durch

- Umgang mit der Zeit,
- Einteilung und Pünktlichkeit,
- Motivation zur Selbständigkeit und Leistung,
- Übung manueller Fähigkeiten,
- Übung der Lernfähigkeit,
- Übung von Einstellung und Umstellung,
- Übung von Ausdauer und Zielstrebigkeit,
- Übung von Initiative und Interesse,
- Übung sozialer Bezüge zum Therapeuten, zu Patienten, zur Gruppe,
- Übung der aktiven und passiven Kritikfähigkeit,
- Übung von Handlungsabläufen und
- Übung arbeitsplatzrelevanten Verhaltens.

Die Belastungserprobung stellt den individuellen Fortschritt der Behandlung im Hinblick auf die Anforderungen des allgemeinen Arbeitsmarktes fest für

- den Einsatz besonderer Trainingsschritte und
- die Überprüfung der Arbeitsfähigkeit als Ausdruck der Gesundung.

Sie findet in kooperierenden Betrieben und in den Regiebetrieben der Klinik statt.

Alle Maßnahmen der Beschäftigungstherapie, der Arbeitstherapie, des Arbeitstrainings und der Belastungserprobung haben zur Voraussetzung:

- die biographische Anamnese unter Einschluß der Arbeitsvorgeschichte im Rahmen der medizinisch-psychologischen Untersuchungen,
- die fortlaufende Nachprüfung des Erreichten und
- die Dokumentation anhand standardisierter Beurteilungs- und Verlaufskontrollverfahren, eingeschlossen psychologischer Testmethoden. Die Dokumentation ist Grundlage der gestaffelten Arbeitsprämie.

Die Effizienzkontrolle bildet Mängel ab, weist auf Kompensations- und Hilfsmöglichkeiten und läßt berufliche Eignung erkennen.

Am Anfang jeder Beschäftigungs- und Arbeitstherapie steht die schriftliche Unterrichtung des Patienten über den Sinn von Beschäftigung, Arbeit und Freizeit als Behandlungsmittel (Formblatt A).

Der Patient entscheidet sich für eine oder mehrere der 14 beschäftigungstherapeutischen, der 26 arbeitstherapeutischen, der 9 sporttherapeutischen und der 13 freizeittherapeutischen aufgelisteten Angebote im Ankreuzungsverfahren. Bei der Motivation und der Auswahl nach Interessen und Berufsausbildung sind Krankenschwestern und Krankenpfleger, Arzt oder Psychologe behilflich, soweit der Patient dies wünscht (Formblatt A).

Aufgrund dieser Entscheidung des Patienten erstellt das diagnostisch-therapeutische Team das Formblatt B, das neben dem erlernten Beruf die zuletzt ausgeübte Tätigkeit und die Interessen des Kranken unter Berücksichtigung von Diagnose, Medikation wegen möglicher Nebenwirkungen, Gefährdungshinweise, aber auch die Zeiten enthält, während der der Patient den gewünschten Therapieformen wegen anderer Maßnahmen nicht zur Verfügung stehen kann.

Das Beschäftigungs- und Arbeitsverhalten wird von den zuständigen Therapeuten im Ankreuzverfahren festgehalten. Dieses Formblatt C berücksichtigt

– Erscheinen	– Initiative
– Motivation	– Sozialbeziehungen
– manuelle Fähigkeiten	– Kritikfähigkeit
– Lernfähigkeit	– Handlungsabläufe
– Ausdauer	– Besonderheiten.

Am Ende jeder stationären Behandlung und jeder ambulanten Arbeitstherapie steht der Rehabilitationsbericht, der das Ergebnis der Behandlung dokumentiert, um niedergelassenen Arzt, Werksarzt und Arbeitsverwaltung so kurz wie möglich, aber so ausführlich wie nötig, zu informieren und sich selbst Rechenschaft zu geben über das Erreichte hinsichtlich

– sozialer Beziehungsfähigkeit,
– praktischem Denken und Handeln,
– theoretischem Denken,

- Lernfähigkeit,
- Ausdauer und Belastbarkeit,
- besonderer Gefährdungshinweise.

Wir trainieren seit 1982 im Wichern-Institut Ludwigshafen und seit 1983 in der Westfälischen Klinik für Psychiatrie Münster durch gezielte Programme die Leistungsfähigkeit, nehmen bestehende Ausfälle in Kauf und vermitteln sowohl die Verarbeitung und Anerkennung der Mängel, wie das Erwerben und Aktivieren anderer Fähigkeiten zu deren Ausgleich. Arbeit überwindet die Frustration und bewirkt lebensnotwendige Erfolgserlebnisse. Der Audiovisionseinsatz überzeugt in der Einführung in die Arbeitstherapie ebenso wie in den Einzelschritten zur Leistungssteigerung. Rehabilitation ist geglückt, wenn die Person sich als brauchbarer und geachteter Teil der Gesellschaft fühlt.

Literatur

Bleuler M, Huber G, Gross G, Schüttler R (1976) Der langfristige Verlauf schizophrener Psychosen. Gemeinsame Ergebnisse zweier Untersuchungen. Nervenarzt 47: 577f

Ciompi L (1980) Neues zur Schizophrenie im Lichte jüngerer Langzeituntersuchungen. In: Huber G (Hrsg) Schizophrenie. Stand und Entwicklungstendenzen der Forschung. Schattauer, Stuttgart

Huber G, Gross G, Schüttler R (1979) Schizophrenie. Verlaufs- und Sozialpsychiatrische Langzeituntersuchungen an den 1945 bis 59 in Bonn hospitalisierten schizophrenen Kranken. Monographien aus dem Gesamtgebiet der Psychiatrie, Bd 21. Springer, Berlin Heidelberg New York

Kleinsorge H, Mühlig WG, Schmitz Th, Thies HM (1973) Rehabilitation psychisch Kranker im Industriebetrieb, Diagnostik 6. Verlag für Psychologie Dr. C.J. Hogrefe, 347f

Kraemer S, Sulz KHD, Schmidt R (1987) Lessle R, Kognitive Therapie bei standardversorgten schizophrenen Patienten. Nervenarzt 58: 84f

Lukoff D, Snyder K, Ventura J, Nuechterlein KH (1984) Life events, familial stress and coping in the developmental course of schizophrenia. Schizophr Bull 10: 258f

Mühlig WG et al. Zur Rehabilitation psychisch Kranker im Industriebetrieb, Jahresbericht 1972 über die 12. Jahrestagung der Deutschen Gesellschaft für Arbeitsmedizin. Gentner

Mühlig WG (1977) Psychiatrische Perspektiven im industriellen Ballungs-

raum: Das Überleitungsheim Ludwigshafen. In: Haase (Hrsg) Sozialpsychiatrie. Schattauer, Stuttgart, 131f
Mühlig WG (1984) Die Rehabilitation psychisch Langzeitkranker in die
Privat- und Arbeitswelt. In: Krispin-Exner (Hrsg) Langzeittherapie
psychiatrischer Erkrankungen. Schattauer, Stuttgart New York, 272f
Werner V. Gliederung flankierender Therapieverfahren für unterschiedliche Krankheitsbilder. In: Reimer F (Hrsg) Flankierende Therapieverfahren in der Psychiatrie. Weissenhof, 129f

Formblätter können beim Verfasser angefordert werden.

Angehörigengruppe

Video in der psychiatrischen Forschung:
Die Veränderbarkeit des mimischen Ausdrucks
bei Angehörigen psychiatrischer Patienten[*]

F. Schneider, D. Leitner und H. Heimann

Angehörige psychiatrischer Patienten werden zunehmend in die Behandlung einbezogen. Empirisch gut gesicherte Ergebnisse zeigen, daß die familiäre Atmosphäre den Verlauf von schizophrenen und affektiven Erkrankungen wesentlich beeinflußt (Brown et al. 1972; Falloon 1988; Hooley et al. 1986; Miklowitz et al. 1988; Vaughn u. Leff 1976; Vaughn et al. 1984). Kritische, feindselige und emotional überinvolvierte Einstellungen der Angehörigen zum Patienten sind demnach mit einem erhöhten Rückfallrisiko verbunden. Dagegen fanden frühe Theorien, die der Familie eine kausale Rolle bei der Entstehung der Schizophrenie zuschrieben (Bateson et al. 1956; Fromm-Reichmann 1948; Lidz et al. 1957; Wynne et al. 1958), keine empirische Bestätigung.

Auch sind die meisten Angehörigen selbst stark belastet, wenn ein Familienmitglied psychisch erkrankt ist (Creer u. Wing 1984; Fadden et al. 1987; Kreisman u. Joy 1974). Häufige emotionale Reaktionen sind Angst, Schuldgefühle, Hilflosigkeit, Depression und Verärgerung. Die Verunsicherung der Angehörigen hängt teilweise auch mit einem allgemeinen Informationsdefizit über psychische Erkrankungen zusammen (Anderson et al. 1980). So beklagen Angehörige häufig, von den behandelnden Ärzten nur unzureichend informiert zu werden (Hohl 1983).

Diese Erkenntnisse führten zunächst zur Entwicklung einer Reihe von angehörigen- und familienorientierten Interventionskonzepten in der Behandlung schizophrener Patienten. Dabei

---

[*] Unveränderter Nachdruck aus *Video-Informationen* (1991). Mit freundlicher Genehmigung.

konnte nachgewiesen werden, daß die einzelnen Programme, die vor allem auf eine umfassende Informationsvermittlung über die Erkrankung sowie den Aufbau von konkreten Bewältigungsstrategien und die Verbesserung des familiären Klimas abzielten, eine wesentliche Reduktion der Rückfallraten bewirkten (Falloon et al. 1984; Goldstein et al. 1978, Hogarty et al. 1986; Leff et al. 1982; Tarrier et al. 1988). Im deutschsprachigen Raum berichteten z.B. Lewandowski u. Buchkremer (1988) von günstigen Effekten bei therapeutischer Gruppenarbeit mit Angehörigen schizophrener Patienten.

Einige Studien wiesen darauf hin, daß psychoedukativ orientierte Familieninterventionen auch bei Patienten mit anderen psychiatrischen Störungen wirksam sind (Glick et al. 1985; Haas et al. 1988; Spencer et al. 1988).

Ziel der vorliegenden anwendungsbezogenen Untersuchung war es, ein praktikables Angehörigenprogramm für die stationäre psychiatrische Routineversorgung zu entwickeln. Es sollte überprüft werden, ob damit positive Effekte auf den Krankheitsverlauf der Patienten und die emotionale Belastung der Angehörigen erzielt werden können. Zudem sollte untersucht werden, ob die Gruppenteilnahme Veränderungen in der Interaktion zwischen Angehörigen und Patienten bewirkt. Zur Überprüfung gerade dieser Fragestellung wurde Video mehrfach im Zeitverlauf eingesetzt.

Untersuchungsmethode

Patienten und Angehörige

An der Untersuchung waren 12 Patienten und 16 erwachsene Angehörige beteiligt. Von den 12 Patienten (9 männlich, 3 weiblich) hatten 6 Patienten eine Schizophrenie, 2 eine andere psychotische, 3 eine affektive und 1 Patient eine Tic-Störung (Kriterien nach DSM-III-R; Wittchen et al. 1989). Die Patienten waren durchschnittlich 30,8 Jahre alt (SD = 11,5). Acht (67%) waren unverheiratet, 4 (33%) verheiratet. Neun (75%) waren erstmals hospitalisiert. Die durchschnittliche Erkrankungsdauer

betrug 5,2 Jahre (SD = 6,8). Zum Zeitpunkt der Angehörigengruppe befanden sich alle Patienten in stationärer Behandlung
auf einer geschlossenen Station der Universitäts-Nervenklinik
Tübingen. Zehn Patienten konnten kurz vor oder nach Abschluß
der Angehörigenarbeit entlassen werden.

Unter den 16 Gruppenteilnehmern waren 8 Mütter, 4 Väter, 3
Ehefrauen und 1 Ehemann im Alter von 25 bis 75 Jahren
(M = 49,2). Vom Sozialstatus her waren die Teilnehmer der un-
teren bis gehobenen Mittelschicht zuzuordnen.

Psychoedukative Angehörigengruppe

Das Programm umfaßte 8 wöchentlich stattfindende Sitzungen
von jeweils 90 min Dauer. Die Angehörigenarbeit hatte das Ziel,
Informationen über psychiatrische Erkrankungen und den Umgang damit zu vermitteln, Austausch und Aussprache zu ermöglichen sowie eine emotionale Entlastung der Angehörigen zu
bewirken. Vor der ersten Gruppensitzung wurde mit dem Patienten und seinen Angehörigen ein ausführliches Gespräch über
die Erkrankung und die Ziele der Gruppe geführt.

In der ersten Sitzung sollten die Gruppenleiter (Stationsarzt,
Psychologin, Stationsschwester) und die Angehörigen miteinander bekannt werden, um so eine vertrauensvolle Atmosphäre zu
schaffen. Die folgenden 7 Sitzungen hatten einen strukturierteren
Ablauf: Es wurden Informationen über Epidemiologie, Symptomatik, mögliche Ursachen, Verlauf und Behandlungsmöglichkei-
ten psychiatrischer Erkrankungen vermittelt. Zudem wurden
Möglichkeiten des Umgangs mit dem erkrankten Familienmitglied sowie die Bewältigung von Krisensituationen besprochen.
Stichpunkte wurden den Angehörigen auf Informationsblättern
zu jedem Termin ausgeteilt. Die Angehörigen wurden ermutigt,
persönliche Erfahrungen auszutauschen und sich gegenseitig zu
unterstützen. Die Notwendigkeit, eigene Interessen und soziale
Kontakte zu pflegen, wurde betont.

Untersuchungszeitpunkte waren vor Beginn und nach Abschluß der Intervention sowie bei einer Katamnese 9 Monate nach Untersuchungsbeginn. Zur Dokumentation des Krankheitsverlaufes wurde die psychopathologische Symptomatik der Patienten zu den 3 Untersuchungszeitpunkten bestimmt (*Befindlichkeitsskala*: Bf-S, Collegium Internationale Psychiatriae Scalarum (CIPS) 1986; *Brief Psychiatric Rating Scale*: BPRS, CIPS 1986: *Global Assessment Scale*: GAS, Endicott et al. 1976; *Hamilton-Depressions-Skala*: HAMD, CIPS 1986; *Scale for the Assessment of Negative Symptoms*: SANS, Ackenheil et al. 1985). Den Angehörigen wurden Fragebögen zur Einschätzung der subjektiv empfundenen Belastung (Scherrmann 1989, unveröffentlicht) und von Veränderungen (Fiedler et al. 1986) sowie ein selbstentwickelter 18 Items umfassender Fragebogen zur Beurteilung der Gruppe vorgelegt.

Als Maß für die Qualität der sozialen Interaktion wurde zu den 3 Untersuchungszeitpunkten ein jeweils 10minütiges Gespräch zwischen dem Patienten und seinem Angehörigen auf Video aufgezeichnet. Acht Paare erklärten sich dazu bereit (Katamnese: 7). Die Aufnahmen wurden im Arztzimmer auf Station durchgeführt. Dem Patienten und den Angehörigen wurde die Aufgabe gestellt, das nächste gemeinsam zu verbringende Wochenende zu planen.

Von Patienten wie den Angehörigen wurde im Anschluß an die Aufnahmen berichtet, daß sie sich durch die technische Anlage sowie durch die Aufnahme selbst kaum beeinflußt fühlten.

Nach Abschluß der gesamten Untersuchung wurden die Videoaufzeichnungen in systematisch variierter Abfolge 5 untrainierten studentischen Ratern (mittleres Alter 25 Jahre), die weder die Untersuchungsziele, die Zeitpunkte der einzelnen Aufnahmen, noch die zu beurteilenden Personen kannten, vorgeführt. Zu Beginn der ersten Sitzung wurde ein Proberating durchgeführt, um die Rater mit der Methode vertraut zu machen. Der mimische Ausdruck der Angehörigen wurde hinsichtlich der dargestellten Expressivität (definiert als Intensität mimischer Bewegungen) sowie der Ausprägung von einzelnen Grundemotionen (Freude,

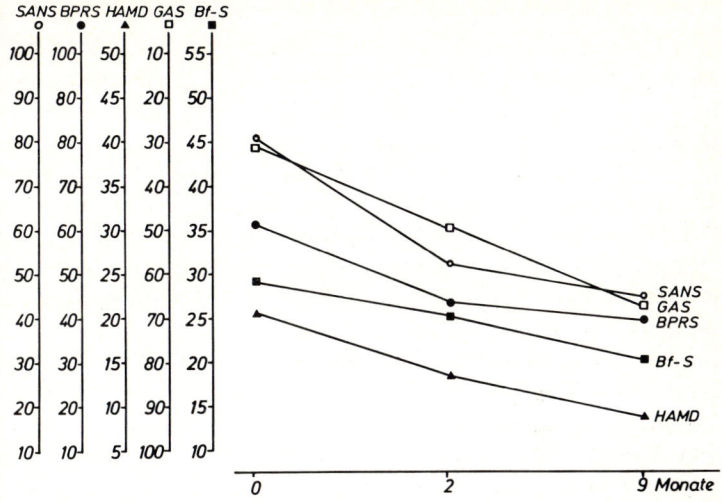

Abb. 1. Dokumentation des Krankheitsverlaufs der Patienten (0 und 2 Monate: N = 12; 9 Monate: N = 10)

Trauer, Ärger, Angst) und kritischer Haltung, Feindseligkeit, Überfürsorglichkeit und Gleichgültigkeit auf einer 5stufigen unipolaren Intensitätsskala (0: gar nicht–4: sehr stark) beurteilt. Die einzelnen aufgezeichneten Gespräche wurden in 2 Abschnitten ausgewertet (3.–6. und 7.–10. min). Auf die Auswertung der ersten beiden Minuten der Gespräche wurde verzichtet, da wir davon ausgingen, daß die Probanden eine gewisse Gewöhnungsphase benötigten. Den statistischen Berechnungen wurde der Mittelwert der beiden Ratings pro Videogespräch zugrunde gelegt.

Ergebnisse

Bei den Patienten zeigten sich im Untersuchungszeitraum Verbesserungen im psychopathologischen Status, in der psychosozialen Anpassung und im Ausmaß der Negativsymptomatik (Abb. 1).

Keiner der 10 entlassenen Patienten erlitt im Untersuchungszeitraum einen Rückfall, wobei die Kriterien für einen Rückfall entweder die Notwendigkeit einer erneuten stationären Behandlung bzw. subjektiv erlebte Verschlechterungen im psychopathologischen Zustand für länger als einen Tag waren.

Bei den Angehörigen erbrachten die Ergebnisse eine signifikante Abnahme der selbsteingeschätzten Belastung (F $(2,28) = 9,54$; $p = 0.001$). Subjektiv erlebte Veränderungen aufgrund der Gruppenteilnahme wurden in folgenden Bereichen erlebt (Angaben nach Abschluß der Gruppe sowie bei der Katamnese von mindestens 75 % der Angehörigen): Die Eigenarten des erkrankten Familienmitgliedes besser zu verstehen, eher akzeptieren zu können, wenn der Patient sich zurückziehen möchte, sich im Umgang mit dem Patienten sicherer zu fühlen und sich mit ihm besser zu verstehen. Alle Angehörigen gaben an, daß die in der Gruppe besprochenen Themen hilfreich für sie waren. Als wichtigste Erfahrungen wurden die Aufklärung über verschiedene Syndrome sowie der Austausch mit anderen Betroffenen genannt.

Entsprechend dem Vorschlag von Asendorpf u. Wallbott (1979) wurde mit einem varianzanalytischen Ansatz eine adjustierte Reliabilität der mittleren Ratings bestimmt. Die Reliabilitäten für die Skalen „Freude", „Trauer" und „Expressivität" waren am höchsten (zwischen 0.74 und 0.78). Die Koeffizienten für die Skalen „Ärger", „Angst" und „Feindseligkeit" lagen im mittleren Bereich (zwischen 0.57 und 0.68), während die Reliabilitäten für die Skalen „kritische Haltung", „Überfürsorglichkeit" und „Gleichgültigkeit" als nicht zufriedenstellend bezeichnet werden müssen (zwischen 0.33 und 0.42). Der mimische Ausdruck von Grundemotionen ist damit eindeutiger zu beurteilen als der von spezifischen Einstellungen und Haltungen.

Bezüglich der Qualität der Interaktionen zwischen Angehörigen und Patienten zeigte sich im mimischen Ausdruck der Angehörigen über die 3 Untersuchungszeitpunkte hinweg eine signifikante Abnahme im Ausdruck von Feindseligkeit (F $(2,68) = 4,96$; $p = 0.010$) und Überfürsorglichkeit (F $(2,68) = 4,22$; $p = 0.019$), obschon die mimische Expressivität unverändert blieb (Abb. 2).

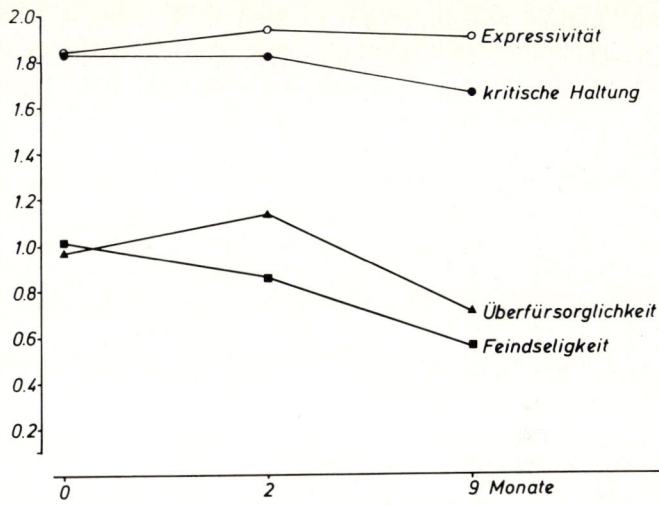

Abb. 2. Beurteilter mimischer Ausdruck der Angehörigen (0 und 2 Monate: N = 8; 9 Monate: N = 7)

Eine Veränderung der beurteilten Grundemotionen sowie der weiteren Skalen über die 3 Untersuchungszeitpunkte trat nicht auf.

Diskussion

Vergleicht man die Ergebnisse der vorliegenden Untersuchung mit anderen Familieninterventionsstudien, so spricht die Rückfallrate von Null % dafür, daß die psychoedukative Angehörigenarbeit günstige Effekte auf den Krankheitsverlauf der Patienten hatte (Falloon et al. 1984; Goldstein et al. 1978; Hogarty et al. 1986; Leff et al. 1985; Tarrier et al. 1988). Die Angehörigen fühlten sich aufgrund der Gruppenteilnahme emotional entlastet und sicherer im Umgang mit den Patienten. Darüber hinaus zeigte die Rückmeldung der Angehörigen, daß das vorgestellte Programm ihren Wünschen nach Informationsvermittlung und gegenseitigem Austausch mit anderen Angehörigen entgegenkam.

In der mit Video aufgezeichneten Interaktionssituation zwischen Angehörigen und Patienten zeigte sich im mimischen Ausdruck der Angehörigen eine Abnahme insbesondere von Feindseligkeit, was möglicherweise eine Verbesserung im familiären Klima widerspiegelt.

Obwohl die Interpretierbarkeit der vorliegenden Ergebnisse aufgrund des Fehlens einer Kontrollgruppe eingeschränkt ist, weisen die Ergebnisse insgesamt darauf hin, daß die psychoedukative Gruppenintervention mit Angehörigen psychiatrischer Patienten einen effektiven Bestandteil der stationären Routineversorgung darstellen kann. Zudem hat sich der Einsatz von Videotechnik in der Überprüfung der Wirksamkeit der Interventionen als sinnvoll erwiesen.

Literatur

Ackenheil M, Dieterle DM, Eben E, Pakesch G (1985) Beurteilung der Minussymptomatik (SANS). Münchner Version. Psychiatrische Klinik der Universität, München

Anderson CM, Hogarty GE, Reiss DJ (1980) Family treatment of adult schizophrenic patients: A psychoeducational approach. Schizophr Bull 6: 490–505

Asendorpf J, Wallbott HG (1979) Maße der Beobachterübereinstimmung: Ein systematischer Vergleich. Z Sozpsychol 10: 243–252

Bateson G, Jackson DD, Haley J, Weakland J (1956) Toward a theory of schizophrenia. Behav Sci 1: 251–264

Brown GW, Birley JLT, Wing JK (1972) Influence of family life on the course of schizophrenic disorders: A replication. Br J Psychiatry 121: 241–258

Collegium Internationale Psychiatriae Scalarum (CIPS) (1986) Internationale Skalen für Psychiatrie. Beltz, Weinheim

Creer C, Wing JK (1984) Der Alltag mit schizophrenen Patienten. In: Katschnig H (Hrsg) Die andere Seite der Schizophrenie, 2. Aufl. Urban & Schwarzenberg, München, S 97–164

Endicott J, Spitzer RL, Fleiss JL, Cohen J (1976) The Global Assessment Scale. A procedure for measuring overall severity of psychiatric disturbance. Arch Gen Psychiatry 33: 766–771

Fadden G, Bebbington P, Kuipers L (1987) The burden of care: The impact of functional psychiatric illness on the patient's family. Br J Psychiatry 150: 285–292

Falloon IRH (1988) Expressed emotion: current status. Psychol Med 18: 269–274

Falloon IRH, Boyd JL, McGill CW (1984) Family care of schizophrenia. Guilford Press, New York

Fiedler P, Niedermeier T, Mundt C (1986) Gruppenarbeit mit Angehörigen schizophrener Patienten. Psychologie Verlags Union, München

Fromm-Reichmann F (1948) Notes on the development of treatment of schizophrenics by psychoanalytic psychotherapy. Psychiatry 11: 263–273

Glick ID, Clarkin JF, Spencer JH, Haas GL, Lewis AB, Peyser J, De Mane N, Good-Ellis M, Harris E, Lestelle V (1985) A controlled evaluation of inpatient family intervention. I. Preliminary results of the six-month follow-up. Arch Gen Psychiatry 42: 882–886

Goldstein MJ, Rodnick EH, Evans JR, May PRA, Steinberg MR (1978) Drug and family therapy in the aftercare of acute schizophrenics. Arch Gen Psychiatry 35: 1169–1177

Haas GL, Glick ID, Clarkin JF, Spencer JH, Lewis AB, Peyser J, De Mane N, Good-Ellis M, Harris E, Lestelle V (1988) Inpatient family intervention: A randomized clinical trial. II. Results at hospital discharge. Arch Gen Psychiatry 45: 217–224

Hogarty GE, Anderson CM, Reiss DJ, Kornblith SJ, Greenwald DP, Javna CD, Madonia MJ, EPICS Schizophrenia Research Group (1986) Family psychoeducation, social skills training, and maintenance chemotherapy in the aftercare treatment of schizophrenia: I. One year effects of a controlled study on relapse and expressed emotion. Arch Gen Psychiatry 43: 633–642

Hohl J (1983) Gespräche mit Angehörigen psychiatrischer Patienten. Psychiatrie-Verlag, Rehburg-Loccum

Hooley JM, Orley J, Teasdale JD (1986) Levels of expressed emotion and relapse in depressed patients. Br J Psychiatry 148: 642–647

Kreisman DE, Joy VD (1974) Family response to the mental illness of a relative: A review of the literature. Schizophr Bull 10: 34–57

Leff J, Kuipers L, Berkowitz R, Eberlein-Fries R, Sturgeon D (1982) A controlled trial of social intervention in the families of schizophrenic patients. Br J Psychiatry 141: 121–134

Lewandowski L, Buchkremer G (1988) Therapeutische Gruppenarbeit mit Angehörigen schizophrener Patienten. Ergebnisse zweijähriger Verlaufsuntersuchungen. Z Klin Psychol 17: 210–224

Lidz T, Fleck S, Cornelison AR, Terry D (1957) The intrafamilial environment of the schizophrenic patient: Marital schism and marital skew. Am J Psychiatry 114: 241–248

Miklowitz DJ, Goldstein MJ, Nuechterlein KH, Snyder KS, Mintz J (1988) Family factors and the course of bipolar affective disorder. Arch Gen Psychiatry 45: 225–231

Spencer JH, Glick ID, Haas GL, Clarkin JF, Lewis AB, Peyser J, De Mane N, Good-Ellis M, Harris E, Lestelle V (1988) A randomized clinical trial of inpatient family intervention, III: Effects at 6-month and 18-month follow-ups. Am J Psychiatry 145: 1115–1121

Tarrier N, Barrowclough C, Vaughn C, Bamrah JS, Porceddu K, Watts S, Freeman H (1988) The community management of schizophrenia. A controlled trial of behavioral intervention with families to reduce relapse. Br J Psychiatry 153: 532–542

Vaughn CE, Leff JP (1976) The influence of family and social factors on the course of psychiatric illness. A comparison of schizophrenic and depressed neurotic patients. Br J Psychiatry 129: 125–137

Vaughn CE, Snyder KS, Jones S, Freeman WB, Falloon IRH (1984) Family factors in schizophrenic relapse. Replication in California of British research on expressed emotion. Arch Gen Psychiatry 41: 1169–1177

Wittchen H-U, Saß H, Zaudig M, Koehler K (1989) Diagnostisches und statistisches Manual psychischer Störungen DSM-III-R. Beltz, Weinheim

Wynne LC, Ryckoff J, Day J, Hirsch S (1958) Pseudomutuality in the family relations of schizophrenics. Psychiatry 21: 205–220

Lithium-Sprechstunde

Tonbandaufnahmen von Gesprächen zwischen Arzt und Patient in der Lithium-Sprechstunde

J. Bohlken und T. Bihl

Das ärztliche Sprechstundengespräch bei der medikamentösen Langzeittherapie von Patienten mit affektiven Psychosen ist in der Bundesrepublik mit Hilfe von Tonträgern oder Videoaufnahmen noch nicht untersucht worden. Die interaktive Ausgestaltung der Arzt-Patient-Beziehung im Gespräch mag jedoch für den Behandlungserfolg von besonderer Bedeutung sein.

Nach wie vor stellt Lithium für die Rückfallverhütung unipolarer, bipolarer und schizoaffektiver Psychosen die Therapie der ersten Wahl dar: Unter der Langzeitprophylaxe mit Lithium sind Rückfälle weniger häufig, weniger intensiv oder verschwinden völlig (Müller-Oerlinghausen u. Greil 1986). Vieles bezüglich des Therapieverlaufs ist jedoch unbekannt. Einigen Patienten kann man mit Lithium nicht helfen, obwohl Lithium helfen würde. Schou (1988) hat jüngst auf folgende 4 Faktoren hingewiesen, die zu einem Mißlingen der Lithium-Therapie beitragen können:

Non-Start,
Non-Compliance,
Drop-Out,
Non-Response.

Wenn die Patienten Lithium nicht nehmen, kann es nicht helfen. Diese Situation ist gegeben, wenn Lithium nicht verschrieben wird (Non-Start) oder wenn Lithium verschrieben wird, aber vom Patienten nicht genommen wird (Non-Compliance), oder wenn die Lithium-Therapie – aus welchen Gründen auch immer – abgebrochen wird (Drop-Out). Lithium hilft auch dann nicht, wenn es genommen wird, aber keinen Effekt hat (Non-Response). Bei der Untersuchung dieser Faktoren kommt der genauen Erfassung

Tabelle 1: Unterschiedliche Drop-out-Raten während der Langzeitprophylaxe mit Lithium

Krankenhaus Risskov	Lithium-Katamnese Freie Universität Berlin
1. Halbjahr 50% 1.–2. Jahr 25% 4.–5. Jahr 10%	Durchschnittliche Drop-Out-Rate von 10% pro Jahr
Keine spezielle Lithium-Ambulanz	Spezielle Lithium-Ambulanz mit durch- schnittlich 8 Arzt-Kontakten pro Jahr

der Rezidive und der symptomfreien Intervalle eine besondere Bedeutung zu (Müller-Oerlinghausen et al. 1988; Volk et al. 1986; Priebe u. Wildgrube 1988).

Neuere Studien aus Dänemark und der Bundesrepublik zeigen, daß die unterschiedliche Organisation der Lithiumbehandlung für den Erfolg der Therapie bedeutend sein könnte. In der Psychiatrischen Klinik in Risskov (Dänemark), wo keine spezielle Lithium-Ambulanz eingerichtet ist, liegen die Drop-Out-Raten im ersten Halbjahr bei 50% (Aagaard 1988), im 1. und 2. Behandlungsjahr bei 25% und im 4.–5. Behandlungsjahr bei 10% (Vestergaard 1988). In der seit 1967 bestehenden Lithium-Katamnese der Freien Universität Berlin wurde eine durchschnittliche Abbruchrate von 10% pro Jahr festgestellt (Volk et al. 1986). Dort, wo keine speziellen Lithium-Ambulanzen eingerichtet sind, sind die Abbruch-Raten der Lithiumbehandlung deutlich höher (vgl. Tabelle 1).

Diese Ergebnisse weisen darauf hin, daß man mehr Kenntnisse haben sollte über die Frage, wie oft und in welcher Art und Weise der Arzt mit dem mit Lithium behandelten Patienten spricht. Aus unserer Klinik sind Kontaktzahlen für verschiedene Jahreskohorten veröffentlicht. Sie liegen ziemlich konstant bei ca. 8 Arzt-Kontakten pro Jahr (Müller-Oerlinghausen 1977). Auch die Befragung unserer Patienten ergab, daß das Gespräch mit dem Arzt für sie bei der Beurteilung der Gesamtbetreuung in der Ambulanz ganz im Mittelpunkt steht. 82% der Patienten empfinden das

Gespräch mit dem Arzt als hilfreich. 67 % der Patienten fühlen sich unmittelbar nach dem Gespräch mit ihrem Arzt besser und immerhin 38 % der Patienten halten die Gesamt-Betreuung in der Lithium-Ambulanz einschließlich der Arzt-Gespräche für wichtiger als die Einnahme der Lithium-Tabletten selbst (Wildgrube 1989).

Fragestellung und Methode

In einer Pilotstudie wurden deshalb 24 Arzt-Patient-Gespräche auf Tonband mitgeschnitten. Die Fragestellung beschränkt sich zunächst darauf, abzuklären

1. Welche subjektiven Einschätzungen des Patienten prädizieren die Zufriedenheit des Patienten mit dem Arzt-Patient-Gespräch?
2. Welche Parameter kennzeichnen im subjektiven Erleben der Patienten ein hilfreiches Gespräch mit dem Arzt?
3. Welche Gesprächspassagen lassen sich einzelnen Funktionen des pharmakotherapeutischen Gesprächs zuordnen?

Die Patienten wurden dabei vor dem Gespräch auf einer visuellen Analogskala nach ihrem gesundheitlichen Zustand, nach der Akzeptanz der Behandlung, nach ihrem Medikamentenvertrauen und nach Klagen über unerwünschte Arzneimittelwirkungen befragt. Nach dem Gespräch wurden die Patienten um eine Gesprächseinschätzung gebeten. Wiederum auf einer visuellen Analogsskala sollten sie einschätzen, ob das Gespräch hilfreich war, ob der Arzt sich verständlich ausgedrückt hatte, ob er sich genügend Zeit genommen hat, ob es vorgekommen ist, daß der Arzt sie kritisiere, und schließlich, ob der Patient noch offene Probleme oder Fragen nach dem Gespräch habe. Zusätzlich war der bisherige Krankheitsverlauf bekannt, der mittels eines Morbidity-Index erhoben wurde, der die Anzahl und Schwere der bisherigen Rezidive wiedergab (vgl. Coppen et al. 1973).

Zur Identifikation wichtiger Gesprächspassagen wurden die Arzt-Patient-Gespräche auf Tonband mitgeschnitten und anschließend transskribiert. Verwendet wurden Grundig-Stenoret-

Tabelle 2: Prädiktoren für ein hilfreiches Gespräch mit dem Patienten

Der Patient schätzt das Gespräch umso hilfreicher ein,	
– je höher die Akzeptanz der Behandlung	(.4365*)
– je geringer das Klagen über unerwünschte Arzneimittel-Wirkungen	(.4177*)
– je besser der subjektive Gesamtzustand	(.4419*)
– Medikamenten-Vertrauen	(.0650)
– Morbidity Index	(.0794)

In Klammern: Produkt-Moment-Korrelation nach Pearson
N = 24   *p < 0.05

ten 2300 L, die durch Schaltung auf „Konferenzaufnahme" eine für die erforderliche Transskription ausreichende Wiedergabequalität boten. Die Vorteile dieses einfachen Aufnahmeverfahrens lagen in der leichten Verfügbarkeit und Vertrautheit der Ambulanzärzte mit diesen Geräten, die sie selbst bedienen mußten. Auch die Patienten, die zuvor ihre Zustimmung zur Untersuchung gegeben hatten, sahen sich einer vertrauten Situation gegenüber, da in der Regel jedes Arztzimmer mit einer derartigen Stenorette ausgestattet war.

Ergebnisse

ad 1. Bei den Ergebnissen ist vor allem interessant, daß der Morbidity-Index (vgl. Coppen et al. 1973), ein Maß für die Rezidivhäufigkeit, sowie das Medikamentenvertrauen, keinen Hinweis auf die Zufriedenheit des Patienten mit dem Arzt-Patient-Gespräch gibt. Hohe Akzeptanz der Gesamtbehandlung, wenig Klagen über unerwünschte Arzneimittelwirkungen und allgemeines Wohlbefinden sind gute Prädiktoren für ein hilfreiches Gespräch. Umgekehrt kann also vermutet werden, daß die Gespräche für den Arzt dann schwierig werden und vom Patienten als wenig hilfreich erlebt werden, wenn die Behandlung nicht akzeptiert wird, wenn Klagen über unerwünschte Arzneimittelwirkungen vorhanden sind und wenn der Patient seinen Gesamtzustand als schlecht einschätzt (vgl. Tabelle 2).

Tabelle 3: Gesprächseinschätzung durch den Patienten

Der Patient schätzt das Gespräch mit dem Arzt dann als hilfreicher ein, wenn

– der Arzt sich genügend Zeit genommen hat	(.5309**)
– der Arzt sich verständlich ausgedrückt hat	(.5366**)
– der Arzt den Patienten nicht kritisiert	(.3075*)
– der Patient keine offenen Fragen mehr hat	(.3694*)

In Klammern: Produkt-Moment-Korrelation nach Pearson
$N = 24$ $*p < 0.10$ $**p < 0.01$

ad 2. Wie soll nun ein hilfreiches Gespräch aus der Sicht des Patienten aussehen? Die Gespräche werden dann als hilfreicher erlebt, wenn sich der Arzt im subjektiven Erleben der Patienten genügend Zeit nimmt, sich verständlich ausdrückt, den Patienten nicht kritisiert und im Anschluß an das Gespräch für den Patienten keine offenen Fragen oder Probleme weiterbestehen. Die subjektive Einschätzung der Patienten verweist damit auf die Bedeutung sogenannter „therapeutischer Basisvariablen" (Linden 1983), die im pharmakotherapeutischen Gespräch verwirklicht sein sollten (vgl. Tabelle 3).

ad 3. Fragt man nach den Funktionen des pharmakotherapeutischen Gesprächs in der Lithium-Katamnese, so kann man auf folgende Gesichtspunkte verweisen (vgl. Linden 1986):

a) Achtung des Selbstverfügungsrechts des Patienten,
b) Unterstützung und Verbesserung der Medikamentenwirkung selbst,
c) Vermeidung und Erkennung von unerwünschten Arzneimittelwirkungen,
d) Maßnahmen zur Verbesserung der Compliance,
e) Psychotherapeutische Aufgaben unter Einbeziehung des sozialen Umfeldes.

Für einen ersten deskriptiv orientierten Auswertungsschritt wurden Gesprächspassagen ausgesucht, die sich diesen Funktionen zuordnen lassen. Dieses Verfahren soll dazu dienen, ein Kategoriensystem zu entwickeln, mit Hilfe dessen eine größere Zahl von Gesprächen quantitativ untersucht werden kann. Die hier vorgestellten Passagen haben somit zunächst nur illustrativen Charakter. Wir beschränken uns deshalb nur auf eine kleine Auswahl von Textpassagen.

ad a: Zur Wahrung und Achtung des Selbstverfügungsrechts des Patienten gehört, daß der Arzt sich über die Behandlungserwartungen und die Krankheitsinterpretation des Patienten informiert, daß er dann aus ärztlicher Sicht wichtige Informationen zur Beurteilung des gegebenen Falls gibt, was bedeutet, daß er die Vor- und Nachteile einer vorgesehenen Behandlung und der Behandlungsalternativen darstellt. Schließlich muß er auch die Beurteilung durch den Patienten und dessen Entscheidung über das weitere Procedere zur Kenntnis nehmen und sich danach richten. Diese Aufgabe ist insbesondere zu Beginn der Lithium-Therapie von herausragender Bedeutung.

ad b: Bezüglich der Unterstützung und Verbesserung der Medikamentenwirkung selbst ist es wichtig, nicht nur die Therapieerwartung des Patienten, sondern auch die Einstellung des Arztes zur Behandlung zu berücksichtigen. Hält nämlich ein Arzt nicht viel von einer eingeleiteten Behandlung, dann sind auch die Behandlungseffekte geringer, als wenn er die Behandlung für wichtig und wirksam hält (Rickels 1968). Arzteinstellungen sollen dem Patienten mitgeteilt werden, wobei es nicht nur auf die Vermittlung des kognitiven, sondern auch auf die Vermittlung des affektiven Teils der „Botschaft eines therapeutischen Optimismus" ankommt. Hierzu möchten wir folgendes Beispiel anführen:

Arzt: Das (Medikamentenname) ist insofern ein sehr gutes Medikament, weil es einige Nebenwirkungen, die andere Neuroleptika haben, nicht hat. Das ist der erste große Vorzug und es hat sogar, es hat einen antidepressiven Effekt. Das heißt, es ist trotz der Nebenwirkungen sehr sinnvoll. (Pause) Dann machen wir nicht die ganz vorsichtige Tour und Sie nehmen $3/4$.

Patient: Ja, 75.

Arzt: 75, wenn's Ihnen nicht zu lästig ist.

Parient: Nein, nein, es geht schon.

ad c: Es ist eine Selbstverständlichkeit, daß unerwünschte Arzneimittelwirkungen nach Möglichkeit vermieden werden sollten. Zur Vermeidung von Arzneimittelschädigungen muß der Patient vorab genau über mögliche Gefährdungen und gegebenenfalls einzuschlagende Gegenmaßnahmen informiert werden. Nicht nur Nebenwirkungen, die zu einer ernsthaften Gesundheitsschädigung führen, sondern gerade auch jene bagatellhaften Befindensstörungen, die häufig am Anfang einer medikamentösen psychiatrischen Behandlung stehen, müssen vom Arzt besprochen werden, denn viele Patienten setzen eine an sich sinnvolle Medikation eigenständig ab und tun dies seltener wegen schwerer Nebenwirkungen, sondern in der überwiegenden Zahl der Fälle im Zusammenhang mit eher bagatellhaften Begleiterscheinungen. Generell gilt dabei die Regel, daß die potentiellen Nebenwirkungen, über die ein Arzt mit seinem Patienten gesprochen hat, deshalb nicht häufiger auftreten, jedoch leichter toleriert werden (Blackwell 1983).

ad d: Das Absetzen von Arzneimitteln geschieht häufig nicht nur wegen irgendwelcher Nebenwirkungen, sondern in vielen Fällen wegen Problemen in der Arzt-Patient-Beziehung. Weil Diskrepanzen zwischen Arzt und Patient ein wichtiger Grund für eine unzureichende Patienten-Compliance sind, ist es für die Arzt-Patient-Beziehung wichtig, die Therapievorschläge und Therapieerwartungen gegenseitig abzustimmen.

Folgende Gesprächspassage illustriert bei einem 68jährigen Patienten, der seit 22 Jahren an einer bipolaren affektiven Psychose leidet und nach einer 2jährigen Lithium-Therapie wegen Non-Response auf Carbamazepin umgestellt wurde, die Schwierigkeiten, wenn Medikamente nicht helfen:

Patient: Vor allen Dingen in meinem Alter muß ich mich darauf einstellen, daß diese Medikamente, die ich bekomme, mal helfen und mal nicht helfen. Daß es gewisse Perioden gibt, wo die alle nicht nützen, wo ich trotzdem absacke und möglicherweise, weil ich sie nehme, auch wieder hochkomme.

Arzt: Also ich denke auch, also man kann ja nicht sagen, daß Medikamente bei Ihnen gar nicht wirken. Aber es ist halt schwierig. (Patient unterbricht)

Patient: sehr schwierig, das Richtige zu finden. Und nach 'ner gewissen Zeit verlieren die Biester wahrscheinlich ihre Wirkung.

Arzt: An sich nicht, aber wenn's bei Ihnen so ist.

Patient: Wenn Sie zurückdenken, die 12 Jahre jetzt, die ich hinter mir mit diesem Zeug habe, nicht wahr, immer wieder 'was anderes. Das hat 'ne Weile geholfen, dann war's weg, dann war's wieder nichts. Das hat mich auf den Gedanken gebracht, daß eben alle

Medikamente, die ich mir zuführe oder die ich zugeführt bekomme, nach 'ner gewissen Zeit Gewöhnung sind und nicht mehr wirken oder zumindest kaum noch wirken.

Arzt: Müssen wir halt immer wieder auch ausprobieren bei Ihnen, was sie nehmen.

Patient: Richtig, neu ausprobieren. Damit muß ich mich abfinden.

ad e: Bezüglich der therapeutischen Aufgaben in der Lithiumsprechstunde ist zu berücksichtigen, daß gewisse „therapeutische Basisvariablen" angemessen verwirklicht sein sollen. Darunter versteht man eine nicht kritisierende Grundeinstellung des Arztes, das Vermögen des Arztes, sich in die Perspektive des Patienten zu versetzen, eine Ausstrahlung von Wahrhaftigkeit und Echtheit des Arztes sowie Interesse und Engagement für den Patienten als Individuum. Hinsichtlich der verbalen Kommunikation gelten zunächst einmal die üblichen Gebote, sich dem Patienten gegenüber verständlich auszudrücken und ihn nicht mit zu vielen Informationen auf einmal zu erschlagen (vgl. Linden 1983).

Darüber hinaus ist es wichtig, daß der Patient den Umgang mit der Erkrankung und der Behandlung erst erlernen muß. Hinzu kommt (vgl. Rüger 1986), daß sich im Verlauf der Lithium-Langzeitmedikation durch partielle Veränderungen der Persönlichkeitsstruktur neurotische Konflikte aktualisieren können. Innerhalb der Familie des Patienten sind im Verlauf der Erkrankung nachhaltige dynamische Veränderungen möglich. Alterstypische Schwellensituationen, die zwangsläufig wegen der langen Dauer der Behandlung erreicht werden, entwickeln zusätzliche Konflikte und müssen im Hinblick auf die Gefährdung eines zunächst erreichten Lebensgleichgewichts berücksichtigt werden. Häufig ist deshalb während der Lithium-Langzeitmedikation eine zusätzliche psychotherapeutische Betreuung indiziert, um neu aufgetretene aktuelle neurotische Konflikte durchzuarbeiten, familiendynamische Gesichtspunkte zu berücksichtigen und alterstypische Schwellensituationen zu bewältigen. Das folgende Beispiel mag die Art des Umgangs in der Lithium-Katamnese illustrieren:

Arzt: Gibt's hier eigentlich jemand in Berlin, der, wenn 'ne Manie kommt, und Sie selber sich wie eine Million Dollar fühlen (Patient unterbricht)

Patient: Ja, das habe ich mir auch schon überlegt. Also ich hab' noch sehr guten Kontakt zu einer aus 'm alten Semester und die kennt mich also im manischen Zustand sehr gut. Und ich glaub', die würd' mir schon sagen, also hör mal her, ja, also irgend 'was stimmt mit dir nicht.

Arzt: Also wissen Sie, ich geb' eigentlich immer den Rat, das geht natürlich nur, wenn Sie jemanden haben, der Ihr absolutes Vertrauen genießt; aber wenn Sie da jemanden haben, dem würd' ich mal sagen, paß auf, wenn Du den Eindruck hast, jetzt drehe ich durch, dann versuch' alles, um mich, um das Entscheidende zu machen, was in der Regel ja ist, daß Sie irgendwie hierherkommen.

Patient: Ich werd's mit der vielleicht noch einmal expressis verbis besprechen.

Zusammenfassung

Die hier vorgestellten vorläufigen Ergebnisse weisen zum einen auf einige Stolpersteine für die Gesprächsführung des Arztes hin: das Befinden des Patienten, unerwünschte Arzneiwirkungen und geringe Behandlungsakzeptanz haben Konsequenzen für die Zufriedenheit des Patienten mit dem Gespräch. Hilfreich wurden die Gespräche in der Lithium-Sprechstunde dann erlebt, wenn der Arzt sich im Erleben der Patienten genügend Zeit nimmt, ihn nicht kritisiert und sich verständlich ausdrückt. Die deskriptive Auswertung von Tonbandmitschnitten und deren Transskription stellt jedoch nur einen ersten, wenn auch wichtigen Schritt dar, um dieses subjektive Erleben der Patienten mit dem gesprochenen Text in Zusammenhang zu bringen. Dies wird Aufgabe weiterer Auswertungsschritte sein.

Literatur

Aagaard J, Vestergaard P, Maarbjerg K (1988) Adherence to lithium prophylaxis. II. Multivariate analysis of clinical, social, and psychosocial predictors of non-adherence. Pharmacopsychiatria 21: 166–170

Blackwell B (1983) Antidepressant drugs: Side-effect and compliance. J Clin Psychiatry 43: 14–18

Coppen A, Peet M, Bailey J, Noguera B, Burns BH, Swani MS, Maggs R, Gardener R (1973) Double-blind and open prospective studies of lithium prophylaxis in affective disorders. Psychiatr Neurol Neurosurg 76: 501–510

Linden M (1983) Ärztliche Gesprächsführung. Edition Hoechst, Frankfurt

Linden M (1986) Das pharmakotherapeutische Gespräch: Worüber reden Pharmakotherapeuten oder ist der Pharmakotherapeut sprachlos? Münch Med Wochenschr 28: 513–515

Müller-Oerlinghausen B (1977) 10 Jahre Lithium-Katamnese. Nervenarzt 48: 483–493

Müller-Oerlinghausen B, Greil W (1986) Die Lithium-Therapie: Nutzen, Risiken, Alternativen – eine Einführung für Ärzte aller Fachrichtungen. Springer, Berlin Heidelberg New York Tokyo.

Müller-Oerlinghausen B, Kossmann B, Volk J, Herrmann H (1988) Characteristics of recurrencies during ten years of lithium prophylaxis? In: Birch NJ (ed) Lithium – Inorganic pharmacology and psychiatric use. IRL Press, Oxford

Priebe S, Wildgrube C, Müller-Oerlinghausen B (1988) Expressed emotion and hospital admission in lithium prophylaxis. In: Birch NJ (ed) Lithium – Inorganic pharmacology and psychiatric use. IRL Press, Oxford. pp 29–31

Rickels K (1968) Non-specific factors in drug therapy. Thomas, Springfield

Rüger U (1986) Psychodynamische Prozesse während einer Lithium-Langzeitmedikation. In: Müller-Oerlinghausen B, Greil W (Hrsg) Die Lithium-Therapie: Nutzen, Risiken, Alternativen: Eine Einführung für Ärzte aller Fachrichtungen. Springer, Berlin Heidelberg New York Tokyo, S 223–230

Schou M (1988) No help from lithium? About patients who might have been but were not helped by prophylactic lithium treatment. Comprehens Psychiatry 29: 83–90

Vestergaard P, Schou M (1988) Prospective studies on a lithium cohort. I. General features. Acta Psychiatr Scand 78: 421–426

Volk J, Müller-Oerlinghausen B (1986) Time course of AMP-document side-effects in patients under long-term lithium treatment. Pharmacopsychiatria 19: 286–287

Volk J, Müller-Oerlinghausen (1988) Quality of interepisodic periods in manic-depressive patients under lithium long-term treatment. In: Birch NJ (ed) Lithium – Inorganic pharmacology and psychiatric use. IRL Press, Oxford, pp 37–38

Wildgrube C (1989) Über die Bedeutung von Krankheitskonzepten, Beziehungsmustern und Expressed Emotion bei der Lithium-Prophylaxe affektiver Psychosen. Med. Dissertation, Freie Universität Berlin

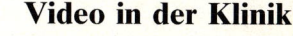

Video in der Klinik

Argumente für die Etablierung und Finanzierung der Videotechnik in der klinischen Psychiatrie und Psychotherapie am Allgemeinkrankenhaus*

J. RONGE

Es ist eine bemerkenswerte Tatsache, daß diejenigen Ärzte, die in einer Universitätsklinik an der Einführung des Videos beteiligt waren und mit diesem Medium Erfahrungen gesammelt hatten, daß diese Ärzte, wenn sie an eine andere Klinik gingen oder die Leitung einer psychiatrischen Abteilung übernahmen, die Videotechnik in ihrem neuen Wirkungsbereich wiederum aufbauten und in die klinische Arbeit integrierten. Die vielfältigen Erfahrungen mit dem Video und Erkenntnisse auf den verschiedenen Anwendungsgebieten der Psychiatrie und Psychotherapie, insbesondere der Diagnostik, der Therapie, des Unterrichts und der Forschung sowie der Technik und rechtlich-ethischer Fragen, fanden ihren Niederschlag in den „Kongreßbänden der vorbereitenden Tagungen in Günzburg und Königsfelden (1976) und den Jahrestagungen des Internationalen Arbeitskreises für Audiovision in Psychiatrie und Psychotherapie (IAAPP) in Berlin (1977), Gailingen (1978), Oberhausen (1979), Erlangen (1980), Berlin (1981), Gailingen (1982), Bern (1983), Aachen (1984), München (1985) und in Göttingen (1986)" (Köhler u. Miller 1989), in Bayreuth (1987), Ludwigsburg (1989) sowie Bayreuth (1990).

In der Diskussionsrunde wurde auf diesen Fundus veröffentlichter Erfahrungen und auf nicht bzw. noch nicht veröffentlichte klinische Anwendungsbeispiele der Videoarbeit zurückgegriffen, die sich als Argumentationshilfe gegenüber Kostenträgern für die Etablierung und Finanzierung der Videotechnik eignen, d. h. Ar-

---

* Ergebnisse einer Diskussionsrunde mit Klinikern (Cording, Hartwich, Köhler u. Kügelgen), Verwaltungsleitern (Meisel u. Rigg) und Videotechniker (Gütt).

gumentationshilfen zu geben, die den Versorgungsauftrag und die besondere Situation der Abteilung für Psychiatrie am Allgemeinkrankenhaus berücksichtigen.

Das Video ist ein unentbehrliches Instrument, wenn es darum geht, den Untersuchungsgang und den Untersuchungsbefund einer psychiatrischen Exploration oder eines Erstinterviews, einer tiefenpsychologisch orientierten Untersuchung oder eines konfliktzentrierten therapeutischen Gespräches in seinem Informationsgehalt unverfälscht und reproduzierbar für Demonstrationszwecke in der Aus- und Weiterbildung festzuhalten. Mittels Video werden parallel zu dem gesprochenen Wort Informationen über Mimik, Gestik, Stimme, emotionale Beteiligung, affektive Reagibilität, Körperhaltung und Verhalten gewonnen. Solche Ton-Bild-Aufzeichnungen ermöglichen eine detaillierte Erfassung der Symptomatik und erleichtern deren syndromatologische Zuordnung. Diese ist wiederum Voraussetzung für die Wahl des therapeutischen Settings.

In regelmäßigen, z. B. wöchentlichen, Abständen erfolgende Aufzeichnungen lassen sich bis auf die für die Beurteilung wichtigen Sequenzen (elektronisch) schneiden und nach einiger Zeit aneinanderreihen. Auf diese Weise können – gleichsam im Zeitraffertempo – Genesungsfortschritte dokumentiert und den ergriffenen therapeutischen Maßnahmen zugeordnet werden.

Die Veranschaulichung des Verlaufs einer Krankheit durch Videoaufzeichnungen ermöglicht in bisher einmaliger Weise die Indikation und Wirksamkeit therapeutischer Bemühungen zu diskutieren, kritisch zu hinterfragen oder mit einem bestimmten Grad an Wahrscheinlichkeit zu bestätigen. Eine solche Verdeutlichung klinisch-therapeutischer Alltagsarbeit, die in der Psychiatrie zunehmend als Teamarbeit geleistet wird, ist für die, verschiedenen Berufsgruppen angehörenden, Mitarbeiter von sehr großem Wert für ihre weitere Qualifikation, die letztlich den Kranken zugute kommt.

Ein Beispiel für den Einsatz dieses technischen Mediums als therapeutisches Hilfsmittel ist die Videospiegelung (Hartwich) bei Schizophrenen. Es werden bestimmte Abschnitte aus dem Interview, wo sich die Schizophreniestörungen zeigen, herausgenommen. Diese Sequenzen werden dem Patienten systematisch in einer ganz bestimmten Anordnung und Reihung gespiegelt. Diese Vorgehensweise hilft dem Kranken u. a. bei der distanzierenden Auseinandersetzung mit dem Wahn. Die therapeutische Effektivität dieser Methode ist durch eine 12jährige Erfahrung belegt. Wie bei jeder wirksamen Therapie sind Kriterien der Indikation und Kontraindikation zu beachten.

Ein anderes Beispiel, wo Video in einem therapeutischen Programm mit eingesetzt ist, sind die übenden Verfahren, die Brenner im Umgang mit den kognitiven Basisstörungen nach Huber entwickelt hat.

Des weiteren eignet sich das Video besonders gut in der psychiatrischen Epileptologie für die Weiterbildung und Forschung, insbesondere aber auch für die Differentialdiagnose hysterischer und epileptischer Anfälle, für die Verlaufsbeobachtungen und die Dokumentation des psychodynamisch zu interpretierenden Wechsels von Anfall und Psychose (Köhler).

Bei der Anwendung und Erforschung der psychiatrischen Psychotherapie in den Abteilungen an Allgemeinkrankenhäusern ist das Video zu einem unverzichtbaren Medium geworden. Die Interaktionen der Patienten in bestimmten Gruppensituationen werden erforscht und die Interventionen des Therapeuten beispielsweise in der Videosupervision bearbeitet. Die hierdurch gewonnenen Erkenntnisse und Erfahrungen werden für eine Verbesserung der klinischen Therapie genutzt.

Dieses Beispiel und andere (z. B. Videospiegelung) zeigen die enge Verflochtenheit von Forschung und Therapie in den Abteilungen. Die Forschung ist hier eine empirische und angewandte.

Bei übenden Verfahren, z. B. beim Umgang mit Wahrnehmungsstörungen, ist das Video besonders geeignet. Mit Hilfe des videounterstützten Rollenspiels wird z. B. die Erarbeitung von Problembewältigungsstrategien und die Erlangung von mehr Selbstsicherheit trainiert. Man kann konkrete Situationen mit den Kranken durchspielen, z. B. ein Bewerbungsgespräch bei einem Personalchef oder Arbeitgeber. Ein Psychosekranker ist in der Regel sehr verunsichert durch die Krankheit und tut sich schwer in einer solchen Gesprächssituation. Welche Fragen soll er wie beantworten? Wie soll er sich verhalten? Die Videospiegelung ist hier für ihn eine große Hilfe. Die berufliche und soziale Wiedereingliederung des Kranken wird auf diese Weise besser vorbereitet, seine Chancen, angenommen zu werden, erhöhen sich.

Bei Schulungen von Firmenvertretern und im Management werden ebenfalls das Rollenspiel und die Videospiegelung als Trainingsmittel erfolgreich eingesetzt.

Die Psychiatrische Abteilung am Allgemeinkrankenhaus ist formal den anderen Abteilungen gleichgestellt. Die Integration in die anderen medizinischen Disziplinen muß sie jedoch weitgehend selbst vorantreiben. Die Psychiatrie kann sich mittels Video besser darstellen, ihre Arbeit besser transparent machen, um die Akzeptanz und Integration im Gesamtkrankenhaus zu fördern und den historischen Fehler der Ausgliederung der Psychiatrie aus der Medizin allmählich zu überwinden. In diesem Sinne dient Video als Mittel zur besseren interdisziplinären Verständigung und Zusammenarbeit am Allgemeinkrankenhaus.

Ein Beispiel für die klinische Integration des Videos als Instrument einer objektiveren Befunddemonstration: Nehmen wir die Situation in einer medizinischen Klinik. Die Kollegen betrachten ein Röntgenbild, haben die pathologischen Befunde der klinischen Untersuchung und die Laborbefunde. Dies sind die Parameter für differentialdiagnostische Überlegungen.

Wir versuchen, dieses Bild auf die Psychiatrie zu übertragen: Wir zeigen ein interessantes oder schwieriges Krankheitsbild oder Ausschnitte daraus per Video. Voraussetzung ist natürlich, daß der Patient sein Einverständnis für die Aufzeichnung der Exploration oder des Interviews gegeben hat. Diese Aufzeichnungen bzw. Sequenzen daraus können im Expertengespräch vorgestellt und diskutiert werden. Damit ist jetzt etwas gegeben, was eigentlich nur durch das Medium Video vermittelt werden kann. Bisher hatte man nur die Beschreibung des Falles durch den Psychiater, d. h. dessen Beobachtungen, die er in psychopathologische Begriffe faßte. Heute kann diesen Informationen die audiovisuelle Aufzeichnung hinzugefügt werden. Diese Ergänzung bringt eine objektivere „Beschreibung". Die gesamte Untersuchungssituation wird videographisch fixiert und steht als konstante Informations- und Befundquelle für die weitere Beurteilung zur Verfügung.

Für die Dokumentation der Psychopathologie und Psychodynamik ist die Videoaufzeichnung unentbehrlich. Nehmen wir einmal den Fall einer Anorexia nervosa-Patientin, die zunächst in der Inneren Medizin aufgenommen worden ist. Man meinte zunächst, sie sei magenkrank, da ihr immer übel ist und sie ab und zu erbricht. Schließlich rückt die Verdachtsdiagnose einer Anorexia nervosa in den Mittelpunkt der Betrachtung. Der Psychiater wird zum Konsil gerufen. Er beschäftigt sich intensiv mit diesem Fall, macht eine Videoaufzeichnung, mit der er dann zu den Internisten geht, Teile dieses Interviews vorspielt und bespricht. Der große Vorteil ist, daß man hier nicht eine Fallvorstellung hat, die in der Kontinuität einfach von Anfang bis Ende abläuft, sondern eine Videoaufzeichnung, die man an jeder Stelle anhalten kann, kurze Sequenzen darbietet und zur Diskussion stellt. So können verschiedene Experten über das weitere Procedere entscheiden.

Schließlich können Psychiater und Psychotherapeuten sich über die beobachteten psychopathologischen Phänomene und Abwehrmechanismen Klarheit verschaffen. Verkürzt heißt dies, daß man die Indikation oder Kontraindikation für eine stationäre oder ambulante Psychotherapie gemeinsam zu stellen vermag, wenn nicht zunächst einer psychiatrisch-internistischen Behandlung der Vorzug zu geben ist. Eine solche Entscheidungsfindung gelingt sicherer und ist besser vermittelbar als ohne Video.

Ein Alkoholentzugsdelir ist nicht nur eine schwere körperliche, sondern auch eine psychische Erkrankung, die anhand des Videos mit den somatischen Kollegen die Festlegung gemeinsamer Behandlungsstrategien wesentlich verbessert.

Die Zusammenarbeit zwischen Psychiatrie und somatischer Medizin wird sich zweckmäßigerweise auch auf die gemeinsame Nutzung videotechnischer Einrichtungen erstrecken. So kann z. B. ein Videoclip zur Instruktion für Diabetes-Patienten oder zur psychologischen Vorbereitung von Kindern für medizinische Behandlungen (Ellgring 1989) mit der Videotechnik und ggfs. in dem Studio der psychiatrischen Klinik erstellt werden.

Zusammenfassung

Anhand einiger Beispiele aus Diagnostik und Therapie werden die Nützlichkeit und Notwendigkeit des Videoeinsatzes in der Psychiatrischen Abteilung aufgezeigt. Die Förderung der Integration der Psychiatrie in das Gesamtkrankenhaus mittels Video und die Vertiefung der interdisziplinären Zusammenarbeit durch dieses Medium werden besonders hervorgehoben. Der Einsatz des Videos hat zu einer Verbesserung und Erschließung diagnostischer und therapeutischer Methoden geführt. Diese Erkenntnisse und Ergebnisse finden ihren Niederschlag in der besseren Behandlung und Versorgung der Patienten. Die in der Weiterbildung und im Team besprochenen Videoaufzeichnungen sind ein ausgezeichnetes Mittel zur besseren Qualifikation der Mitarbeiter. Diese wirkt sich positiv auf die Betreuung und Behandlung der Kranken, aber auch auf das Stationsklima aus.

Bei übenden Verfahren, z. B. dem Rollenspiel u. a., ist das Video eine unentbehrliche Hilfe. In der Beschäftigungs-, Bewegungs- und Musiktherapie wird es zur Unterstützung der therapeutischen Arbeit herangezogen. Videoaufnahmen gestalten die Aus- und Weiterbildung sowie die Fortbildung lebendiger und anschaulicher. Dies gilt auch für den Unterricht in der Krankenpflegeschule.

Videotechnik

Das Ziel, das man mit dem Video verfolgt, bestimmt den Umfang und die Qualität der Technik. Wenn man ernsthaft mit dem Video klinisch arbeiten will, müssen Bild- und Tonaufnahmen von gehobener Qualität sein. Man kommt nicht umhin zu schneiden, d. h. (evtl. mehrmals) zu überspielen, da von einer längeren Aufzeichnung z. T. nur einige Sequenzen für gezielte Aufgaben benötigt werden. Durch das (elektronische) Schneiden tritt ein Qualitätsverlust von Bild und Ton auf, der einkalkuliert werden muß, damit nach der Bearbeitung das Videoband noch in VHS-Qualität vorliegt. Ein Absinken der Qualität unter dieses Niveau kann das konzentrierte Anschauen und Zuhören beeinträchtigen, so daß die Videoaufzeichnung erheblich an Wert verliert.

Der erforderliche Aufnahmestandard wird zur Zeit durch S-VHS-Geräte (Kamera, Recorder u. a. Zubehör) erreicht. Einen akzeptablen Ton erhält man in Explorations- und Interviewsituationen durch Ansteckmikrophone. Bei Aufnahmen von gruppentherapeutischen Sitzungen ist es zweckmäßig, mit Mikrophonen zu arbeiten, die eine Richt- oder Kugelcharakteristik haben – je nach Größe der Gruppe und des Raumverhältnisses.

Da die Videotechnik in der Weiterentwicklung begriffen ist, ist es nicht empfehlenswert, sich über einen längeren Zeitraum (Jahre) auf Ergänzungskäufe nach dem Baukastensystem einzulassen. Es ist sinnvoller – ggfs. nach einer kleinen Zwischenlösung – eine komplette funktionsfähige Anlage anzuschaffen, die trotz technischer Neuerungen auf diesem Sektor ein qualitativ ausreichendes Arbeiten ermöglicht.

Zu einer videotechnischen Ausrüstung gehören je nach Klinikgröße und Arbeitsstil 1–2 mobile Kameras mit Recorder bzw. Camcorder, externe Mikrophone; eine komplette Schnittsteuereinheit mit Zuspielrecorder und Kontrollmonitore; 1–2 Wiedergaberecorder und Monitore bzw. HF-Empfänger-Monitore oder eine Videoprojektionseinrichtung.

Wenn ein Studio vorhanden ist: 2–4 fernsteuerbare Kameras und Mikrophone, Beleuchtung; in der Regie 1 Bild- und Tonmischer sowie erforderliches Zubehör.

Die Kosten für eine videotechnische Ausrüstung liegen zur Zeit bei DM 60000,00 als unterster Grenze bis DM 120000,00.

Finanzierung

Die Gründe für die Anschaffung der Videotechnik müssen im Einklang mit dem Auftrag des Krankenhauses, der betreffenden Abteilung stehen. In der Regel ist der Auftrag einer Abteilung am Allgemeinkrankenhaus die Behandlung und Versorgung der Patienten. Der leitende Arzt hat ein Konzept vorzulegen, aus dem klar hervorgeht, was er warum und womit tun will. Dieses Konzept ist mit dem Verwaltungsdirektor und dem Ärztlichen Direktor abzustimmen. Es folgt eine Einschätzung bzw. Festlegung der Investitions- und Folgekosten. Die Anschaffung erhält nach Abstimmung mit den anderen Fachabteilungen des Krankenhauses eine bestimmte Priorität, das heißt, daß das Jahr und der Umfang der Realisierung dieses Projektes festgelegt werden.

Eine Videoanlage mit Studiobetrieb wird mittel- und langfristig nicht ohne eine Halbtagskraft auskommen, die zuständig ist für die Aufnahme im Studio, das Schneiden und Nachvertonen, für die Archivierung und das Führen der Videothek u. a. m.

Das Studio und die Videotechnik stehen auch den anderen Abteilungen für Aufnahmen und für das Bearbeiten von Videobändern zur Verfügung. Wenn jedoch die Inanspruchnahme der technischen Einrichtungen durch andere Fachabteilungen einen bestimmten Zeitaufwand überschreiten würde, so wäre ggf. die Halbtags- auf eine Ganztagsstelle anzuheben.

Die Begründung des Gesamtkonzeptes muß stimmen. Nur dann haben der Verwaltungsdirektor und der ärztliche Leiter der Abteilung eine reale Chance, daß die Kosten von den Kassen bei den Budget-Verhandlungen akzeptiert werden.

Zu prüfen ist, ob Fördermittel vom Land für ein solches Projekt zu erhalten sind.

Die Beschaffung über Drittmittel ist schwierig. Es wird sich kaum ein Sponsor finden, der die Videotechnik kostenlos zur Verfügung stellt. Der solide Weg zur Übernahme der Anschaffungskosten ist der der Verständigung mit dem Verwaltungsdirektor und den ärztlichen Leitern der anderen Fachabteilungen des Krankenhauses.

Abrechenbare Ziffern

Wenn das Video in der Diagnostik oder Therapie eingesetzt wird, sollten über eine Zusatzziffer zur ärztlichen Leistung Sachkosten abrechenbar sein. Dieses Ziel ist über den Arbeitskreis konsequent zu verfolgen.

196

Literatur

Ellgring H (1989) Der Wert des Videos in der Psychiatrie. In: Kügelgen B (Hrsg) Video in Psychiatrie und Psychotherapie. Springer, Berlin Heidelberg New York Tokyo

Köhler G-K, Miller M (1989) Bedeutung des IAAPP (1977–1987) für die Arbeit mit Video in Psychiatrie und Psychotherapie. In: Kügelgen B (Hrsg) Video in Psychiatrie und Psychotherapie. Springer, Berlin Heidelberg New York Tokyo

Aktuelle technische Probleme

G. GÜTT und B. KÜGELGEN

Wer mit Video arbeitet und kein Techniker ist, unterschätzt in aller Regel die Anforderungen, die von ihm erwartet werden, und die technische Anfälligkeit des Mediums. Die entscheidenden Vorteile des Videos, die rasche Verfügbarkeit und die hohe Realitätsnähe, beruhen auf der physikalischen und eben nicht chemischen Bindung der Informationen. Gerade für Neulinge sind die rasante technische Entwicklung einerseits sowie die begrenzten Mittel und fehlendes Bedienungspersonal andererseits beim Arbeiten mit Video erhebliche Hindernisse.

Wir wollen hier Stellung nehmen zu Fragen nach der optimalen Videonorm und dann 3 Vorschläge unterbreiten, nämlich eine Low-cost-Lösung für Einsteiger, dann den Einstieg in ein S-VHS-Studio und schließlich ein Konzept für ein semiprofessionelles S-VHS-Studio.

Videonorm

Die Vielfalt der Videorecorder-Systeme stellt den Käufer vor große Probleme. Wer sich eine Videoanlage anschafft, muß sich auf Dauer für ein Videorecorder-System entscheiden, das er nicht mehr verlassen kann, falls er nicht sämtliche Videorecorder auszutauschen bereit ist. Die einzelnen Systeme sind untereinander nicht kompatibel, also nicht austauschbar.

Weiteste Verbreitung hat das VHS-System erfahren, weil es in der sogenannten Konsumklasse außerordentlich erfolgreich ist. Es ist auch für die Arbeit in psychiatrischen Kliniken geeignet, falls die Bänder nicht weiter bearbeitet werden sollen.

Wenn eine Bandbearbeitung vorgesehen ist, so bedeutet dies eine ganze Reihe von Kopiervorgängen. Die ursprünglichen Aufzeichnungen (= 1. Generation) werden auf einem Master-Band (= 2. Generation) zusammengeschnitten. Dies wird in der Regel nicht vorgeführt, sondern es wird eine sogenannte Arbeitskopie (= 3. Generation) erstellt. Hiervon werden dann die eigentlichen Kopien (= 4. Generation) gezogen. Das ursprüngliche Band wird also in der Regel dreimal kopiert. Im VHS-System, selbst in seiner Profiversion, ist der durch die Kopiervorgänge bedingte Qualitätsverlust so erheblich, daß eine wesentliche Beeinträchtigung der Bildqualität unvermeidlich ist, das Produkt ist nicht mehr akzeptabel.

Es muß daher als Regel angesehen werden, daß immer dann, wenn eine Bandbearbeitung vorgesehen ist, eine höherwertige Norm als VHS zu wählen ist.

In diesem sog. semiprofessionellen Bereich ist bisher am weitesten verbreitet das Standard U-matic-System. Seit wenigen Jahren steht nun auch das neue S-VHS-System zur Verfügung. Wir wollen hier die einzelnen Videosysteme einander gegenüberstellen, nämlich VHS, Standard U-matic, High band U-matic und S-VHS. Diese Darstellung soll die technischen Differenzen und den Fortschritt erkennen lassen, die Geräte U-matic Standard und U-matic Highband sind nur noch als gebrauchte Geräte zu erwerben.

Wir versuchen in folgenden Tabellen für den Nutzer die wichtigsten Kriterien (Bildqualität, Preise, Kassettenlänge und Kassettenpreise) gegenüberzustellen. Das technische Angebot in den einzelnen Systemen ist nicht vollständig identisch, so daß die Vergleichbarkeit etwas eingeschränkt ist. Dies haben wir versucht, durch Fußnoten zu kennzeichnen. Besonders im VHS- und im S-VHS-System ist zu bedenken, daß gerade bei der einfachen Aufnahme- und Wiedergabefunktion auch Geräte aus dem Konsumbereich zur Verfügung stehen, die noch wesentlich kostengünstiger sind. Die angegebenen Preise sind selbstverständlich geschätzt und unverbindlich, 14 % Mehrwertsteuer sind hinzuzuzählen. Bei den U-matic-Systemen wurden Kassetten von 60 min (Normalrecorder) bzw. 20 min (Portable) Spieldauer angesetzt, da die 90-min- bzw. 30-min-Kassetten für die jeweiligen Recorder

Tabelle 1: VHS

Bildqualität	zufriedenstellend	
horizontale Auflösung	240 Linien	
Luminanz-Trägerauflösung	3,8 MHz	
Frequenzbreite	1 MHz	
Signal	FBAS	

Recorderpreise		
Recorder	5.000,– DM (Profiversion, schnittsteuerfähig)[1]	
Portable	3.000,– DM	
Player (nur Wiedergabe)	4.500,– DM (3 Normen)	
Schnittrecorder	8.500,– DM	
Schnittplatz[2]	20.000,– DM	

Kassetten		
Spiellänge (Normalbetrieb)	Normalrecorder	240 min
	Portable	240 min
Preis	Normalrecorder	15,– DM
	Portable	15,– DM
Kassettenpreis pro Stunde	Normalrecorder	3,75 DM
	Portable	3,75 DM

[1] Beim VHS-System sind als Recorder und Player auch Konsumgeräte in der Größenordnung ab 500,– DM verfügbar.

[2] Schnittplatz bestehend aus Zuspieler, Schnittrecorder, Schnittsteuerung und 2 Monitore.

nach wie vor technisch noch nicht als problemlos anzusehen sind (Tabellen 1–4).

Die Vorteile des S-VHS-Systems lassen sich folgendermaßen zusammenfassen:

Erstmals steht eine technisch hochwertige Videonorm zur Verfügung, die die wichtigsten Eigenschaften für den Anwender im semiprofessionellen Bereich berücksichtigt. Die Technik bietet eine außerordentlich hohe Qualität, die Geräte sind handlich, die Videorecorder andockfähig an spezielle Kameras, die damit als Camcorder jeweils leicht z. B. auf Stationen transportiert werden können, auch ohne Stromversorgung ist über einen einzigen Akku eine ausreichend lange Stromversorgung gewährleistet,

Tabelle 2: Standard U-matic

Bildqualität	gut	
horizontale Auflösung	300 Linien	
Luminanz-Trägerauflösung	3,8 MHz	
Frequenzbreite	1 MHz	
Signal	FBAS	
Recorderpreise[1]		
Recorder	3.900,– DM	
Portable	10.000,– DM	
Player (nur Wiedergabe)	2.800,– DM (3 Normen)	
Schnittrecorder	8.900,– DM	
Schnittplatz[2]	29.000,– DM	
Kassetten		
Spiellänge (Normalbetrieb)	Normalrecorder	60 min
	Portable	20 min
Preis	Normalrecorder	62,– DM
	Portable	41,– DM
Kassettenpreis pro Stunde	Normalrecorder	62,– DM
	Portable	123,– DM

[1] Die Gerätepreise sind nur zum Vergleich aufgeführt; die Geräte sind heute nur noch gebraucht erhältlich.

[2] Schnittplatz bestehend aus Zuspieler, Schnittrecorder, Schnittsteuerung und 2 Monitore.

von Seiten der Kassetten ist durch die lange Aufnahmezeit von 3 h das lästige Wechseln der Kassetten (bei Portable U-matic maximale Aufnahmezeit 20 min!) hinfällig geworden, der Kassettenpreis pro Stunde ist von 123,– DM beim U-matic-System (Portable) auf 10,– DM bei S-VHS (z. B. im Camcorder-Betrieb) gefallen.

S-VHS kann mit Betacam SP und M II verglichen werden, die in der Qualität noch besser sind, jedoch ein Vielfaches an Anschaffungs- und Betriebskosten ausmachen. Unter den bisher verfügbaren Systemen ist das S-VHS-System als das geeignetste für die Belange von psychiatrischen Kliniken zu bezeichnen, wenn alle Bestandteile der Videoanlage der neuen Technik angepaßt werden bis hin zum Monitor. Besonders vorteilhaft ist auch gerade für die Anwendung in Kliniken mit begrenzten fi-

Tabelle 3: Highband U-matic

Bildqualität	besser als Standard U-matic	
horizontale Auflösung	350 Linien	
Luminanz-Trägerauflösung	4,8 MHz	
Frequenzbreite	1 MHz	
Signal	FBAS	
Recorderpreise[1]		
Recorder	17.000,– DM	
Portable	15.000,– DM	
Player (nur Wiedergabe)	3.600,– DM	
Schnittrecorder	22.000,– DM	
Schnittplatz[2]	44.000,– DM	
Kassetten		
Spiellänge (Normalbetrieb)	Normalrecorder	60 min
	Portable	20 min
Preis	Normalrecorder	62,– DM
	Portable	41,– DM
Kassettenpreis pro Stunde	Normalrecorder	62,– DM
	Portable	123,– DM

[1] Die Gerätepreise sind nur zum Vergleich aufgeführt; die Geräte sind heute nur noch gebraucht erhältlich.
[2] Schnittplatz bestehend aus Zuspieler, Schnittrecorder, Schnittsteuerung und 2 Monitore.

nanziellen Ressourcen, daß nicht mehr ein eigener Portable-Recorder angeschafft werden muß, sondern daß erstmals auch der Portable-Recorder im Schnittplatz verwendet werden kann. Sämtliche VHS-Kassetten sind auf jedem S-VHS-Recorder abspielbar, d. h. die beiden Systeme sind in Richtung auf S-VHS-Systeme kompatibel. Schließlich hat man noch eine Europanorm gewährleistet, d. h. bei der Wiedergabe sind sowohl Pal- wie auch Secamaufnahmen kompatibel.

Um die hohe Qualität des S-VHS-Systems zu erhalten, empfiehlt es sich, auch bei der Wiedergabe einen Monitor mit Y/C-Eingang zu verwenden. Dies ist aber nicht grundsätzlich erforderlich, auch das Arbeiten mit dem FBAS-Signal ist möglich, da solche Ausgänge bei den Recordern vorgesehen sind, jedoch ist damit ein Qualitätsverlust verbunden.

Tabelle 4: S-VHS

Bildqualität	sehr gut	
horizontale Auflösung	400 Linien	
Luminanz-Trägerauflösung	5,4 MHz	
Frequenzbreite	1,6 MHz	
Signal	Y/C	
Recorderpreise		
Recorder	3.000,– DM	
Portable	9.500,– DM	
Recorder (als Zuspieler für Schnittanlage)	11.500,– DM	
Schnittrecorder	15.000,– DM	
Schnittplatz[1]	32.000,– DM	
Kassetten		
Spiellänge (Normalbetrieb)	Normalrecorder	180 min
	Portable	180 min
Preis	Normalrecorder	31,– DM
	Portable	31,– DM
Kassettenpreis pro Stunde	Normalrecorder	10,– DM
	Portable	10,– DM

[1] Schnittplatz bestehend aus Zuspieler, Schnittrecorder, Schnittsteuerung und 2 Monitore.
Sämtliche Preise sind Schätzpreise und unverbindlich, verstehen sich zuzüglich der jeweiligen Mehrwertsteuer.

Das Umrüsten von Standard-U-matic auf S-VHS ist problematisch. S-VHS bedient sich technisch eines völlig anderen Weges. Die Signalform beim S-VHS besteht aus einer getrennten Verarbeitung der Farbinformationen einerseits und der Helligkeit mit dem Synchronimpuls andererseits. Diese Trennung in Luminanz und Chrominanz ist Grund für die wesentlich bessere Qualität und unterscheidet das neue S-VHS von allen bisherigen Konsum-Normen, Standard U-matic, Highband U-matic, auch die bisherigen 1″- und alten 2″-Aufzeichnungsnormen arbeiteten nicht nach dieser Technik. Nur die neuen und in ihrer Leistungsfähigkeit unbestrittenen Systeme Betacam, M II und eben S-VHS wenden diese Verfahren an. Das Signal nennt man auch Y/C-Signal im Unterschied zum FBAS-Signal (Farbbildaustast-Signal), das die anderen Systeme benutzen und bei dem Helligkeit und Farbe gemeinsam übertragen werden.

Natürlich kann ein S-VHS-Recorder mit der getrennten Aufzeichnung von Farbe und Helligkeit in ein altes Studio integriert werden, allerdings geht damit der Qualitätsgewinn der neuen Technik verloren. Ansonsten gibt es nur noch die Möglichkeit, einen sogenannten Synchronizer einzusetzen, also einen Time Base Corrector, der den Qualitätsverlust bei dem Übergang zwischen den beiden Systemen deutlich geringer gestaltet. Bedauerlicherweise ist ein solcher Synchronizer recht aufwendig, er kostet um die 10000,– DM. Wer auf S-VHS umwechseln möchte, wird nicht daran vorbeikommen, auf Dauer gesehen das ganze Studio in der neuen Technik zu gestalten. Das Kombinieren von Videogeräten der alten Norm mit S-VHS ist technisch aufwendig, teuer, geht mit Qualitätsverlust einher und stellt eine erhebliche Fehlerquelle dar.

Vorschlag zu einer Low-cost-Lösung für Einsteiger

Hier wird eine technische Minimallösung vorgeschlagen für Einsteiger mit begrenzten Mitteln und ohne Hilfspersonal. Andererseits wird aber garantiert, daß das erstellte Material auch später verwendet werden kann. Insbesondere ist eine Bandbearbeitung in fremden Studios möglich. Es sind auch Konsumgeräte erhältlich bestehend aus Zuspieler, Schnittrecorder und Schnittsteuerung, die ganze Anlage für ca. 7000,– DM (vgl. Tabelle 5). Solche Anlagen sind aber für einen Klinikbetrieb nicht zu empfehlen, vielmehr eignen sie sich mehr für den Amateur- bzw. Hobbybereich. Sie sind in ihrer Leistungsfähigkeit limitiert und nicht ganz leicht zu bedienen und erbringen eine begrenzte Qualität.

Wichtigste Entscheidung ist die Videonorm, wir plädieren aus den o. g. Gründen auch bei einer Low-cost-Lösung für S-VHS. Dann können die erstellten Bänder auch bei einer späteren Aufrüstung weiter verwendet werden. Außerdem sind die Geräte bei nicht weiter zu verwendeten Aufnahmen ja alle auch VHS-tüchtig. Wir empfehlen hier einen Camcorder um 4000,– DM. Zu achten ist auf einen separaten Toneingang (Audioline oder Mic.

Tabelle 5: Kosten einer Einsteigerausrüstung

S-VHS-Camcorder	ca. 4.000.– DM
separater Toneingang für Mischpult!	
Stativ, fahrbar	ca. 700.– DM
moderner Fernsehapparat	ca. 1.500.– DM
S-VHS-Eingang oder Adapter in Scart-Buchse	
2 Umhägemikrophone und Mischpult	ca. 400.– DM
Kabel	ca. 50.– DM
10 Videokassetten á 30.– DM (S-VHS, 3 h)	300.– DM
	7.000.– DM

extern), damit ein Tonmischpult mit 2 Mikrophonen angeschlossen werden kann. Eine Aufnahme mit einem Raummikrophon liefert absolut insuffiziente Tonqualität und ist abzulehnen. Wir schlagen den S-VHS-Camcorder vor, weil damit eine sehr hohe Qualitätsstufe erreicht wird bei gleichzeitig niedrigen Bandkosten, die Geräte sind kompatibel zu VHS in dem Sinne, daß VHS-Kassetten abgespielt werden können, zudem produziert man in einer Euronorm. Wichtig ist das Zeitzählwerk, das einen Austausch der Kassetten unter verschiedenen Studios ermöglicht.

Der Camcorder sollte auf ein fahrbares Stativ (z. B. Velbon) aus dem Videokonsumbereich zu Kosten um etwa 700,– DM montiert sein. Die Kosten für mindestens 2 Umhängemikrophone und ein Tonmischpult, das aber mehrere Eingänge haben sollte, belaufen sich auf etwa 450,– DM. Camcorder und Mikrophone und Mischpult sollten beim gleichen Händler gekauft werden, damit sie einander angepaßt werden können. Es kann kein Zweifel bestehen, daß der Ton die Schwachstelle der ganzen Ausrüstung darstellt. Vor jeder Aufnahme müssen die Umhängemikrophone der Sprechlautstärke der aufzunehmenden Gesprächsteilnehmer angepaßt werden. Nur ausnahmsweise kann man sich mit Tischmikrophonen zufrieden geben. Nochmals: Raummikrophone sind abzulehnen.

Bereits bei der Aufnahme wird das Bild sichtbar gemacht über einen Fernsehapparat, der später auch bei der Wiedergabe benützt wird. Bei der Aufnahme kann über dieses Fernsehgerät die

Farbe kontrolliert werden. Es ist darauf zu achten, daß ein neueres Fernsehgerät entweder mit S-VHS-Eingang benützt wird, andernfalls braucht man einen ca. 300,– DM teuren Adapter, dann kann man auch das S-VHS-Recordersignal über die Scart-Buchse des Fernsehmonitors anschließen. Hinzu kommen noch Kabelmaterial und Bandmaterial, etwa 10 Videokassetten á 30,– DM = 300,– DM, Kabelmaterial zu 50,– DM.

In jeder Position gibt es eine ganze Reihe von Geräten, schließlich bewegen wir uns im Konsumbereich. Für die simpelste Anwendung des Videos „Aufnehmen, Anschauen, Löschen" ist sie sicher ausreichend. Die vorgeschlagene Videonorm halten wir für wichtig, sie wird in den nächsten Jahren den Videokonsumbereich beherrschen. Es kann aber kein Zweifel daran bestehen, daß eine etwas aufwendigere Bandbearbeitung sehr schwierig wird. Die Leistungsfähigkeit der Kameras nutzt die Möglichkeiten des S-VHS-Recorders gar nicht aus. Bei vielen derartigen Camcordern fehlt die Echtzeitanzeige, damit ist eine genaue Angabe der Schnittstellen nicht möglich, die Archivierung wird sehr erschwert und führt zu ausgesprochen lästigem Suchen, das zudem sehr zeitaufwendig sein kann. Auch unter den von uns vorgegebenen Aufwendungen ist nach wie vor der Ton die wichtigste Schwachstelle. Nicht abschaltbare Tonautomatiken führen in Sprechpausen zu einem Rauschen, der erste dann folgende Laut wird deutlich übersteuert, bis sich die Aussteuerautomatik wieder angepaßt hat. Die Auswahl der Objektive ist sehr beschränkt, dieser Camcorder kann nicht in einer Schnittanlage integriert werden. Zwar ist der Autofokus häufig abschaltbar (Voraussetzungen bei Aufnahmen durch eine Scheibe!), die Blendenautomatik ist in aller Regel jedoch nicht abschaltbar. Dies kann z. B. bei einem sehr hellen oder sehr dunklen Hintergrund (Tapete, Vorhang) schon zu erheblichen Problemen führen.

Einstieg in ein S-VHS-Studio

Hier werden Geräte ausgewählt, die in einem späteren Studio mitverwendet und integriert werden können. Nach aller Erfahrung empfehlen wir psychiatrischen Kliniken und Krankenhäu-

Tabelle 6: Kosten einer Ausrüstung für Studioeinsteiger (S-VHS)

S-VHS-Camcorder (professionell)	ca. 15.000.– DM
Videostativ (professionell: stabiler Fluid- Kopf für Schwenk- und Neigaufnahmen)	3.000.– DM
2 Sennheiser-Umhängemikrophone + Tonmischpult	1.100.– DM
Fernseher oder Monitor mit 51 cm mit S-VHS-Eingang	2.500.– DM
Kabel	100.– DM
10 S-VHS-Videobänder à 30.– DM (300 Stunden Spieldauer)	300.– DM
	22.000.– DM + 14% MwSt.

sern, die sich noch kein komplettes Studio leisten können, diese Lösung. Ein professionelles Arbeiten ist sicher gewährleistet, die Kosten halten sich in Grenzen, viele Unzulänglichkeiten, wie sie durch die Konsumgeräte bedingt sind, treten nicht auf (vgl. Tabelle 6).

Bereits früher haben wir mehrfach diskutiert, ob es sich bei dem Einsatz in psychiatrischen Kliniken lohnt, noch Röhrenkameras einzusetzen. Diese haben zweifelsfrei Vorteile, bei Wertung aller Gesichtspunkte würden wir dennoch eine moderne Chip-Kamera vorziehen. In Frage kommt z.B. die BY-10 von JVC (Kosten 6500,– DM). Am besten erscheint uns die Kombination einer solchen Kamera in einem professionellen Camcorder. Folgende Vorteile erbringt diese Lösung:

– Wechselobjektiv, 11fach- oder 16fach-Zoom;
– Blendenautomatik abschaltbar;
– Objektiv fernbedienbar, z.B. über Schwenk-Neigekopf;
– Genlock-Betrieb (extern synchronisierbar, z.B. bei Arbeiten mit zwei Kameras über einen Mischer). Dies ist wichtig etwa bei Aufnahmen bei Epilepsie, auch Studioaufnahmen mit einer Kamera für Totale und einer Kamera für Portrait oder Zusammenschnitt Portrait Patient/Untersucher;
– Überblendungen möglich;
– Recorder abnehmbar, kann als Portable betrieben werden

(z. B. Wiedergabe auf Kongressen, Fortbildungsveranstaltungen);
- Anschlüsse professionell: belastbare Profi-Stecker, gerade im Konsumbereich häufig sehr empfindliche Stecker;
- Verarbeitung des Gerätes in professioneller Qualität, z. B. belastbare Mechanik mit widerstandsfähigem Druckgußgehäuse anstelle von Kunststoff- oder Stahlblechgehäusen im Konsumbereich;
- Hochauflösender ¾″-Chip mit 420 TV-Linien;
- Recorder ist schnittsteuerfähig, d. h. er kann mit einer speziell hierfür entwickelten Schnittsteueranlage und einem Schnittrecorder zu einem separaten Schnittplatz zusammengefügt werden;
- Audio Dub (Nachvertonen, z. B. Kommentarton).

Vorschlag für ein S-VHS-Studio

Ein solches Studio ist technisch aufwendig, ist aber Voraussetzung, wenn regelmäßig Bänder bearbeitet werden sollen. Nach unserer Einschätzung ist die Videonorm S-VHS gerade für die Bedürfnisse von Krankenhäusern und Kliniken ideal geeignet (vgl. Tabelle 7).

Probleme können entstehen, wenn ältere Geräte in dieses S-VHS-Studio integriert werden sollen. Hierauf ist oben bereits eingegangen worden.

Zentrum eines solchen S-VHS-Studios ist der Schnittplatz, der aus 2 S-VHS-Videorecordern – einem Zuspieler und einem Schnittrecorder – sowie einer Schnittsteuereinheit besteht. Mit dieser Schnittsteuereinheit kann jeder Recorder sehr genau an die gewünschte Stelle hingefahren werden, an der ein Schnitt erfolgen oder beendet werden soll.

Wenn in einem Videostudio ein Videoband bearbeitet wird, so bedeutet dies in der Regel nicht nur ein Zusammenschneiden der interessierenden Bandanteile, sondern auch eine weitere Bearbeitung. Hierbei ist ein guter Schriftgenerator die wichtigste Zusatzausstattung. Vor sehr schlichten Geräten ist zu warnen, sie

Tabelle 7: Aktueller Vorschlag für ein S-VHS-Studio

Schnittplatz

Zuspielrecorder	11.500.– DM
Schnittrecorder	13.900.– DM
Schnittsteuereinheit	3.300.– DM
2 Monitore à ca. 1.300.– DM	ca. 2.600.– DM
Schriftgenerator	ca. 7.000.– DM
Rack	3.000.– DM
Kabel	ca. 700.– DM
10 Kassetten (180 min Spieldauer) à 30.– DM	300.– DM

Summe Grundausstattung: 42.300.– DM

Aufnahmeeinheit

2 Kameras (professionelle 1 Chip-Kameras) à 6.250.–		12.500.– DM
2 × einfaches Stativ	à 1.250.–	2.500.– DM
2 Umhängemikrophone (Sennheiser) + 1 Tonmischpult		1.100.– DM
Lampen für Studio	ca.	700.– DM

Summe professionelle Aufnahmeeinheit mit 2 Kameras: 16.800.– DM

Tonschnitt

Tonbandmaschine (professionell)	2.300.– DM
(Tonmischer siehe Aufnahme)	

Summe Tonschnitt: 2.300.– DM

Videomischer

Mischer inkl. TBC und Digitaleffektgerät	19.000.– DM
2 zusätzliche Mikrophone	1.000.– DM

Summe Videomischer: 20.000.– DM
+ 14% MwSt.

Gesamtkosten:

Summe Grundausstattung Schnittplatz	42.300.– DM
Summe professionelle Aufnahmeeinheit mit 2 Kameras	16.800.– DM
Summe Tonschnitt	2.300.– DM
Summe Videomischer	20.000.– DM
Gesamtsumme:	81.400.– DM

+ 14% MwSt.

sind technisch anfällig, außerdem bieten sie nur sehr wenig Möglichkeiten zur Gestaltung der Schrift.

Schwieriger ist die Frage, ob ein Mischer benötigt wird. Es ist immer dann klar zu bejahen, wenn zwei Kamerasignale live überblendet oder zusammengeschnitten werden sollen (z.B. Eckeinblendung, Mischen von Portraitbildern z.B. von Patient und Untersucher). Weiterhin können mit dem Mischer Stanzverfahren in verschiedenen Variationen durchgeführt werden. Das Mischen eines Kamerasignals mit einem Signal von einem Videorecorder erfordert aber zusätzlich einen Time Base Corrector (TBC). Dies stellt eine technisch sehr aufwendige Lösung dar, es ist zu prüfen, wie oft dieser Fall tatsächlich eintritt und ob er den sehr hohen Mehraufwand lohnt.

Besonders wichtig für ein Videostudio ist die Ausstattung mit Monitoren. Hier empfiehlt es sich, nicht auf handelsübliche Fernsehgeräte zurückzugehen, da diese in der Regel unzureichend in den Anschlüssen sind und Mängel in der Synchronisation aufweisen. Das kann zum Beispiel beim schnellen Vor- oder Rücklauf zum Zusammenbrechen des Bildes führen. Im reinen Schnittbetrieb (Zuspielrecorder und Schnittrecorder mit Schnittsteuereinheit) reichen zwei Monitore; falls ein Mischer vorhanden ist, brauchen wir zwei weitere Monitore für Programmvorschau und Programmausgang. Es ist nicht sinnvoll, mehrere Funktionen auf den gleichen Monitor zu legen. Ein wirtschaftlicher Vorteil, der für Schwarzweißmonitore sprechen könnte, ist nicht mehr gegeben. Von daher empfiehlt es sich, ausschließlich Farbmonitore zu beschaffen. Wegen der Übersichtlichkeit empfiehlt sich ein Bildformat von 25 cm−37 cm Bilddiagonale.

Die Geräte sollten in einem geeigneten Rack untergebracht werden. Dies ist schon alleine wegen der richtigen Verkabelung erforderlich, aber auch wegen Ordnung und mechanischer Stabilität, andererseits aber müssen sämtliche Geräte jederzeit zugänglich bleiben. Wenn die Verkabelung nicht konstant bleibt, können Phasen-Fehler und Signallaufzeit-Fehler auftreten, die mühselig ausgeglichen werden müssen. Wenn daher mehrere Geräte noch zusätzlich angeschafft werden, empfiehlt sich die variable Verknüpfung über ein Steckfeld.

Immer wieder taucht die Frage nach Meßgeräten auf. Die Videonorm S-VHS gewährleistet weitgehend einen stabilen und wartungsarmen Studiobetrieb. Nur wenn das Studio wirklich sehr häufig benutzt wird und auch ein Techniker regelmäßig zur Verfügung steht, sind solche Meßgeräte sinnvoll. Ansonsten reicht es ganz sicher aus, wenn bei Fragen oder Auftreten von Störfällen ein kundiger Techniker hinzugezogen wird, der über solche Meßeinrichtungen selber verfügt.

Der Ton kann mit dem Videosignal geschnitten werden. Besonders beim Nachvertonen, zumal bei Kommentarton, oder wenn eine Musikunterlegung oder ein anderer Geräuschhintergrund gewünscht wird, kann der Ton aber auch unabhängig vom Videosignal geschnitten werden. Hierzu bedarf es einer entsprechenden Tonaufnahmequelle und eines guten Tonmischers. Der eigentliche Schnittbetrieb erfolgt wiederum über die Schnittsteuereinheit. Wenn eine solche Anwendung gewünscht wird, muß bei der Beschaffung der Videoanlage schon darauf geachtet werden, daß jede Tonspur einzeln bearbeitet werden kann. Insgesamt wird häufig die Problematik des Tones sowohl in der Produktion wie auch bei der Bandbearbeitung unterschätzt. Hierbei können erhebliche Probleme auftreten.

Die Videoaufnahme mit Ton wird am besten nicht in dem Raum durchgeführt, in dem der Schnittplatz gelegen ist. Hierfür empfiehlt sich ein eigenes Studio und hierbei ist auf eine geeignete Ausstattung des Raumes zu achten: insbesondere äußere Geräuschquellen (Hubschrauber, andere Patientenräume, sonstige Fremdgeräusche) sollten weitgehend vermieden werden, der Raum selber muß einigermaßen schallschluckend sein. Eine Klimaanlage kann den besten Ton erheblich stören! Für die Videoaufnahme ist auf einen nicht zu hellen und nicht zu dunklen sowie etwas unruhigen Hintergrund zu achten. Problematisch ist die Ausleuchtung des Raumes, bei den modernen Kameras wird man oft mit dem normalen Licht und nur geringer zusätzlicher Beleuchtung am besten fahren. Sehr helle Scheinwerfer erleichtern zwar die Videoaufnahmen, produzieren aber ausgesprochen störende Schatten, die nur über sehr aufwendige Beleuchtungstechniken wie in großen Fernsehstudios wieder behoben werden können. Eine eigene Sprecherkabine ist ein sehr hoher Aufwand, der für die normalen Studios nicht in Frage kommen dürfte. Die

Kameraeinstellung sowie die Einpegelung des Tones erfolgt am Schnittplatz.

Problematisch ist die Integration älterer Geräte in ein S-VHS-Studio. Die S-VHS-Videonorm erreicht ihre hohe Qualität durch eine neuartige Technik: Farbinformation und Helligkeit werden getrennt aufgezeichnet und bearbeitet. Dies war früher anders, gerade in diesem Verfahren liegt der enorme Qualitätsgewinn begründet. Sämtliche Anpassungsvorgänge und Wandler, die die verschiedenen Techniken wieder aneinander angleich, bedingen eben, daß dieser Qualitätsvorsprung wieder aufgegeben werden muß. Hierüber muß man sich im klaren sein (s. oben).

Wenn ältere Videorecorder gleich welcher Videonorm oder ältere Mischer mit integriert werden sollen, brauchen wir für jedes Gerät einen zusätzlichen, sehr aufwendigen Time Base Corrector. Bei den älteren Kameras ergibt sich folgende Situation: Jede auch nur semiprofessionelle ältere 3-Röhren-Kamera hat einen RGB-Ausgang, der verwendet werden kann. Ältere Konsumkameras, die diese Lösung nicht haben, sollte man nicht mehr einsetzen in einem solchen Studio. Bei dem insgesamt doch recht hohen wirtschaftlichen Aufwand müßte es dann möglich sein, eine moderne Kamera zusätzlich noch zu beschaffen, die den hohen technischen Ansprüchen eines solchen Studios genügt.

Die Kosten von 81 400,– DM + 14 % MWSt erscheinen natürlich recht hoch. Ein vergleichbares Studio mit solch einer Qualität hat aber noch vor wenigen Jahren mehrere 100 000,– DM gekostet. Die Beschaffungskosten sind drastisch gesunken, auch die technische Anfälligkeit. Dennoch: Die Beschaffung eines solchen Studios ist nur bei einer wirklich ausreichenden Nutzung sinnvoll, ansonsten ist eine Fremdbearbeitung sicher wirtschaftlicher und vernünftiger. In einem Klinikum ist zu erwägen, ob von psychiatrischer Seite ein solches semiprofessionelles Videostudio nicht auch anderen Kliniken zur Nutzung mit angeboten wird. Auf diese Weise läßt sich eine gute Auslastung erreichen und sogar zusätzliches Personal rechtfertigen (Videoassistent, studentische Aushilfskräfte).

Lehrfilme

Schizophrenie – Eine Krankheit verliert ihre Dämonie

H. Häfner, W. Gattaz, J. Breitmeier und A. Riecher

Die Schizophrenie ist als Krankheitseinheit erstmals von Emil Kraepelin (1896) als „Dementia praecox", d. h. „vorzeitige Verblödung" beschrieben worden. Heute, 90 Jahre später, weiß man, daß Schizophrenie durchaus nicht zu einer der Hirnatrophie vergleichbaren Demenz führt, ein Teil der Ersterkrankungen folgenlos abklingt und die „Defekte", die Kraepelin beschrieb, zum großen Teil Folge mangelhafter Therapie und inadäquater Versorgung der Kranken waren. Nach wie vor ist die Schizophrenie jedoch als eine schwere Krankheit zu betrachten, die das Leben eines Menschen und seiner Angehörigen erheblich belasten kann. Bis heute weiß man nur wenig über ihre Ursachen und kennt ihre pathogenen Mechanismen erst zu einem geringen Teil. Wohl aber ließen sich in der Therapie beachtliche Fortschritte erzielen (vgl. Häfner et al. 1987; Häfner u. Gattaz 1990; Kisker et al. 1987).

Mit dem Ziel, über die Erkrankung auf der Basis des derzeitigen Wissens allgemein verständlich zu informieren, entstand der Film „Schizophrenie – eine Krankheit verliert ihre Dämonie". Wie schon der Titel vermuten läßt, ist das Hauptanliegen des Filmes, die Erkrankung, die auch heute noch bei vielen Laien und z. T. auch Ärzten als eine unheimliche und unheilbare Geisteskrankheit gilt, zu „entdämonisieren". Gezeigt werden soll, daß es sich bei der Schizophrenie um eine Erkrankung handelt, die jeden Menschen treffen kann und daß ihr Verlauf keineswegs immer so schwer und vor allem so unbeeinflußbar ist, wie früher vermutet wurde, und der mit Verständnis, aber auch mit großer Offenheit begegnet werden soll. Dazu gehört, daß ihr Verlauf realistisch dargestellt wird, mit allen Möglichkeiten erfolgreicher Beeinflussung durch Therapie und Rehabilitation, aber auch mit dem

Risiko ungünstigen Ausgangs und seiner bitteren Folgen für die Betroffenen. Dazu gehört auch, daß kranke Menschen, die das Schicksal einer Schizophrenie selbst zu tragen haben, offen und frei von Verschleierungen oder verzerrenden Interpretationen über ihre Erfahrungen der Krankheit selbst, der Therapie und über ihr vom Leiden mitgeprägtes Lebensschicksal berichten. Das wiederum setzt voraus, daß alle, die dem Kranken in einer therapeutischen Rolle begegnen, sich um dieselbe Aufrichtigkeit bemühen, um die Atmosphäre des offenen, vertrauensvollen Umgangs mit der Krankheit erst einmal entstehen zu lassen. Für Menschen, die an krankhaftem Mißtrauen leiden, ist dies sowieso die einzig adäquate Art hilfreichen und entlastenden Umgangs.

Zielgruppe des Filmes sind Ärzte, vor allem Haus- und Allgemeinärzte, Psychologen, Krankenpflegepersonal, Sozialarbeiter und alle an der Versorgung psychisch kranker Beteiligten. Zielgruppe sind auch die Patienten selbst und ihre Angehörigen, die sich – nach Remission eines akuten Krankheitszustandes oder nach längerem Verlauf – mit der Krankheit auseinandersetzen und darüber informiert werden wollen. Da der Film emotional anrühren und viele Fragen aufwerfen kann, sollte er nicht ohne eine anschließende Aussprache mit kompetenten Psychiatern vorgeführt werden. Dies gilt insbesondere für die Vorführungen vor Patienten und Angehörigen.

Der Film entstand am Zentralinstitut für Seelische Gesundheit in Mannheim in Kooperation mit einem professionellen Filmteam, den 2KAV-Produktionen Frankfurt, und finanziert durch die Tropon-Werke. Am Institut und in seinen gemeindepsychiatrischen Einrichtungen erfolgte auch der überwiegende Teil der Dreharbeiten. Ein wesentlicher Teil des Films besteht aus authentischen Gesprächen mit Patienten und ehemaligen Patienten der Psychiatrischen Klinik des Instituts. Auch in die künstlerische Gestaltung des Films gingen die Bilder eines an Schizophrenie erkrankten Patienten ein. Nur jene Spielszenen wurden durch Laiendarsteller oder Schauspieler gestellt, für die wir aus rechtlichen und ethischen Gründen Kranke nicht gebeten haben: die Aufnahme eines kataton-stuporösen Mannes und die Verweigerung von Therapie. Studioaufnahmen dienten vor allem theoretischen Erläuterungen. Sämtliche Aufnahmen und ihre Ausgestaltung wurden zuvor zwischen uns und dem professionellen Filmteam detailliert besprochen, einschließlich der choreographischen Gestaltung des Filmes. Die Dreharbeiten für alle Aufnahmen in Mannheim dauerten insgesamt etwa 8 Tage, hinzu kamen mehrere Tage Studioaufnahmen. Aus dem umfangreichen Filmmaterial entstand ein etwas mehr als einstündiger Film.

Der Film besteht aus zwei Teilen: 1. „Symptomatik und Ursachen", 2. „Therapie".

Zunächst wird versucht, den Betrachter visuell und akustisch auf das Thema einzustimmen. Gezeigt werden ausdrucksvolle Bilder eines Malers, der schizophrenes Erleben aus mehrfacher eigener Erfahrung kennt und darzustellen versucht.

Der Film beginnt dann mit Ausschnitten aus authentischen Gesprächen mit Patienten, die ihre Krankheit und ihr Krankheitserleben eindrucksvoll schildern: einer jüngeren Frau, die nach einer schizoaffektiven Krankheitsepisode voll remittiert ist; einem Mann mittleren Alters, der schon mehrere akute, paranoid-halluzinatorische Episoden hinter sich hat und jetzt an einem chronischen Residualzustand mit erheblichen Leistungs- und Antriebsdefiziten sowie einer depressiven Verstimmung leidet; schließlich einer älteren Frau, bei der nach langjährigem Krankheitsverlauf neben erheblichen kognitiven und sozialen Defiziten auch ein chronifizierter Wahn bestehen blieb. Das Ziel, das wir dabei u. a. verfolgten, war, das weite Spektrum schizophrener Syndrome einigermaßen zu dokumentieren. Teilweise teilen diese Patienten unter Erinnerung und Wiederbelebung ihrer damaligen Gefühle mit, wie eingreifend und erschreckend der Beginn der Erkrankung für sie selbst und für ihre Angehörigen war. Sie schildern die ersten Vorzeichen der Erkrankung und die Akutsymptomatik im Rückblick sehr genau:

„... ich habe mich in Wahnvorstellungen hineingesteigert, die ich aber nicht als solche erkannt habe. ... Ich glaubte aufgrund von Aussprüchen von Mitarbeitern, daß ich verfolgt würde, daß eine großangelegte Intrige da wäre, die nur darauf angelegt war, mich unmöglich oder unschädlich zu machen."

„So was Schlimmes habe ich in meinem Leben noch nicht erlebt wie diesen Zustand von Chaos und ..."

Wir verzichteten darauf, Patienten in einer akuten psychotischen Phase (oder irgendwelche andere Symptome wie Halluzinationen oder dergleichen) zu zeigen, einmal weil akut halluzinierende oder vom Verhalten her als „verrückt" imponierende Kranke die negativen Klischeevorstellungen über „Geisteskranke" hätten unterstützen können. Zum anderen, weil wir aus ethischen Gründen nur voll einwilligungsfähige Kranke aufnehmen wollten, denen wir hernach den gesamten Film mit der Bitte um endgültige Zustimmung noch einmal vorführen konnten. Die Symptomatik, die die Interviewten noch aufweisen, ist deshalb weniger spektakulär. Dadurch und durch die Art ihrer inzwischen zwar distanzierten, aber doch betroffenen Schilderung soll in dem Zuschauer der Eindruck entstehen: die Kranken sind Menschen wie du und ich; die Krankheit ist ein Schicksal, das möglichst offen, nüchtern und besonnen angegangen werden muß und das jeden, auch mich, treffen kann.

Nach dieser Einführung wird die Symptomatik schizophrener Erkrankungen systematisch vorgestellt, gegliedert nach der klassischen Unterteilung in Plus- und Minussymptomatik. Mit Hilfe von Bildtafeln und eines Kommentartextes wird eine theoretische Übersicht gegeben. Zur Veranschaulichung der verschiedenen Symptome werden immer wieder Gesprächssequenzen eingeblendet. Nach Erläuterung der Ich-Störungen berichtet etwa ein Patient, wie er sich fremd-beeinflußt fühlte:

„Ich fühlte mich von einem Computer im Pentagon gespeichert, und ich wäre so eine Art Roboter, der von diesem Computer gesteuert wird …"

Nach detaillierter Darstellung der Symptomatik wird die Diagnose der Schizophrenie und ihre klassische Unterteilung in verschiedene diagnostische Untergruppen besprochen. Insbesondere die Erstrangsymptome nach Kurt Schneider, die in den meisten modernen Diagnosesystemen immer noch ausschlaggebend für die Diagnose einer Schizophrenie sind, werden detailliert erläutert. Lediglich die Wahnwahrnehmung wird wegen ihrer geringen Unterscheidungskraft nicht aufgelistet (Häfner u. Wieser 1953). Die theoretischen Grundlagen werden hier wie auch in späteren Filmteilen in der Art einer Vorlesung und unter Verwendung verschiedener Schautafeln erläutert. Einzelne Zustandsbilder, etwa das der Katatonie, werden auch in Spielszenen dargestellt.

Im weiteren wird auf den Verlauf eingegangen, wobei die Betonung vor allem auf den Ergebnissen neuerer Verlaufsstudien liegt, die die Vorstellung einer „Dementia praecox" teilweise korrigierten. Gezeigt wird u. a., daß bei rund $^2/_3$ der Erkrankten mit vollständiger oder wenigstens teilweiser Besserung zu rechnen ist, häufig noch nach langjährigen Verläufen.

In Abschnitten über die Epidemiologie und die derzeit vermuteten Ursachen der Schizophrenie wird betont, daß das Risiko, an Schizophrenie zu erkranken, in allen Völkern und Kulturen etwa gleich hoch liegt und daß es auch über die Zeit – zumindest seit es darüber Untersuchungen gibt – sehr stabil ist. Nach Meinung der Autoren spricht dies gegen die weitverbreitete Hypothese, die Schizophrenie sei eine rein psychosozial bedingte Erkrankung. Demgegenüber wird die Bedeutung der eindeutig nachgewiesenen erblichen Prädisposition aufgezeigt. Als spärliche Glieder des Zusammenhangs zwischen genetischer Disposition und manifester Psychose werden biochemische und neurophysiologische Veränderungen, die bei dieser Erkrankung im Gehirn von Patienten gefunden bzw. vermutet werden, allgemeinverständlich erklärt und graphisch verdeutlicht (Abb. 1).

Als derzeit weithin akzeptierte Theorie der Krankheitsentstehung wird schließlich sehr ausführlich das „Vulnerabilitätsmodell" von (Zubin u. Spring 1977) vorgestellt, das den Ausbruch der einzelnen Krankheitsepisoden und auch der Erkrankung selbst als ein Geschehen erklärt, das durch viele Faktoren mitbestimmt wird: zum einen durch die Vulnerabilität, d. h. Verletzlichkeit eines Menschen, der sowohl biologische Faktoren als auch frühe psychosoziale Einflüsse zugrunde liegen können, zum anderen aber durch verschiedene Streß- und auch Schutzfaktoren, die überwiegend im psychosozialen Bereich zu finden sind. Problematisiert wird, daß auch emotional stark belastende Therapieformen als „Stressoren" wirken können. Schließlich wird die Bedeutung der individuellen Bewältigungsmöglichkeiten des Patienten und der sozialen Unterstützung, die er durch seine Angehörigen und sein weiteres „soziales Netzwerk" erfährt, für Ausbruch und Verlauf der Erkrankung betont (Abb. 2).

Teil 2 des Filmes geht auf die Grundsätze der Behandlung und Rehabilitation schizophrener Patienten ein. Am meisten Erfolg

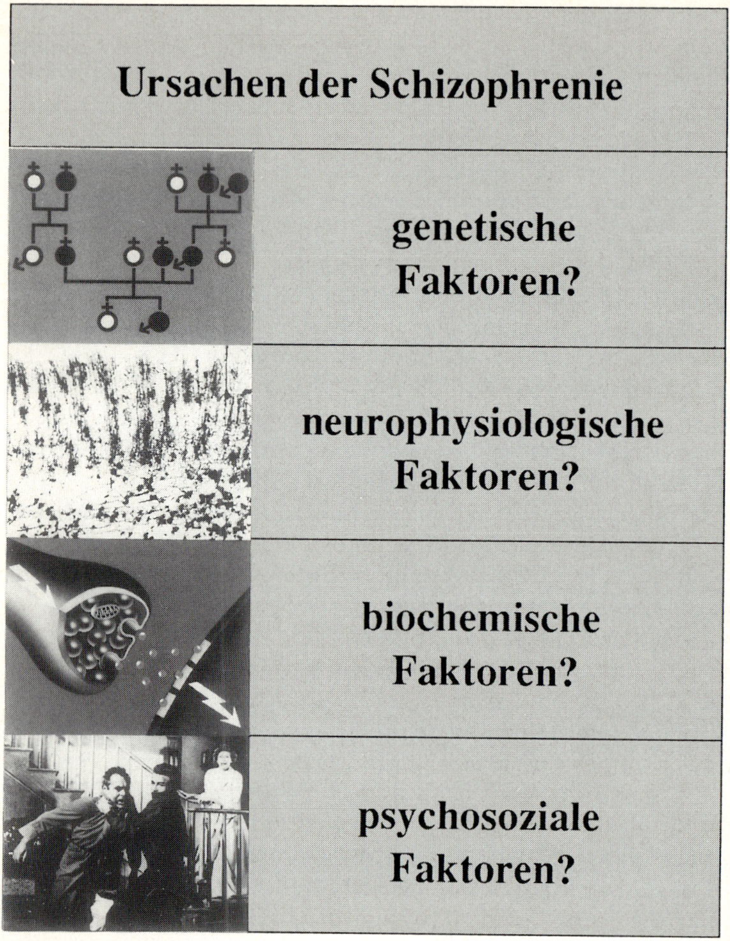

Abb. 1. Ursachen der Schizophrenie

verspricht nach Ansicht der Autoren und der meisten Experten eine Therapie, die sowohl die Vulnerabilität eines Patienten als auch sein Bewältigungsvermögen und sein soziales Netzwerk sowie äußere Streßfaktoren positiv zu beeinflussen sucht und zur Erreichung dieser Ziele verschiedene therapeutische Möglichkei-

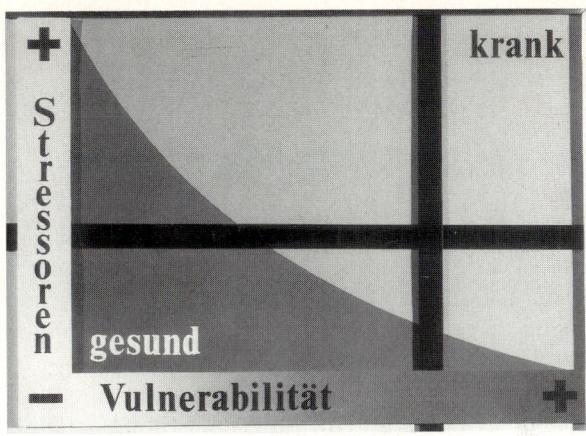

Abb. 2. Das Vulnerabilitätsmodell

ten wie medikamentöse Therapie, Psycho- und Soziotherapie sowie rehabilitative Vorgehensweisen soweit wie möglich nutzt.

Versucht wird, verschiedene Behandlungskonzepte und -möglichkeiten von der klinischen Therapie der akuten Psychose bis zur Nachbetreuung und Rehabilitation in ihren theoretischen Grundlagen und in ihren praktischen Umsetzungsmöglichkeiten aufzuzeigen.

Zunächst wird dem Zuschauer die Möglichkeit gegeben, einen Patienten von seiner stationären Aufnahme mit einem akuten Krankheitsbild bis zu seiner Entlassung zu begleiten. In verschiedenen Arztgesprächen mit diesem Patienten und in Interviews mit Pflegern und Schwestern wird versucht, zunächst den therapeutischen Umgang mit schizophrenen Patienten deutlich werden zu lassen. Hier soll vermittelt werden, daß Grundlage und Vorbedingung jeder Therapie mit den durch ihre Erkrankung oft wahnhaft mißtrauischen Patienten wohlwollende Offenheit, Eindeutigkeit und Klarheit und nicht „Beschönigen" oder gar Zynismus sein müssen. Die Bedeutung der Aufklärung der Patienten und ihrer Angehörigen über die Krankheit sowie über therapeutische Möglichkeiten, insbesondere auch über mögliche Nebenwirkungen der medikamentösen Therapie, wird betont. Ausgehend von diesen allgemeinen Prinzipien werden dann die verschiedenen therapeutischen Möglichkeiten im einzelnen aufgezeigt.

Zunächst wird ein eigenes Kapitel der medikamentösen Behandlung und Rückfallprophylaxe gewidmet. Die Einteilung der Neuroleptika sowie ihre Wirkungen und Nebenwirkungen werden besprochen. Verschiedene Möglichkeiten der Akutbehandlung und der Langzeitprophylaxe werden vorgestellt. Neben der üblichen oralen Neuroleptikatherapie und der Behandlung mit Depotneuroleptika wird auf eine neuartige Behandlungsmethode, die sog. Interventionsbehandlung, eingegangen, bei der nur mit Medikamenten eingegriffen wird, wenn ein Patient Prodromi oder Zeichen eines Rückfalls zeigt. Indikationen und Kontraindikationen der verschiedenen Vorgehensweisen werden diskutiert.

Psycho- und Soziotherapie sowie rehabilitative Maßnahmen werden zunächst in ihren Zielen definiert, die verschiedenen praktischen Umsetzungsmöglichkeiten dieser Maßnahmen werden dann im einzelnen vorgeführt. Der Zuschauer erlebt Patienten bei Beschäftigungs- und Arbeitstherapie, in der Übungsküche, im Büro, in der Holzwerkstatt, in der Hausdruckerei, bei psychologischen Trainingsmaßnahmen, beim Konzentrationstraining und vielem mehr. Eine Familie berichtet über ihre Erfahrungen in einer Angehörigengruppe. Der Zuschauer erlebt, daß therapeutischer Nihilismus und „Verwahr-Psychiatrie" der Vergangenheit angehören.

Verdeutlicht wird aber auch, daß die Besserung der Symptomatik und die Klinikentlassung nicht das Ende der therapeutischen Bemühungen sein dürfen, sondern daß der Patient gerade jetzt oft eine besonders intensive Betreuung braucht.

Mit besonderer Aufmerksamkeit und wiederum mit großer Offenheit wird das Problem der Suizidalität angesprochen. Ein Patient schildert einen sehr ernst gemeinten früheren Suizidversuch, der aus der Verzweiflung über die persönlichen und sozialen Folgen seiner mit mehreren Schüben und mit Defiziten verlaufenen Psychose motiviert war. Er schildert auch seine aktuelle

Haltung dazu und zu den lebensverändernden, bedrückenden Folgen seiner Krankheit. An diesem Beispiel wird der Umgang mit Suizidalität und in diesem Zusammenhang erneut die Notwendigkeit des offenen verständnisvollen Gesprächs über alle sensiblen Fragen verdeutlicht.

Aufgezeigt werden auch viele andere Probleme, die in der Zeit der Klinikentlassung gemeinsam mit dem Patienten zu klären sind. Die verschiedenen „Bedürfnisebenen" des Patienten, die bei einer Wiedereingliederung in sein gewohntes Lebensumfeld und bei einer Rehabilitation berücksichtigt werden müssen, wie psychiatrische Behandlung, Wohnen, Arbeit und Beschäftigung, soziale Integration und Gestaltung der Freizeit werden umrissen. Die koordinierende Funktion des niedergelassenen Psychiaters wird betont, der nicht nur die psychotherapeutische und medikamentöse Betreuung des Patienten übernehmen muß, sondern im Sinne einer ganzheitlichen Behandlung in Zusammenarbeit mit der entlassenden Klinik und sozialen Diensten in der Gemeinde auch die Versorgung des Patienten auf den anderen Bedürfnisebenen mit im Auge haben soll. Am Beispiel verschiedener, vom Zentralinstitut koordinierter, gemeindepsychiatrischer Einrichtungen Mannheims wird gezeigt, wie ein solches Netz der Versorgung vor allem der chronisch Kranken aussehen kann. Vorgestellt werden Tagesklinik, Übergangswohnheim, Dauerwohnheime, therapeutische Wohngemeinschaften, Werkstätten der gemeindenahen Psychiatrie, Versuchsarbeitsplätze in der freien Wirtschaft, Patientenclubs und Laieninitiativen. Patienten berichten kurz über ihre Erfahrungen mit diesen verschiedenen Therapie- und Rehabilitationsangeboten.

„Mir geht es gut, seit etwa $4\frac{1}{2}$ Jahren. Ich habe die Spritze regelmäßig bekommen ... Ich habe auch einen Rehaversuch und ein zweijähriges Bürotraining gemacht an der arbeitstherapeutischen Werkstatt und habe eine gute Beurteilung bekommen und das führte dann auch dazu, daß ich jetzt eine Ausbildung als Bürokaufmann machen kann."

„... ich fühle mich wohl hier in der Wohngemeinschaft, ich fühle mich geborgen und ich fühle mich sicher."

Das Resümee am Schluß verdeutlicht noch einmal Inhalte und Ziele des Films: „Schizophrenie ist nach wie vor eine schwere, ätiologisch nicht hinreichend geklärte Erkrankung. Aber wir ha-

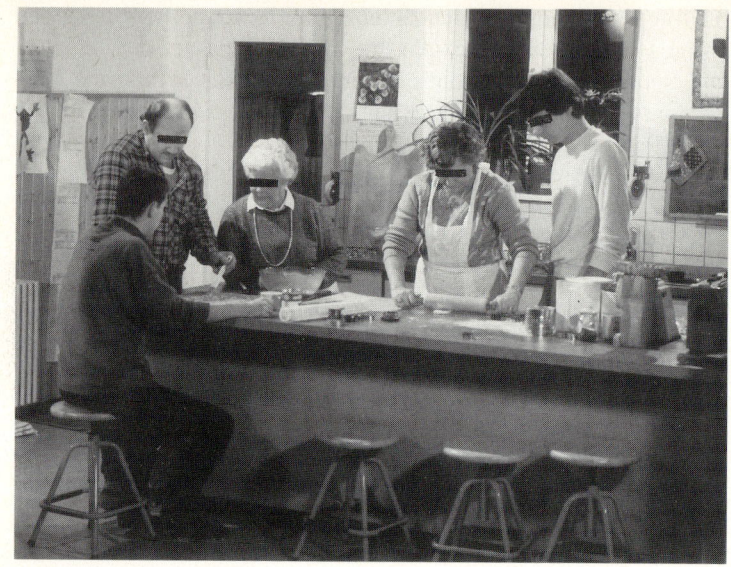

Abb. 3. Patientenclubs

ben heute wirkungsvolle Möglichkeiten in der Hand, produktive Symptome zu beherrschen, die Krankheit zu lindern, Rückfällen vorzubeugen, ihre schädlichen Auswirkungen zu verringern und vielen Kranken zu einem weitgehend normalen Leben zu verhelfen."

Zusammenfassend ist zu sagen, daß mit diesem Aufklärungs- und Informationsfilm versucht wurde, ein realitätsgerechtes Bild der Schizophrenie zu zeichnen. Der Schizophrenie ihre „Dämonie" zu nehmen, hieß für die Autoren sicher nicht, die Krankheit zu beschönigen. Vielmehr wurde versucht, auf der Basis des derzeitigen Erfahrungswissens und der Grundlage neuester Forschungsergebnisse möglichst objektiv, breit und verständlich zu informieren. Im Zentrum des Films stehen die Aussagen und Schicksale der Kranken, aber nicht nur die der akut Kranken und der Langzeitpatienten im Psychiatrischen Krankenhaus. Sie hinterlassen leicht den Eindruck von Unverstehen oder Hoffnungslosigkeit. Vielmehr kommen auch Kranke zu Wort, die chronisch krank oder wieder genesen in der Gemeinde leben. Sie stellen heute die Mehrzahl der Schizophrenen dar. Manche der interviewten Patienten sind sehr differenziert in ihrer Ausdrucksfähigkeit. Sie wurden deshalb von vielen Zuschauern als „Schauspieler" verkannt. Man sollte aber bedenken, daß Kranke, die wieder „draußen" leben und ein oft jahrelang bestehendes freies, vertrauensvolles Verhältnis zu ihrem Arzt gefunden haben, mit stationär untergebrachten Schizophrenen im akuten Schub oder nach mehrjährigem Aufenthalt wegen schwerer chronischer Verläufe nach Zustand und nach Umgangsweise nicht identisch sind. Dem Verständnisvermögen des Nichtpsychiaters sind sie jedenfalls in ihrer Offenheit und aus dem gewonnenen Vertrauen zum Arzt eher zugänglich. Die Zuschauer, also die professionellen und halbprofessionellen Helfer, haben naturgemäß mehr mit schwer und chronisch kranken Schizophrenen zu tun als mit solchen, die ihrer Hilfe nicht (mehr) bedürfen. Der so oft einseitige Erfahrungshorizont des Krankenhausarztes mag vielleicht auch mit erklären, warum gerade von dort noch ein deutlich zu pessimistisches Bild der Schizophrenie gezeichnet wird.

Literatur

Häfner H, Wieser S (1953) Faktorenanalytische Studien zur Formalgenese bestimmter Formen von Schizophrenie. Archiv für Psychiatrie und Zeitschrift Neurologie 190; 394–428

Häfner H, Gattaz WF, Janzarik W (eds) (1987) Search for the causes of schizophrenia, vol 1. Springer, Berlin Heidelberg New York Tokyo

Häfner H, Gattaz WF (eds) (1990) Search for the causes of schizophrenia, vol 2. Springer, Berlin Heidelberg New York Tokyo

Kisker KP, Lauter H, Meyer JE, Müller C, Strömgren E (Hrsg) (1987) Psychiatrie der Gegenwart, Bd. IV: Schizophrenien. Springer, Berlin Heidelberg New York Tokyo

Kraepelin E (1896) Psychiatrie. Ein Lehrbuch für Studierende und Aerzte, 5. Aufl, Bd. 1–4. Barth, Leipzig

Olbrich R (1983) Expressed Emotion (EE) und die Auslösung schizophrener Episoden: eine Literaturübersicht. Nervenarzt 54: 113–121

Zubin J, Spring B (1977) Vulnerability – a new view of schizophrenia. J Abnorm Psychol 86: 103–126

Ein Lehrfilm über systemische Familientherapie

H. Katschnig und E. Wanschura

Einleitung

Es ist sehr schwierig zu vermitteln, was Psychotherapie ist, speziell wenn es sich um einen derart differenzierten und komplexen Bereich wie systemische Familientherapie handelt. Wir haben deshalb nach besonders effizienten Möglichkeiten gesucht, Fachleuten ebenso wie Psychotherapie-Laien einen Eindruck zu geben, wie diese Disziplin aufgebaut ist, mit welchen Methoden sie arbeitet und wie sich damit der mitunter verblüffend rasche und nachhaltige Erfolg der Therapiestrategie erklärt.

Nach intensiven Diskussionen und nachhaltigem Druck seitens unseres Mentors, Univ. Prof. H. Strotzka, stand fest: ein Lehrfilm über die systemische Familientherapie ist am ehesten imstande, die große Fülle an sowohl verbalen als auch an nichtverbalen Strategien (Körpersprache, Rollenspiel, Provokation usw.), wie sie für die systemische Familientherapie typisch ist, zu vermitteln. Es entstand ein wissenschaftliches Projekt, finanziell unterstützt durch die Hochschul-Jubiläums-Stiftung der Stadt Wien. Wir fanden die Form des Videofilms als Medium für Information auch deshalb besonders geeignet, weil Videoaufnahmen ohnedies zum festen Repertoire der systemischen Familientherapie gehören. Jede unserer Therapiesitzungen wird (nach Möglichkeit) auf diese Weise dokumentiert und dient solcher Art einerseits der Evaluation, aber ebenso unserer ständigen Arbeit an der Verbesserung therapeutischer Techniken.

Über eineinhalb Jahre wurden Therapiesitzungen an der Klinik für Tiefenpsychologie und Psychotherapie auf Video dokumentiert und in mühevoller Teamarbeit wurden besonders aussagekräftige Themen für den Lehrfilm ausgesucht. Diese Passagen finden Sie im Film allerdings nachgespielt von Schauspielern, Freunden und Bekannten; der Grund, daß wir nicht die „echten" Szenen übernahmen, ist einfach: eine Therapie ist eine intime Situation, in der die Patienten das Recht auf Schutz ihrer Persönlichkeit haben, die psychologische und ärztliche Schweigepflicht geht vor Authentizität einer öffentlichen Präsentation. Das ist im übrigen kein Verlust, wie Sie sicher nach dem Ansehen des Filmes bestätigen werden: die Studiosituation erlaubte es uns, manche Szenen mehrmals zu spielen und sie (auch optisch) aus verschiedenen Blickwinkeln zu beleuchten – der Lebendigkeit der Präsentation dient das mehr als eine zwar authentische, aber notwendigerweise optisch etwas sterile Aufnahme, wie Sie sie wahrscheinlich von der Art der beruflichen Fortbildung kennen werden.

Für uns alle war die Produktion dieses Lehrfilms als eine neue Form wissenschaftlicher Arbeit eine anstrengende und belohnende Herausforderung. Wir glauben, daß unsere Begeisterung dabei auf den Film abgefärbt hat, daß sie zu sehen, zu hören und zu spüren ist. Im folgenden kann ich Sie nur neugierig machen auf den Film. Ich möchte Ihnen eine kurze Zusammenfassung über den Aufbau des Lehrfilms geben.

Der erste Teil versucht eine theoretische Einführung in die Grundbegriffe der systemischen Familientherapie zu geben. Im zweiten Teil werden anhand von praktischen Fallbeispielen einzelne Interventionen der Familientherapie illustriert.

„Video" in der Familientherapie

Wir verwenden Video in der Familientherapie in vier Bereichen: In der Diagnostik, in der Therapie, zur Supervision und für die Forschung.

Diagnostik

In dem Erstgespräch mit der Familie geht es darum, die Sichtweise der Familie zu verstehen, wer Symptomträger ist, wie es dazu kam, welche Funktion das Symptom im Gesamtsystem hat und welche Lösungen die Familie versucht hat. Es gilt, die Interaktionsmuster zwischen den einzelnen Familienmitgliedern herauszufinden und die Frage zu beantworten, ob Familientherapie indiziert ist.

Es leuchtet ein, daß dieser diagnostische Prozeß oft in einem emotional sehr schwierigen Klima erfolgen muß. Der Therapeut/in muß sich sowohl auf die Interaktion zwischen den Familienmitgliedern, aber auch auf die Interaktion zwischen ihm selbst und den einzelnen Familienmitgliedern konzentrieren. Er braucht genug Nähe zu der Familie, damit die Familie ihn akzeptieren und er jedes einzelne Familienmitglied als solches akzeptieren kann.

Dabei ist für die Therapeuten/innen die Videoaufzeichung von unschätzbarem Wert geworden.

Denn dadurch kann der Therapeut/in nach der Therapiesitzung – also aus der emotionalen Distanz – noch einmal sich selbst und die einzelnen Familienmitglieder beobachten. Er kann beurteilen, ob seine Hypothesen, die er während des Erstgesprächs formuliert hat, tatsächlich halten und er kann so aus der Distanz noch einmal die Frage der Familiendiagnose und der Indiaktion zur Familientherapie überprüfen.

Die Möglichkeit, jederzeit das Band zu stoppen, vorwärts, rückwärts, sich noch einmal bestimmte Sequenzen anzuschauen, in Zeitlupe eine genaue Diagnostik der nonverbalen Sprache zu lesen, kann sehr viel Klarheit bringen. Es braucht natürlich von dem Therapeuten/in auch Mut dazu, sich zu exponieren, vor sich selbst und seinen Kollegen/innen und zu zeigen, wie man arbeitet, d.h. auch, welche Fehler einem unterlaufen.

Therapie

Wenn immer möglich, nehmen wir auch die therapeutischen Familiensitzungen auf, um den therapeutischen Prozeß zu studieren.

Eine andere therapeutische Verwendung ist die, daß wir bestimmte Sequenzen, die wir auswählen und die wir für den therapeutischen Prozeß als wirksam erachten, mit den Klienten durchgehen.

Wir haben erlebt, daß z. B. bei Sitzungen, wo die Großelterngeneration mitbeteiligt ist, wo es also zu einer Mehrgenerationenfamilientherapie kommt, sehr wertvoll sein kann, gerade diese Sequenzen mit den Eltern in der Paartherapie noch einmal anzuschauen und durchzubesprechen. Es ist so, als ob die Wirkung „verdoppelt" würde.

Supervision und Ausbildung

Wie später ja beschrieben, arbeiten systemische Familientherapeuten/innen idealerweise im Team. Da dies aus technischen, organisatorischen Gründen nicht immer möglich ist, ist die Aufzeichnung für eine nachfolgende Besprechung mit einem Kollegen/in von großem Wert.

Es hat sich herausgestellt, daß das Erzählen, was man in einer Sitzung erlebt hat und was man glaubt, getan zu haben an Interventionen oft deutlich verschieden ist von dem, was man dann auf dem Videoband sehen kann.

Das heißt, das Besprechen der Familientherapiesitzung anhand des Videobandes ist um vieles effizienter als das „Erzählen".

Forschung

Für die Forschung im Bereich der systemischen Familientherapie ist das Video gar nicht mehr wegzudenken. Es ermöglicht die Beobachtung von Mikroprozessen, eine dokumentierte Diagnostik, die Dokumentation der Veränderung und eine Evaluation des therapeutischen Prozesses.

Theoretische Einführung der Systemtheorie

Die Systemtheorie ist die Grundlage für die systemische Familientherapie. Die Grundannahme der Systemtheorie ist die, daß jeder Teil eines Systems sowohl ein Ganzes ist, die anderen Teile des Systems beeinflußt und von diesen beeinflußt wird, so daß das Gesamtsystem mehr ist als die Summe seiner Teile. Für den Menschen bedeutet dies, daß er in seiner Einzigartigkeit als Individuum respektiert wird, daß er aber auch als „Interaktor" verstanden wird, „verwoben mit seiner Umwelt und an seiner Umwelt webend" (Guntern 1982). Zu dieser Umwelt des Einzelnen gehören die Eltern, die Geschwister, die Ehefrau und der Ehemann, Kinder, Freunde, Arbeitskollegen, Mitbewohner im Haus, aber auch die Gemeinde, die Gesellschaft. Zur Umwelt des Einzelnen gehören ebenso seine Wohnung, das Haus, in dem er lebt, die Stadt, das Land etc. Gesundheit, Wohlbefinden und Weiterentwicklung des Einzelnen sind nur dann möglich, wenn es einen adäquaten Austausch von Energie, Information und Materie zwischen dem Einzelnen, seiner physikalischen, biologischen und psychosozialen Umwelt gibt. Dieser Austausch kann sein: Information, ein gesprochenes Wort, aber auch Gesten, Materie d. h. Essen, Kleidung, Energie kann sein Liebe, Haß etc. Wenn man den Menschen so verwoben sieht in seine Umwelt, so ist es auch naheliegend, daß man bei Erkrankungen, bei denen psychosoziale Faktoren eine große Rolle spielen, diese „Umwelt" mit in die Therapie einbezieht; z. B. die Familie oder Kollegen, etc.

Das Symptom verstehen wir in der systemisch orientierten Familientherapie als ein Zusammenspiel von vielen Faktoren u. a. auch als Signal dafür, daß der Austausch an Energie, Information und Materie innerhalb des Bezugssystems des Patienten nicht optimal funktioniert.

Was ist ein System?

Eine Familie ist ein lebendes System. Sie ist eine aktive organisierte Ganzheit, die mehr ist, als die Summe ihrer Mitglieder. Ein System besteht aus
1. mehreren Teilen,
2. die voneinander verschieden und
3. miteinander vernetzt sind.
Innerhalb des Systems Familie unterscheiden wir auch außer den einzelnen Individuen, außer den einzelnen Familienmitgliedern auch noch ganz bestimmte Untergruppen oder Subsysteme.

Subsysteme

Solche Subsysteme können die Eltern sein, das Ehepaar, die Kinder, die Geschwister, die Frauen, die Männer. Man kann Subsysteme auch nach Funktionen definieren, z.B. die kunstinteressierten Familienmitglieder, die sportlich interessierten usw.

Grenzen

Jeder Systemteil, jedes Subsystem, jedes System als Ganzes ist von Grenzen umgeben. Diese Grenzen sind entweder materiell, wie z.B. beim Baum die Rinde, beim Menschen die Haut. Grenzen können aber auch immateriell sein, vorgestellt in der Beziehung zwischen Menschen.

Grenzen in der systemischen Familientherapie könnte man so definieren: wer macht was mit wem, wo, wann und wie.

Grenzen müssen klar und durchlässig sein, damit ein ausreichender Austausch von Energie, Information und Materie gewährleistet ist. Im Laufe des Lebens eines Menschen verändern sich nicht nur die materiellen, sondern auch die immateriellen Grenzen. Für einen Säugling und seine Eltern z.B. ist eine sehr durchlässige Grenze funktional. Beide brauchen große Nähe zueinander. Die Eltern müssen und können gleichsam spüren, was ihr Baby will und braucht. Je älter das Kind wird, um so klarer müssen sich Kinder und Eltern voneinander abgrenzen. Eine sehr bedeutungsvolle Grenze innerhalb des Systems Familie ist die Generationengrenze, jene immaterielle Grenzlinie zwischen den Alten und den Jungen in einer Familie.

Geschichtete Ordnung

Alle lebenden Systeme, also auch die Familie, bilden mehrschichtige Strukturen. Je nach Situation und Aufgabe wird einmal die eine und einmal die andere Struktur aktiviert. Im lebenden System Mensch übernehmen abgesehen von der mehr oder weniger vorhandenen Kontrolle durch das Gehirn verschiedene Organe die Führung z. B. beim Überqueren einer Straße Auge, Ohr und Bewegungsapparat; beim Verzehren einer Mahlzeit hingegen stehen die Verdauungsorgane an erster Stelle usw. Jede Struktur des lebenden Systems benötigt die anderen zum Leben. Alle sind wichtig. Eine Familie nun ist hinsichtlich ihrer geschichteten Ordnung dann funktional, wenn jeweils die Struktur eingesetzt wird, die für die jeweilige Aufgabe am kompetentesten ist.

Kommunikation

Zwischen jedem Systemteil, zwischen dem Subsystem und dem System und seiner Umwelt kann dieser Austausch von Energie, Information und Materie auch als Kommunikation beschrieben werden. Die Grundlagen einer geglückten positiven Kommunikation werden dargestellt.

Konflikte

In jeder Familie gibt es Konflikte. Tag für Tag wird sich jeder mit Schwierigkeiten, Unstimmigkeiten, unterschiedlichen Meinungen innerhalb des Familiensystems, aber auch innerhalb der Arbeitssituation, in der Schule usw. auseinandersetzen müssen. Konflikte gehören zum täglichen Leben wie Essen und Schlafen.

In einer funktionalen Familie ist es möglich, über Schwierigkeiten zu sprechen, sie aus der Welt zu schaffen, Kompromisse zu schließen und zu Lösungen zu kommen.

Die familienorientierte Systemtherapie arbeitet mit Familien, bei denen die oben genannten Grundvoraussetzungen für ein möglichst befriedigendes Zusammenleben in der einen oder anderen Weise nicht gewährleistet sind.

Praktischer Teil

Im Lehrfilm sehen Sie Beispiele von therapeutischen Interventionen. Um den Interventionen besser folgen zu können, haben wir in dem Begleitbuch zum Videofilm „Systemische Familientherapie", die einzelnen Familien genauer beschrieben (Katschnig 1988). Es ist dies die Familie Moser, eine Familie aus der oberen Mittelschicht, die von ihrem praktischen Arzt wegen einer psychotischen Episode ihrer 22jährigen Tochter zur Familientherapie zugewiesen wurde. Zweitens die „Familie Damotti", eine Familie aus der Mittelschicht, die uns von der Intensivstation eines städtischen Krankenhauses wegen eines zweiten, sehr ernsten Selbstmordversuches der 17jährigen Mireille geschickt wurde. Drittens die „Familie Huber", eine Familie aus der unteren Mittelschicht, die uns von ihrem praktischen Arzt wegen anfallsweisen dramatischen Herzschmerzen und Tachykardien ihres 18jährigen Sohnes Peter überwiesen wurde. Als Beispiel möchte ich Ihnen die „Familie Huber" kurz vorstellen.

Familie Huber

Familienmitglieder:
a) Frau Huber, 52 Jahre, Angestellte bei der Post.
b) Peter, 18 Jahre, beendigte gerade die Lehre bei der Post.
c) Vater ist gestorben, als Peter ein halbes Jahr alt war (er wäre jetzt 54 Jahre).
Soziale Schicht der Familie: untere Mittelschicht.
   Zuweisung: praktischer Arzt.

Diagnose: rezidivierende Herzschmerzen und Tachykardie-Anfälle bei Peter.

Bisheriger Kontakt mit Fachleuten: praktische Ärzte, Internisten, zweimal stationäre Aufnahme an einer Kardiologischen Klinik.

Lebensumstände, sozialer Kontext: Peter lebt mit seiner Mutter allein, sehr wenig Außenkontakte.

Unterstützungsfaktoren: mütterliche Herkunftsfamilie, Großeltern, Tanten.

Streßfaktoren: Tod des Vaters, als Peter sechs Monate alt war (Herzinfarkt, idealisierter Vater).

Geschichte der Familie Huber: Herr und Frau Huber lebten sieben Jahre zusammen und „es ging ganz gut". Herr Huber war ein sehr attraktiver, „fescher, lebenslustiger Briefträger". Er hatte immer wieder außereheliche Beziehungen. Frau Huber konnte dies so recht und schlecht tolerieren, weil sie ihn sehr liebte. Sie wünschten sich schon immer ein Kind, nur konnten sich beide schwer dazu entschließen. Als Frau Huber 33 Jahre alt war, „passierte" die Schwangerschaft. Sie war überglücklich. Auch während der Schwangerschaft betrog sie ihr Mann. Dies konnte sie dann nicht mehr ertragen. Denn nach ihrer Wertvorstellung mußte ein Vater treu sein. Knapp nach der Geburt von Peter ließ sie sich von ihrem Mann scheiden. Die Scheidung blieb immer ein großes Geheimnis. Sie hatte Peter nie etwas davon erzählt. Ein halbes Jahr nach der Scheidung starb ihr Ex-Mann an einem Herzinfarkt. Dieses Detail der Familiengeschichte konnte Frau H. erst in der dritten Therapiestunde, als sie allein mit der Therapeutin war, berichten. Bis zum Ende der Lehrzeit „ging es gut mit Peter". Damals hatte er häufig „Kreislaufbeschwerden" und im letzten Jahr heftige Schmerzattacken im Bereich des Herzens. Die „Herzanfälle" spielten sich meistens so dramatisch ab, daß er entweder zum praktischen Arzt gebracht oder dieser gerufen wurde und von diesem dann zweimal ins Spital eingewiesen werden mußte. Der praktische Arzt hatte eine von uns geleitete Balintgruppe besucht. Er kannte die Familie seit langem und nachdem er mit Sicherheit jede organische Ursache für Peters Schmerzen ausgeschlossen hatte (er hatte große Angst, daß es sich eventuell um eine Gefäßmißbildung oder arteriosklerotische

Veränderungen der Koronargefäße handelte, da ja offensichtlich eine erbliche Belastung nahelag), überwies er uns die Familie Huber mit der Frage, ob eine Familientherapie indiziert sei.

Herkunftsfamilien:

Vater: Beide Elternteile sind schon verstorben.

Mutter: Familie lebt im Burgenland. Es gibt sehr innige Beziehungen zu ihr. Peter wird dort als „der Bua", als einziger männlicher Enkel, aufs höchste verwöhnt. Die Mutter ist aus dieser Familie mit 19 Jahren nach Wien „geflohen", weil sie die nahe Bindung nicht mehr ausgehalten hat.

Systemische Familiendiagnose nach Olson: „rigid verstrickt," keine Abgrenzung, keine Differenzierung zwischen Mutter und Peter, extreme Bindung, keine Anpassung an Adoleszens – Familientherapie indiziert.

Techniken der Familientherapie

Im folgenden werden an Hand von einigen Sequenzen aus den oben genannten Familien Techniken der Familientherapie vorgestellt.

Bildung eines therapeutischen Systems

Die erste Aufgabe für Familie und Therapeut besteht darin, miteinander ein Band zu knüpfen, so daß sich jedes einzelne Familienmitglied vom Therapeuten akzeptiert fühlt und dieser auch jeden Einzelnen, aber auch die Familie als Ganzes annehmen kann. Wir bezeichnen diese Technik als Joining. Jeder Therapeut wird eigene Formen des Joinings entwickeln. Er muß dabei den Lebensstil, den Rhythmus, die Vorlieben, die Starken, aber auch die Abneigungen jedes Einzelnen in der Familie als Ganzes wahrnehmen und sich in die spezifische Familienstruktur „einfädeln".

Im Film wird eine Sequenz des Joinings bei der Familie Moser gezeigt, wobei die Therapeutin die offensichtliche Kreativität in der Familie nützt. Bei Herrn Moser ist es die Musik, bei Frau

Moser das Handarbeiten und alle zusammen verbindet der Sinn für das Schöne. Erst wenn das Joining, das Einbinden, gelungen ist, kann es der Ausgangspunkt für Veränderungen werden. In einer zweiten Sequenz sehen Sie diese Technik angewendet bei der Familie Huber. Hier ist für die Therapeutin das erste ins Auge springende der Jugendliche, der offensichtlich zwei Rollen spielt: das fügsame kleine Kind einerseits, Partnerersatz andererseits. Die Therapeutin mischt sehr bald zum behutsamen Nachfragen der Geschichte der Familie und des Systems die Technik der Provokation.

Die Technik des Aufbaues funktionaler Grenzen

Wie im theoretischen Teil beschrieben, dürfen Grenzen weder zu starr noch zu durchlässig sein. Eine der möglichen Aufgaben der Familientherapie ist es, die Familie anzuregen, „funktionale Grenzen" aufzubauen. Dazu gibt es viele Möglichkeiten. Im Lehrfilm zeigen wir Beispiele von Peter und seiner Mutter, bei denen die Grenzen „zu durchlässig" waren. So eine Beziehung bezeichnen wir als „verstrickt". An Hand der Familie Moser wird die Abgrenzung des Elternpaares zur Tochter, also das Thema Generationsgrenzen, behandelt.

Enactment

Diese Technik des Enactment wird sehr häufig in der Familientherapie angewendet. Es geht darum, daß Therapeut und Familie schwierig empfundene Situationen nicht nur „erzählen, sondern daß diese Szenen auch getan werden". Mit Hilfe des Therapeuten kann es der Familie gelingen, in der „Laborsituation" der Therapie neue Lösungen zu finden, die in der Alltagssituation mit ihren festen eingespielten Mustern nicht möglich sind. Im Film sehen Sie eine Szene der Familie Moser, wobei es darum geht, Mutter und Tochter eine gemeinsame Situation im Alltag ausprobieren zu lassen.

Intensität

Eine Besonderheit der systemischen Familientherapie ist es, daß sie mit sehr hoher Intensität arbeitet. Durch verschiedene Strategien sorgt der Therapeut für hohe Spannung. Die Erfahrung zeigt, daß in dieser Situation der hohen Intensität Veränderungen am ehesten möglich sind. Strategien um eine hohe Intensität zu erreichen, sind z. B. Konfrontation, Provokation, Schweigen, Unvorhersehbarkeit, aber auch das Anrühren vitaler Beziehungen. Sie sehen einige Beispiele daraus im Lehrfilm in der Interkation Frau Huber, Peter und Therapeutin.

Provokation

Es werden Beispiele dieser Technik auch an Hand der therapeutischen Situation zwischen Frau Huber, Peter und Therapeutin gezeigt. Die Therapeutin mobilisiert die Abwehrkräfte von Peter dadurch, daß sie ihn im hohen Maße in seiner Männlichkeit provoziert. Sie kennt ihn bereits als patenten Jugendlichen. Sie weiß und hat es erfahren, daß er ein normaler Jugendlicher sein kann. Sie attackiert nur, und das ist sehr wichtig, eine *Funktion*, die Peter zuwenig zum Zug kommen läßt, nicht aber Peter als *Person*. Die Technik der Provokation muß eingebettet sein, verknüpft werden mit einem intensiven Joining der Familie.

Supervision

Systemische Familientherapeuten/innen arbeiten idealerweise im Team, d. h. ein Therapeut läßt sich sehr nahe mit der Familie ein, der zweite Therapeut, ein Kollege, der im selben Denk- und Handlungsmodell wie der Therapeut arbeitet, steht ihm als Supervisor zur Seite. Der Supervisor überblickt, wie der Name sagt, von außen die Situation und sorgt dafür, daß z. B. die Spannung im therapeutischen System aufrecht bleibt. Der Supervisor befindet sich entweder im Therapieraum oder er ist, falls die technischen Voraussetzungen dafür gegeben sind, über Mikrophon,

Videokameras, Einwegspiegel mit dem therapeutischen System verbunden. Der Supervisor greift immer dann ein, wenn z. B. die Intensität im therapeutischen System nachläßt, wenn z. B. der Therapeut vom Familiensystem gleichsam aufgesogen wird, wenn die Familie vom Thema abweicht. Mit einem Wort, wenn das therapeutische System nicht mehr an Veränderung arbeitet. Systemische Familientherapie bedient sich der Spannungsinduktion, um die Weichen für Veränderungen zu stellen. Diese hohe Spannung macht es auch möglich, die einzelnen Therapiesitzungen in sehr großen Zeitabständen zu halten, die Wochen bis Monate betragen können.

Die Technik des „Aus-dem-Gleichgewicht-Bringens" (Unbalancing)

In einem Beispiel zwischen Peter, der Therapeutin und seiner Mutter wird gezeigt, wie die Struktur des Systems, z. B. durch das Ignorieren des Jugendlichen, erschüttert wird, um dann neu aufgebaut werden zu können. Das Ziel des „Unbalancing" ist es, die hierarchischen Beziehungen, die geschichtete Ordnung der Mitglieder zueinander zu ändern.

Blick hinter die „Familienfassade"

Jedes Haus hat eine Präsentierseite, die es der Straße als Fassade zuwendet. Ebenso hat auch jede Familie ein Erscheinungsbild aufgebaut, das sie der Öffentlichkeit und damit auch zunächst dem Therapeuten zeigt. Der Therapeut/in darf sich aber nicht mit dem Anblick der Fassade begnügen und daraus auf das Innere schließen. Sondern er muß „hineingehen" und überprüfen, ob Innen und Außen übereinstimmen. Manchmal ist dies nicht der Fall. Die nach außen präsentierten Werte wie Religion, Tradition, kulturelle Gewohnheiten werden von den einzelnen Familienmitgliedern dazu benützt, um verdeckte Ziele zu verfolgen. Sie sehen im Lehrfilm eine Sequenz, wo die Therapeutin mit der Familie gemeinsam diese verborgenen Ziele aufspürt, aber ohne die

Werte der Familie anzutasten. Es geht um den gemeinsamen sonntäglichen Kirchgang von Mutter und Peter, gegen den Peter in den letzten Wochen revoltiert. Es wird in der therapeutischen Sitzung erarbeitet, daß es ja nicht nur um den „gemeinsamen Kirchgang" geht, sondern daß es der Mutter hauptsächlich darum geht, eine Zeit noch gemeinsam mit Peter verbringen zu können. Peter kann sich artikulieren, er kann seine Bedürfnisse der Mutter formulieren und beide kommen zu einer neuen Lösung, daß sie sich einmal pro Woche an einem Ort treffen, der beiden angenehm ist. Es konnte die „Fassade" des sonntäglichen Kirchgangs neu gesehen werden.

Verwendung von Symbolen und Metaphern

Viele Wahrheiten lassen sich über Symbole oder Metaphern viel besser ausdrücken als durch Argumentation und rationales Begründen. Der Familientherapeut/in bemüht sich, den Menschen in seiner Gesamtheit, in Gefühl und Intellekt wahrzunehmen, zu achten und zu fördern. Diese kreativen Kräfte können mit Hilfe von Bildern, Geschichten und Symbolen mobilisiert werden. Auch Objekte können als Symbol oder zur Materie gewordene Wahrheiten in diesem Prozeß eingesetzt werden. An einem Beispiel des Lehrfilms sehen Sie, wie die Therapeutin einen Stein ins Spiel bringt: Ein Stein, der Symbol für das verschlossene, zurückgezogene, versteinerte Verhalten des Mädchens Mireille in der ersten Therapiestunde ist und Symbol für die starre, rigide Familienstruktur. In den letzten beiden Therapiestunden hingegen hat der Stein seine Bedeutung gewechselt: Er wurde zum Symbol des Spiels und der Bewegung zwischen den Familienmitgliedern. Das Spiel mit Symbolen und metaphorischen Objekten bringt mitunter ganz Überraschendes zu Tage. Die Familien lernen diese neuen Möglichkeiten selbst als Ressourcen zu nutzen.

Technik des positiven Umdeutens

Viele Menschen sind in Verhaltensweisen fixiert, die allgemein als negativ empfunden werden, z. B. Jähzorn, Geiz, Eifersucht etc. Gelingt es dem Therapeuten, überraschende positive Aspekte an diesen Eigenschaften deutlich zu machen, können sich dadurch neue Perspektiven für die Familie eröffnen. Eine mögliche positive Seite z. B. des Jähzorns wäre das damit verbundene Temperament. Beim Geiz wird der Therapeut z. B. die dafür notwendige Sparsamkeit hervorheben. Der Therapeut/in muß von diesen positiven Aspekten wirklich überzeugt sein. Ohne diese Gewißheit wird sonst diese Technik zu intellektueller Gedankenspielerei und kann zu Zynismus ausarten.

„Hausaufgaben"

Da die Mobilisierung der Ressourcen der Familien ein wichtiges Element der familienorientierten Systemtherapie ist, bedienen sich Familientherapeuten/innen gerne der Technik der „Hausaufgaben". Dabei werden den einzelnen Familienmitgliedern, oder auch allen, ganz umschriebene Aktivitäten vorgeschlagen, bzw. von Ihnen verlangt, die darauf abzielen, die Interaktionsprozesse in der Familie so zu verändern, daß eine Weiterentwicklung möglich wird.

Im Lehrfilm sehen Sie, wie der Familie Moser eine Aufgabe gegeben wird: Frau Moser wird Theaterkarten holen und anschließend die Abendgestaltung in die Hand nehmen. Diese Aufgabe zielt darauf ab, die Stellung Frau Mosers „aufzuwerten" und eine klare Generationengrenze zwischen Eltern und Tochter zu errichten.

Anschließend an die Beispiele verschiedener familientherapeutischer Techniken stellen Herr Prof. Strotzka und die beiden Therapeutinnen Überlegungen an, wie in Zukunft sowohl psychoanalytische Psychotherapie als auch systemische Familientherapie ihren Platz in der psychosozialen Versorgung finden werden.

Nach Ansehen des Filmes – leider nicht allein durch Lesen

dieses Beitrages – kann ein lebendiger Eindruck von der Theorie und der praktischen Durchführung der systemischen Familientherapie gewonnen werden.

Literatur

Andolfi Maurizio (1982) Family therapy. Deutsch: Familientherapie. Das systemische Modell und seine Anwendung. Lambertus, Freiburg i. Br.

Andolfi Maurizio (1983) Behind the family mask, Brunner/Mazel, New York. Deutsch: Das Spiel in der Maske. Therapeutischer Wandel in rigiden Familiensystemen. Klett-Cotta, Stuttgart 1986

Guntern G (1982) Auto-Organisation in Humansystemen. In: Welter-Enderlin R (Hrsg) Menschliche Systeme. Ein Rahmen für das Denken, die Forschung und das Handeln. Zusammenhänge 3, Institut für Ehe und Familie, Zürich

Haley J (1963) Strategies of psychotherapy. Grune & Stratton, New York. Deutsch: Gemeinsamer Nenner Interaktion. Pfeiffer, München

Haley J (1976) Problem solving therapy. Josey-Bass, San Franzisco. Deutsch: Direktive Familientherapie. Pfeiffer, München

Katschnig H, Wanschura E (1983) Familientherapie bei psychosomatisch kranken Kindern. Schriftenreihe des Institutes für Tiefenpsychologie und Psychotherapie der Universität Wien, Nr. 1

Katschnig H, Wanschura E (1988) Systemische Familientherapie. Ein Lehrfilm. Schriftenreihe des Institutes für Tiefenpsychologie und Psychotherapie der Universität Wien Nr. 9
Der Videofilm ist in VHS oder UMATIC über ISIS (A-1040 Wien, Viktorgasse 14) zu beziehen.

Minuchin, S (1974) Families and family therapy. Havard Univ. Press, Cambridge. Deutsch: Familie und Familientherapie. Theorie und Praxis struktureller Familientherapie. Lambertus, Freiburg i. Br. 1984

Minuchin S, Fishman HC (1981) Family therapy techniques. Havard Univ. Press, Cambridge, Mass. Deutsch: Praxis der strukturellen Familientherapie. Strategien und Techniken. Freiburg i. Br., Lambertus 1985

Minuchin S, Rosmann BL, Baker L (1987) Psychosomatic families. Havard Univ. Press, Cambridge, Mass. Deutsch: Psychosomatische Krankheiten in der Familie. Klett-Cotta, Stuttgart 1986

Molcho S (1983) Körpersprache. Mosaik, München

Satir V (1984) Conjoint family therapy. Science & Behavior Books, Palo Alto. Deutsch: Familienbehandlung. Kommunikation und Beziehung in Theorie. Erleben und Therapie. Lambertus, Freiburg i. Br. 1985

Stierlin H (1982) Delegation und Familie. Suhrkamp, Frankfurt/Main

Wanschura E, Wanschura W, Katschnig H, Katschnig H (1986) Familientherapie in den Ferien. Ein Modell. Klett-Cotta, Stuttgart

Filme im öffentlich-rechtlichen Fernsehen

Roman Polanskis „Ekel" (1965) – Konglomerat von Horror und Sex – oder subtile Darstellung einer schizophrenen Psychose?

H. Kolitzus

„Soweit ich zurückdenken kann, ist in meinem Leben die Grenze zwischen Phantasie und Wirklichkeit hoffnungslos verwischt gewesen. Ich habe lange gebraucht, um zu erkennen, daß gerade dies der Schlüssel zu meinem Dasein ist. Er hat mir mehr als genug Enttäuschungen, Konflikte, Leiden und Katastrophen gebracht. Er hat mir aber auch Türen geöffnet, die sonst für immer verschlossen geblieben wären."

Mit diesen Sätzen beginnt Roman Polanski seine Autobiographie. Vielleicht kann man behaupten, daß nur ein Mensch mit so einem lebensgeschichtlichen Hintergrund in der Lage ist, die Abgründe psychischen Leids auszuloten. Polanski ist ein 1933 geborener polnischer Jude, der mit knapper Not den Schrecken des Krakauer Ghettos entkam. Seine Mutter wurde wahrscheinlich in Auschwitz vergast, seine Schwester überlebte das KZ.

1964 schrieb Polanski mit einem Kollegen ein 30seitiges Originalskript, das die Grundlage für den Film „Ekel" werden sollte. Zu diesem Zeitpunkt hatte Polanski, der seit 1962 ausschließlich im Westen arbeitete, sich bereits einen guten Ruf erarbeitet, insbesondere mit seiner Oskar-Nominierung für den Film „Das Messer im Wasser". (Der Preis ging dann an Fellinis „8½".) Trotzdem winkten verschiedene Produzenten bei dem neuen Skript ab. Erst Gutowsky, ebenfalls im Ausland lebender und arbeitender Pole, reagierte begeistert. Er konnte zwei weitere Financiers hinzugewinnen, indem er die Story als „Horrorfilm" anpries. Die beiden neuen Produzenten hatten zuvor einige Sexfilmchen gedreht und erhofften sich nun von Polanski und seinem Film gewinnbringende Skandale. Als Produktionsort wurde London gewählt, in den Swinging Sixties wesentlich liberaler in der Zensur als zum Beispiel das restaurative Frankreich de Gaulles.

Polanski lernte in einem Intensivkurs ein bißchen Englisch. Vielleicht ist es kein reiner Zufall, daß auch das Drehbuch von „Ekel" auf ein Minimum an Sprache reduziert ist. – Die Übersetzer machten aus dem ursprünglichen Titel „Revulsion", das heißt soviel wie „Abneigung" oder „Widerwille", das wesentlich stärkere „Repulsion", was soviel heißt wie „Abstoßung" oder eben „Ekel".

Für die Hauptrolle der Carole wählte Polanski die noch ziemlich unbekannte, damals gerade 22 Jahre alte Catherine Deneuve. Und dazu schreibt er:

„Die Arbeit mit Catherine Deneuve – das war wie das Tanzen eines Tangos mit einer überragend geschulten Partnerin. Auf dem Set wußte sie genau, was ich von ihr wollte, und sie schlüpfte so sehr in die Haut der Hauptfigur, daß sie bei Ende der Dreharbeiten selbst introvertiert und ein wenig überkandidelt war.

Trotz ihrer absolut profihaften Berufsauffassung hatte sie eine kleine Macke: Sie weigerte sich, nackt – oder auch nur halbnackt – vor der Kamera zu erscheinen, und bestand zunächst darauf, irgend etwas unter ihrem durchsichtigen Nachthemd zu tragen. Da ich gegen Höschen protestierte, schlug sie Strumpfhosen vor. Als es dann soweit war, zeigte sie sich jedoch mit nichts als dem Nachthemd."

Die erste Aufnahme von „Ekel" ist die Detailwiedergabe eines rechten Auges, über das die Vorspanntitel laufen, bis sich dann die Schlußzeile „Regie Roman Polanski" horizontal genau durch die Mittelachse des Auges schiebt. Dies dürfte eine Referenz sein an Luis Buñuel und seinen Film „Un chien andalou". Wer erinnert sich nicht an die meistzitierte und damals heftige Empörung auslösende Einstellung, wo ein Rasiermesser – auch dies spielt bei „Ekel" eine bedeutende Rolle! – quer durch das Auge einer Frau fährt, bis schließlich das Innere (in Wirklichkeit übrigens das eines Kuhauges) hervorquillt.

Das Auge in „Ekel" wird lebendig, die Kamera fährt zurück, bis man Caroles traumversunkenen Blick sieht.

„Die nächste Einstellung zeigt eine junge Hand (die Caroles) mit abgenagten Fingernägeln, die eine ältere, sorgfältig gepflegte, aber leblos erscheinende Hand hält. Dann folgt eine Großaufnahme eines mit einer rissigen, lehmartigen Schicht überzogenen Gesichts, das ebenfalls einen leblosen Eindruck macht. Diese drei ersten Einstellungen des Films haben damit einige der wichtigsten Motive des Films vorgestellt: Caroles starrer apathischer Blick . . ., das durch die Hommage an Buñuels Film gleichsam subtil angedeutete Rasiermesser, die Hände, die Carole später verletzen wird und die nach Carole greifen werden, die Andeutung vom Verfall und Tod einerseits und von dem Wunsch nach Jugend und Schönheit und dem Interesse der Männer andererseits, die Risse in der Kosmetikschicht, die ihre Entsprechung in den Rissen der Zimmerwände und dem Straßenpflaster finden werden; ferner die Starrheit Caroles am Ende des Films und die Täuschung, die der Zuschauer durch die Bilder erfährt – man assoziiert ein Leichenschauhaus, einen Operationssaal, eine Mumienkammer, ehe man in der folgenden Zurückfahrt der Kamera gewahr wird, daß es sich um einen Schönheitssalon handelt." – so Werner in seiner Monographie über Polanski.

Genaugenommen geht es in dem ganzen Film um die Ambivalenz gegenüber der Sexualität. In Caroles scheinbar aseptische Welt dringen immer wieder Signale, daß es da noch etwas Besonderes gibt, am intensivsten wohl in der Szene, als sie in ihrem Bett an der Wand liegt und überdeutlich vernimmt, daß ihre Schwester Helène, mit der sie zusammenwohnt, sich im Nebenzimmer heftig mit ihrem Liebhaber abgibt. Wegen dieser Szene hatte Polanski große Bedenken gegenüber der Zensur, obwohl alles nur akustisch vermittelt wird. – Helène, auch äußerlich mit schwarzem Haar als Kontrast zu der blonden Carole gekennzeichnet, fährt mit ihrem verheirateten Freund einige Tage weg – und die Geschichte nimmt ihren Lauf.

„Die ersten 15 Minuten von ,Ekel' waren bewußt so angelegt, daß sie als eine Art Vorspiel für jene Schrecksekunde dienten, in der Carole ihre erste Halluzination erlebt – als, im Spiegel der zuschwingenden Schranktüre reflektiert, in einer Ecke des Zimmers eine drohende Männergestalt erscheint. Dieser Schockeffekt, der die Kinobesucher von ihren Sitzen aufspringen ließ, erforderte eine bewußt gedämpfte Vorbereitung. Klinger (einer der Produzenten, d. Verf.) wollte, daß ich jene Szenen kürzte, in denen Caroles tristes Alltagsleben geschildert wurde, doch da ließ ich nicht mit mir handeln. Das Publikum, so erklärte ich ihm, mußte fast bis zur Langeweile eingelullt und dann urplötzlich aufgeschreckt werden." (Polanski)

Carole hatte Michael, den Freund der Schwester, kurz gesehen, wie er sich mit nacktem Oberkörper rasierte. In einer sehr intensiven Szene tauchen jetzt die banalen Insignien männlicher Hygiene – Rasierpinsel und -messer – wieder auf. Das langsame Aufklappen des Rasiermessers kann wohl ohne Mühe sexuell gedeutet werden. Carole beginnt dann, Michaels gebrauchtes Unterhemd wegzuwerfen, zögert, riecht daran (Schweiß galt vor der Zeit der Deo-Stifte durchaus als Lockstoff), um dann plötzlich Ekel zu empfinden und würgend zur Toilette zu laufen. Carole trinkt ein Glas Wasser, wirft einen Blick in jenes Zimmer, aus dem sie so eindeutige Geräusche gehört hatte. Aus dem Schrank sucht sie sich ein Abendkleid ihrer Schwester, hält es sich an den Körper, um beim Zuklappen des Schrankes plötzlich eine erste Halluzination zu erleben. Trotz des massiven Schreckens, signalisiert durch einen heftigen Ton (der auch wesentlich zu den von Polanski beschriebenen Zuschauerreaktionen beigetragen haben dürfte), reagiert Carole stumm – und zieht sich in fast embryonaler Haltung ins Bett zurück.

Wenig später – Carole hat gerade das Wasser überlaufen lassen, mit dem sie sich immer wieder im direkten und übertragenen Sinne reinigt – geht sie, untermalt von einer hektischen Jazztrommel, auf der Straße, wischt sich ein imaginäres Insekt vom rechten Auge, verscheucht vielleicht auch eine optische Halluzination. Zur filmischen Umsetzung wiederum Polanski:

„Es widerstrebte Gil (Gil Taylor, dem Kameramann – d. Verf.), für die Nahaufnahmen von Catherine Deneuve ein Weitwinkelobjektiv zu benützen, eben jenes Mittel, das ich anwenden mußte, um Caroles innere Zerrissenheit filmisch zu transportieren. ‚Ich hasse es, einer schönen Frau so etwas anzutun‘, murmelte er immer wieder. Thomas Smith, dem Maskenbildner, ging es ganz ähnlich. Er begriff nicht, warum ich darauf bestand, Catherine völlig ohne Schminke zu filmen, von einer leichten Betonung der Augen einmal abgesehen. Mein Verzicht hatte gute Gründe, ich wollte die feinsten Nuancen von Catherines Stimmung einfangen und wußte, daß sie unter dem konventionellen Film-Make-up verschwinden würden. Damals wurde die Schminke bei den Filmstars so dick aufgelegt, daß es glatt für das japanische Kabukitheater gereicht hätte."

Langsam beginnt man als Zuschauer die Orientierung über Zeitabläufe zu verlieren. Carole, wieder in ihrem durchsichtigen verführerischen Negligé, schaltet ein Licht an – mit einem Krachen zeigt sich ein Riß in der Wand. Erschreckt flieht sie ins Schlafzimmer, schließt hinter sich ab – und zieht sich ins Bett zurück wie zuvor.

Für den Fortgang des Films gewinnt nun das Interieur immer größere Bedeutung.

„Was die Atmosphäre in ‚Ekel' betraf, so hing alles von der Wohnung ab, in der sich die Handlung abspielen würde. Zusammen mit ... meinem Art-Director baute ich auf dem Fußboden meines Wohnzimmers ein entsprechendes Modell auf. Jedes Detail wurde diskutiert, und wo mein Englisch nicht genügte, behalf ich mich mit einer Skizze. Meine Absicht war es, Caroles Halluzinationen durch das Auge der Kamera zu zeigen und ihre bedrohliche Wirkung durch den Einsatz immer extremerer Weitwinkelobjektive mehr und mehr zu verstärken. Allerdings reichte dies für meine Zwecke noch nicht aus. Ich wollte außerdem die tatsächlichen Dimensionen der Wohnung nach Wunsch verändern können – um die Räumlichkeiten zu erweitern und die Wände gleichsam zurückzudrängen, damit die Zuschauer Caroles verzerrten Blick in voller Wirkung miterleben konnten. Entsprechend entwarfen wir Wände, die sich nach außen bewegen und durch Zusatzflächen verlängern ließen. Auf diese Weise konnte man beispielsweise den engen Gang zum Badezimmer so sehr ‚strecken', daß er alptraumhafte Proportionen annahm."

Wieder geht Carole kurz über die Straße, wieder wischt sie bizarr über das rechte Auge. Zurück in der Wohnung, verstärkt sich die Magie der Gegenstände, wie es eben nur im Film darstellbar ist: Das Telefon – wiederholt haben Leute angerufen, die Frau des Liebhabers der Schwester hat Carole beschimpft, ihr eigener Freund hat vergeblich versucht, mit ihr Kontakt aufzunehmen. Dann: Ein von Michael gekauftes abgezogenes Karnickel, das Carole zu Beginn aus dem Kühlschrank genommen hat, verwest – der Geruch scheint ihr nichts auszumachen. (Werner weist in seiner Interpretation des Films darauf hin, daß (auch) das Karnickel einem Embryo nicht unähnlich ist). Neben dem verwesenden Tier das Rasiermesser. Der Hahn tropft überdeutlich und penetrant, keimende Kartoffeln schrumpeln vor sich hin. Plötzlich bricht Carole in Panik aus, als sich erneut mit Getöse Risse in den Wänden auftun. Eine Wand wird scheinbar weich, die Handabdrücke Caroles lassen an die Abdrücke in steinzeitlichen Höhlen denken. Dann plötzlich die Klingel. Caroles Verehrer Colin, zu Beginn des Films zum letzten Mal körperlich mit ihr in Kontakt, als sie einen eher schüchternen Kußversuch abwehrt, steht nach vielen vergeblichen Anrufen vor der Tür. Durch den Türgucker (der bekanntlich einen extremen Weitwinkeleffekt erzeugt) sieht man sein verzerrtes Gesicht. Carole verrät aus Versehen ihre Anwesenheit. Er sprengt die Tür – auch dies könnte man wie in einer Traumsequenz sexuell deuten. Wenig später erschlägt sie ihn in ihrer Angst mit einem Kerzenleuchter.

In dieser und den folgenden Sequenzen spürt man am deutlichsten den qualitativen Unterschied der Medien Film und Fernsehen: Der emotionale Effekt beim Zuschauer ist in einem dunklen Raum mit großer Projektion unvergleichlich stärker als der, den der kleine, meist unsäglich ovale Fernseher erzeugen kann, vor dem der Zuschauer in seiner Privatsphäre geschützt sitzt, womöglich noch abgelenkt durch Bier und Salzstangen. Der sinnliche Eindruck verschiebt sich beim Fernseher gegenüber dem Film etwa so wie bei einer Beethoven-Symphonie, die man statt im Konzertsaal am Volksempfänger in Zimmerlautstärke hört. Nur zu verständlich, daß ein Filmästhet wie Wim Wenders in einem seiner frühen Filme einen Fernseher aus dem Fenster kippen läßt.

Zurück zum Fortgang des Films: Nur kurze Zeit später, eine genaue zeitliche Zuordnung ist längst nicht mehr möglich, begeht Carole ihren zweiten Mord: Wieder dringt ein Mann in ihre inzwischen verbarrikadierte Wohnung ein, dieses Mal der Vermieter, der zunächst den Mietrückstand eintreiben will, dann aber in der schwülen Atmosphäre zudringlich wird – animiert durch die in ihrem hochgeschürzten Negligé aufreizend dasitzende Carole. Er wird sozusagen privat, lockert seine Krawatte, setzt seine Brille ab und wechselt im Gespräch die Ebene vom Sachlichen zum Intimen. Als er sieht, wie Carole kreidebleich wird, geht er in die Küche, um ihr ein Glas Wasser zu holen. Außerdem wirft er das sicher bestialisch stinkende Kaninchen in den Mülleimer. Carole schnappt sich das heruntergefallene Rasiermesser, verbirgt es hinter ihrem Rücken – und sticht oder besser, schneidet dann zu, als der Vermieter sie auf dem Sofa bedrängt – zuerst in den Nakken. (Man kann hier eine Parallele sehen zu Hitchcocks „Dial M for murder", wo Grace Kelly in ihrer Verzweiflung nach hinten greift, eine Schere erwischt und ihren Angreifer durch einen Stich in den Rücken tötet.)

Inzwischen liegt also die Leiche des Vermieters hinter dem Sofa, die Leiche des Freundes in der gefüllten Badewanne. Die

optischen Veränderungen, die wie beschrieben durch Weitwinkelobjektive und reale Veränderung des Sets bewirkt werden, gehen noch weiter. Werner sieht darin ein Anknüpfen
Polanskis an die Tradition des deutschen expressionistischen
Films, insbesondere an Robert Wienes „Das Cabinett des Dr.
Caligari" – bekanntlich ein Psychiater und „mad scientist" – von
1919.

„Mit diesen veränderten Szenenbildern knüpft Polanski an die Tradition
der deutschen expressionistischen Filme ... an, in denen größenverän-
derte Requisiten, stürzende Senkrechten und Licht- und Schatteneffekte
die seelischen Zustände der Helden widerspiegelten. ‚Es ist ein einfaches
Gesetz der psychologischen Ästhetik, daß bei der Einfüllung in Formen
genau entsprechende Strebungen in der Seele entstehen. Die gerade Linie
führt das Gefühl anders als die schräge; verblüffende Kurven haben andere seelische Entsprechungen als harmonisch gleitende Linien', erläutert
der Theoretiker Rudolf Kurz (Expressionismus und Film, Berlin 1926)
dieses Prinzip des Expressionismus."

Interessanterweise ist nur 3 Jahre vor „Ekel" ein Remake des
Caligari-Sujets entstanden, allerdings stark sexuell umgedeutet
mit einer weiblichen Hauptfigur (als Täter). Zu dem filmge-
schichtlichen Umfeld gehört sicher auch der 1962 entstandene
Film „Freud", Regie John Huston, als Freud der wohl homose-
xuelle und morphiumsüchtige Montgomery Clift.

Schon 1960 schuf Hitchcock mit „Psycho" den eindrucksvoll-
sten und populärsten Film, in dem psychische Krankheit (in
einem vereinfachten analytischen Modell) die Basis für Horror
bildet. Möglicherweise findet sich in der folgenden Szene von
„Ekel" ein Anklang an „Psycho": Wie in der Schlußsequenz, als
die mumifizierte Leiche der Mutter des schizophrenen Mörders
entdeckt wird, schleicht sich die Kamera quasi von hinten an den
Sessel an, auf dem Carole sitzt, nun völlig in ihrer psychotischen
Welt gefangen. – Wir sehen dann, wie sie bügelt, allerdings ohne
den Stecker eingesteckt zu haben. Sie schminkt sich: Zum ersten
Mal sieht sie regelrecht schön aus, lächelt sogar gelöst, wenn auch
nur für den Bruchteil einer Sekunde. Dann sieht man sie, jetzt
stark überschminkt, an eine billige Nutte erinnernd, mit verfüh-
rerischem Blick im Bett liegen. Sie schmiert in Erregung Lippen-
stift auf das Laken. Die Atmung deutet Ekstase und gleichzeitig

Panik an. – Mit gelöstem Gesicht schreibt sie imaginär auf eine Scheibe. Dann der unendlich verlängerte Gang, Hände greifen durch die Wände nach ihr. Die Kamera von Gil Taylor verläßt ihre feste Position, wird zur Handkamera, fährt schließlich – das Motiv ist dem Zuschauer längst vertraut – mit Weitwinkel auf das (rechte) Auge Caroles.

Strömender Regen (wieder das Motiv Wasser) kündigt das Finale des Films an: Helène kehrt mit ihrem Liebhaber Michael heim. Völlig entsetzt entdecken die beiden das Chaos in der Wohnung, die Leichen – alles sehr diskret in der filmischen Darstellung. Die Voyeurhaltung des Zuschauers wird in keiner Weise befriedigt. Dafür tauchen – sozusagen stellvertretend für uns als Zuschauer, die Mitbewohner des Hauses auf, die zuvor offenbar von den grauenhaften Vorgängen nichts bemerkt haben bzw. nichts bemerkt haben wollen. Auch jetzt zeigt sich nur Hilflosigkeit: Ein älterer Herr stammelt, ob er denn nicht einen Cognac holen solle. Oder: „Faßt sie bloß nicht an!" Man rätselt, ob Carole, von der zunächst nur eine Hand unter dem Sofa hervorschaut, denn nun tot sei oder was?? Da muß dann erst Michael hinzukommen: Er hebt Carole vorsichtig auf, trägt sie hinaus. – Man könnte durchaus (wie Werner) assoziieren, wie ein Bräutigam, der seine Frau über die Schwelle der nun gemeinsamen Wohnung trägt.

Dann das ebenso rätselhafte wie geniale Ende: Michael vergewissert sich mit einem schwer zu deutenden Blick auf Caroles Augen, daß sie nicht tot ist, allenfalls, wie die Psychiater sagen würden, kataton: Die Kamera zeigt wieder das rechte Auge im Detail. Dann, scheinbar zusammenhanglos, ein Schwenk über einige vertraute Gegenstände aus Caroles Wohnung, so die zerrissene Ansichtskarte von Michael mit dem schiefen Turm von Pisa (Achtung Symbol! Außerdem hatte er darauf geschrieben: „Mach' nicht zuviel dolce vita!"), ein angeknabberter Keks, Nippesfiguren, eine Standuhr. Es folgt, gefilmt durch eine Art Gitter, ein Blick auf ein Familienphoto (übrigens tatsächlich ein Kinderbild von Catherine Deneuve alias Dorleac): Ein kleines Mädchen schaut mit entsetztem Blick nach links zu ihrem Vater, der in einem Liegestuhl sitzt. (Daß er dabei übrigens eine andere Tochter auf den Knien hat, scheint mir eine Überinterpretation Werners zu sein. Man kann allenfalls einen Hund entdecken, dem ein freundlicher Blick gilt.) – Die Kamera fährt wieder auf das rechte Auge Caroles/Catherines zu – der Kreis des Films ist geschlossen: Die erste Einstellung war, kaum einem Zuschauer dürfte dieser Zusammenhang entgehen, ebenfalls das riesig abgebildete Auge Caroles.

Aber: Der Ton signalisiert jetzt etwas völlig anderes: Schon bei dem Schwenk über die Gegenstände setzte eine besänftigende, friedliche Flötenmelodie ein – und hält an bis über die Schlußeinstellung. Diese Musik steht in hartem Kontrast zu den kurzen hektischen Jazzpassagen im Verlauf des Films.

Während der Blick des kleinen Mädchens an Gewalt oder Inzest denken läßt, vermittelt die Musik Versöhnung, Harmonie. Der Zuschauer verläßt wahrscheinlich recht ratlos und aufgewühlt das Kino.

„Soweit ich zurückdenken kann, ist in meinem Leben die Grenze zwischen Phantasie und Wirklichkeit hoffnungslos verwischt gewesen."

Dieses Zitat dürfte für die Deutung des Films richtungsweisend sein. Werner spricht nicht ganz treffend vom „Prinzip der Verdopplung".

„So finden sich die Risse, die Carole in der Kosmetikmaske ihrer Klientinnen beobachtet, in ihren Halluzinationen im Pflaster des Gehweges und in den Wänden der Wohnung wieder; der Straßenarbeiter, der ihr anzügliche Bemerkungen zuruft, taucht als Vergewaltiger in ihren Träumen auf. Carole verletzt die Hand einer Kundin, und in ihren Alpträumen durchbrechen Hände die Wände im Flur und greifen nach ihr. Die Art der Verbindung von Vision und Realität läßt sich auch umkehren: Der in den Halluzinationen auftauchende Eindringling beißt Carole in den Nacken, kurz darauf tötet sie den eindringenden Hausbesitzer, indem sie ihm zuerst einen tiefen Schnitt in den Nacken beibringt."

In dem Film gibt es eine Reihe klischeehafter Hinweise auf die unterschiedliche Einstellung von Männern und Frauen gegenüber der Sexualität.

„Die Männer reden über Sexualität und Liebe wie über ein Spekulationsgeschäft, bei dem ein bestimmter Einsatz einen bestimmten Gewinn bringen muß ... Eine Arbeitskollegin erzählt Carole von ihrem Kummer mit ihrem Freund und unterbricht sich, als sie zu einer Kundin gerufen wird, mit den Worten: ‚Die ekelhaften Einzelheiten erzähle ich dir später.' Im Pub verlangen John und Reggie von Colin: ‚Mach schon, erzähl ein paar pikante Einzelheiten.' ... eine Klientin gibt Bridget – in Anwesenheit von Carole – ‚gute Tips', wie Männer zu behandeln seien: „Je länger man sie zappeln läßt, desto glücklicher sind sie'. Und: ‚Sie sind wie die Kinder, mal brauchen sie Prügel, mal Süßigkeiten."

Die Entsprechung dazu findet sich in der zweiten Pubszene, wenn sich die Männer ausmalen, was wäre, wenn sie alle drei Carole zu einer „Party" einladen würden.

„John sagt zu Colin: ‚Am Ende wird sie dich darum bitten' und fügt hinzu: ‚Und sie wird weinen vor Freude.'" (Werner)

Wie deutet nun der Filmkritiker den Gesamtzusammenhang des Films, vor allem die Darstellung psychischer Krankheit? „Deutlich macht (der) Rückgriff auf die Kindheit Caroles, der erst ganz am Schluß des Films erfolgt, daß Caroles gesamte Handlungsweise auf eine Regression in kindliches Verhalten basiert, daß ihre Entwicklung innerhalb der Filmhandlung gleichsam umgekehrt chronologisch ist. Carole lebt im Konflikt mit ihrer Umwelt, weniger im Konflikt mit sich selbst; dieser Konflikt beruht nicht auf einer akuten äußeren Einwirkung – diese Einwirkungen haben deutlich nur Auslöserfunktion –, sondern sind in einem frühkindlichen Trauma begründet. Ihre Krankheit ist daher eher als Neurose denn als Psychose zu begreifen." Und weiter „über die Darstellung der psychischen Desintegration der Heldin hinaus liefert der Film auch die entschieden gesellschaftliche Dimension des Sujets, indem er deutlich macht, daß Caroles Entwicklung keineswegs zwangsläufig ist. Polanski behauptet nicht, daß es so kommen muß, er schildert vielmehr, wozu es unter den Bedingungen einer misogynen, von Männern beherrschten Gesellschaft kommen kann. Tagtäglich sind Frauen den gleichen Einflüssen ausgesetzt, unter denen Carole so sehr leidet. Nicht Caroles grundsätzliche Reaktion darauf ist das besondere, sondern daß bei ihr soziale Kontroll- und Anpassungsmechanismen nicht funktionieren und daß ihr Verhalten dies so erschreckend deutlich zum Ausdruck bringt."

Dies läuft insgesamt auf das hinaus, was ich als das „Neurosen-Erklärungsmodell" bezeichnet habe – die Psychose als zugespitzte Neurose, ohne den qualitativen Sprung, den nicht nur wir als Fachleute, sondern sehr wohl auch die Patienten selbst darin sehen. Natürlich spiegeln sich auch in Halluzinationen und Wahnvorstellungen reale und konkrete Inhalte aus dem Leben des Patienten, aber der kausale Bezug ist eben nicht so ohne weiteres herstellbar. Der Film läßt erfreulicherweise viel Raum für Gedanken und Interpretationen, vor allem aber für Gefühle. Er entzieht sich insgesamt einem kurzsichtigen Konzept von Krankheit.

Wie erging es nun dem fertigen Film „Ekel"?

„Wieder in London, bereiteten wir uns darauf vor, die letzte Hürde zu nehmen, den britischen Zensurrat. Mit einer gründlichen Prüfung von „Ekel" war zu rechnen. Überdies lag es in Trevelyans Ermessen, aus einem Film ganze Sequenzen herauszunehmen. Er sah sich die Vorführung zusammen mit Dr. Steven Blake an, einem Psychiater, den er bei Filmen mit Sex oder Gewalt stets zu Rate zog. Später versicherte mir Trevelyan, er sei tief beeindruckt. Zu meiner Freude dachte er nicht daran, irgendwelche Eingriffe vorzunehmen. Er verlangte nicht einmal eine Dämpfung jener geräuschvollen Akustik, die Carole verrät, daß sich im Nebenzimmer ihre Schwester der Liebe hingibt – für 1964 eine wagemutige Sache."

Hier sei im übrigen angemerkt, daß Polanski trotz seiner anfänglichen Bemerkung über Unterwäsche unter dem Negligé die sexuelle Ausstrahlung von Catherine Deneuve in keiner Weise ausbeutet. Auch als männlicher Zuschauer tendiert man im Laufe des Films dazu, den Sex und die Schönheit der Deneuve fast zu übersehen.

„Dr. Blake wollte wissen, woher Gerald und ich soviel über die Schizophrenie wüßten. Der Fall sei von uns klinisch exakt beschrieben. Es war mir peinlich, eingestehen zu müssen, daß wir einfach unsere Vorstellungskraft hatten walten lassen."

Die Produzenten sahen dann doch ihre anfänglichen Erwartungen in Polanski erfüllt, als es darum ging, wegen der Publicity für den Film im „Playboy" einige Nacktfotos von Catherine Deneuve wiederzugeben. Nach anfänglichem Zögern war die Schauspielerin bereit – und fand gleichzeitig in dem Fotografen David Bailey ihren späteren Mann.

„Ekel" wurde in London uraufgeführt und hatte großen Erfolg bei Kritikern wie Publikum. Überall in Europa fand der Film eine ausgezeichnete Aufnahme. Bei den Berliner Filmfestspielen von 1965 erhielt „Ekel" den Silbernen Bären und war trotz des finsteren Themas ein ausgesprochener Publikumsrenner, so daß sogar die amerikanische Filmgesellschaft Columbia ihn aufkaufte.

Der Goldene Bär der Berliner Filmfestspiele 1989 ging an „Rainman", die Darstellung eines Falles von Autismus mit Dustin Hoffman in der Hauptrolle. Im Nachspann dieses Streifens werden sechs Psychiater als Fachberater aufgeführt. Warum Polanski bei „Ekel" ganz ohne auskam, bleibt in der Tat ein Rätsel. Die Vermutung einer bekannten Filmkritikerin, er habe womöglich durch LSD entsprechende Erfahrungen gemacht, scheint mir verkürzt.

Nicht ganz erklärbar bleibt, warum Polanski 1976 mit einem ähnlichen Sujet und erneut hervorragender Inszenierung nicht an den Erfolg von „Ekel" anküpfen konnte: „Der Mieter" nach einer Novelle von Topor wurde zumindest finanziell ein Reinfall. Es geht um die unheimliche Geschichte eines Mannes, der sich mit der durch Suizid umgekommenen Vormieterin seines möblierten Zimmers soweit identifiziert, daß er – offenbar im Rahmen einer Psychose, – als Transvestit verkleidet aus dem Fenster stürzt wie sie. – Wulff, Verfasser der wohl einzigen umfassenden Darstellung des Themas „Konzeptionen psychischer Krankheit im Film" (Wulff 1983), hat darauf hingewiesen, daß die Bereitschaft des Publikums, sich mit der Darstellung psychischer Auffälligkeiten im Film auseinanderzusetzen, im Laufe der Jahre starken Schwankungen unterlegen war. Konnte man Ende der 60er Jahre noch leicht eine Veranstaltung mit Themen aus dem Bereich psychischer Krankheit präsentieren, so war dieser Trend Mitte bis Ende der 70er Jahre längst wieder umgeschlagen in eine ablehnende Haltung. – Es ist zu hoffen, daß die Anregung aufgegriffen wird, im Unterricht und auf wissenschaftlichen psychiatrischen Kongressen die Möglichkeiten der Filmkunst weit mehr einzubeziehen als bisher. Die ärztliche Ethik verbietet es, akut psychisch Kranke vor die Kamera oder in den Hörsaal zu zerren. Die Erlebnisqualitäten etwa einer akuten schizophrenen Episode wurden bisher selbst in guten didaktischen Filmen nicht adäquat wiedergegeben.

Vielleicht kann der Film auch zum produktiven Dialog zwischen Psychiatrie und Öffentlichkeit beitragen. Im Anschluß an einen Film wie „Ekel" ist eine spannende Diskussion über Erlebnisweisen und Inhalte psychischer Krankheit, über Möglichkeiten und Grenzen der Psychiatrie denkbar.

Allerdings müßten die Filmer über ihren Schatten springen, Filme nur unter ästhetischen Gesichtspunkten zu sehen – und

Psychiater ihren Drang vermeiden, alles nur psychopathologischen Kriterien unterzuordnen.

Literatur

Polanski R (1984) Roman Polanski. Scherz, Bern München Wien
Werner P (1981) Roman Polanski. Fischer Taschenbuch, Frankfurt
Wulff HJ (1985) Konzeptionen der psychischen Krankheit im Film. MAKS Publikationen, Münster

Ist ja alles so schön bunt hier – Schizophrenie als Fernsehthema!

I. Götz

„Ist ja alles so schön bunt hier", singt Nina Hagen in ihrem Song über das Fernsehprogramm und fährt „ganz tierisch darauf ab", wie man neudeutsch sagen könnte. Und warum auch nicht. Bunt, also unterhaltsam und facettenreich soll das Programm ja auch sein, das täglich aus der geliebten Glotze über uns kommt. Aber Informationen braucht der Mensch eben auch, oder nicht? Die Programmverantwortlichen und die -macher scheinen da zunehmend anderer Meinung zu sein. Gerade die Privatsender glauben offensichtlich, das Publikum vor allem durch seichte Dauerberieselung bei der Stange halten zu können. Und viele Redakteure der öffentlich-rechtlichen Anstalten eilen diesem Trend beflissen und vom Konkurrenzdruck gebeutelt hastig hinterher. Harte Informationen, so hört man allerorten, dürften nicht zu dicht gestreut sein – das sagen die Kommunikationstheoretiker schließlich auch –, und eine nette Verpackung erhöhe die Einschaltquoten allemal. In diesem Klima nun faßten wir in der Wissenschaftsredaktion des Senders Freies Berlin den Entschluß, ausgerechnet die letzte Sendung unserer Reihe ARD-Ratgeber Gesundheit dem Thema Schizophrenie zu widmen, – einem Thema also, das eher schwergewichtig und nicht gerade populär zu nennen ist.[1]

---

[1] Der ARD-Ratgeber Gesundheit ist eine Sendereihe des Senders Freies Berlin, die seit Mai 1975 besteht. Dieses Gesundheitsmagazin, das im Laufe der Jahre zuerst samstags, dann sonntags etwa 8 Mal im Jahr ausgestrahlt wurde, war im Jahr 1988 von 40 min Länge auf 30 min zusammengeschmolzen. Auf Wunsch der Redaktion ist die Reihe im November 1988 eingestellt worden. Seit 1989 produzieren wir dafür das Gesundheits-Magazin *Gesundheit! – Medizin im Ersten*, das einmal im Monat sonnabends um 15 Uhr erscheint. Die Sendezeit beträgt 45 min.

Man wird sich denken können, daß dieser Entschluß keinesfalls spontan oder einstimmig gefaßt wurde. Mein Kollege Winfried Göpfert und ich können zwar weitgehend alleine entscheiden, wie unsere Sendung aussehen soll, aber wir legen doch Wert auf Diskussionen mit den freien Autoren, um Inhalte und Ziele einer Sendung von möglichst vielen Seiten reflektieren zu können. Und es gab eine Menge Gegenargumente. Es hieß z. B., das Thema sei zu „exotisch" und betreffe zu wenige Menschen. Ein bedenkenswerter Einwand, denn in der Konzeption der Ratgeber-Sendungen waren wir längst weggekommen von der sukzessiven Darstellung aller möglichen schlimmen Krankheiten, die nur einen mehr oder weniger großen bzw. kleinen Kreis von Betroffenen angehen. Wir wollten nicht mehr der *Ratgeber: Krankheit*, sondern wirklich der *Ratgeber: Gesundheit* sein und eher allgemein interessierende Themen behandeln. So haben wir denn – anknüpfend an die alternative Gesundheitsbewegung – verstärkt über Prävention und allgemeines Gesundheitsverhalten und auch über die sogenannten Zivilisationsschäden berichtet. Die Resonanz gab uns recht: Nach der Sendung über Rückenschmerzen z. B. bekamen wir über 30 000 Zuschriften von Zuschauern, die schriftliche Informationen zum Thema „Vorbeugende Rückengymnastik" wünschten. Angeblich leidet bereits jeder Dritte an Rückenschmerzen. Wer aber, so fragten die Kollegen, soll sich die Schizophrenie-Sendung ansehen, da es doch – gemessen an den großen Volkskrankheiten – nur relativ wenige von dieser Krankheit Betroffene gibt.

Weitere Einwände gegen dieses Thema bezogen sich auf Ängste und irrationale Abwehrreaktionen gegen Schizophrene auf seiten der Bevölkerung. Bestehende Vorurteile, hieß es, würden verstärkt, wenn man das Phänomen realistisch darstellte. In der Tat mußten wir uns fragen: Soll man schizophrene Patienten überhaupt zeigen? In welchen Situationen kommt wirklich „etwas rüber", und darf man solche Situationen filmen? Und wem wird damit geholfen? Den Kranken, die in dem Fernsehbeitrag zu sehen sein würden, vermutlich nicht.

Es gab noch weitere Gegenargumente, aber letztlich überwogen die Gründe, die für das Thema sprachen. Vorurteile müssen durch eine realistische Darstellung, meine ich, nicht zementiert werden. Denn anknüpfend an die verbreiteten dumpfen Ängste vor „verrückten" Menschen haben wir ja über das Medium gerade die Chance zu demonstrieren, daß man als schizophrener Patient auch geheilt werden oder aber mit der Krankheit leben kann. Aufklärung, und zwar Aufklärung sowohl über den Verstand als auch über die emotionale Ansprache, ist schließlich das Beste, was das Fernsehen leisten kann. Natürlich kann man über das Problem Fernsehen und Aufklärung lange debattieren, und nach Meinung der Theoretiker ist Euphorie hinsichtlich der aufklärerischen Wirkung dieses Mediums nicht angebracht. Die Wissenschaftler sind sich nämlich weitgehend einig darüber, daß die Wirkung von Sendungen allenfalls in der Verstärkung der kritischen oder intelligenten Einsichten liegt, die der Zuschauer ohnehin schon hat. Das ist wenig genug, aber kein Grund, nicht wenigstens diesen Verstärkereffekt zu nutzen.

Es gab noch etliche Gründe, die für die Wahl des Themas Schizophrenie sprachen. Zu unserer Konzeption gehört nämlich, daß Organleiden immer auch psychosomatisch beleuchtet werden und daß psychische Probleme keinesfalls zu kurz kommen sollen. Wir hatten zwar schon über etliche Geistes- und Gemütskrankheiten berichtet, aber die Schizophrenie war in 13 Jahren nur einmal relativ knapp behandelt worden. Und die Sendungen über Depressionen lagen auch schon eine Weile zurück.

Fest stand bei der weiteren Konzeption der Sendung: ohne Fallgeschichte geht es nicht. Dieses Mittel dient uns dazu, beim Zuschauer über die Identifikation bzw. das Mitempfinden mit einem Betroffenen emotionales Interesse zu wecken und zugleich eine erhöhte Aufmerksamkeit für die in der Fallgeschichte enthaltenen Informationen zu erzielen. Deshalb sollte der Autor des geplanten Films – mit Hilfe der Mitarbeiter der Abteilung für Sozialpsychiatrie der FU, die wir um Unterstützung gebeten hatten – einen „ansprechenden" Schizophrenen suchen, der seine Krankheit bereits gut im Griff hatte und seine Lebensgeschichte auch noch luzide reflektieren konnte. So wäre uns z. B. eine Frau sehr willkommen gewesen, die ein frauentypisches Schicksal erlebt hatte und daran „zerbrochen" war. Man sieht schon: Wir hatten einen „gehobenen" Mittelschichtsangehörigen vor Augen, einen netten Schizophrenen zwischen Genie und Wahnsinn, der durch seine Krankheit so bewußt geworden war, daß man ihn fast zum Ausbruch dieses Leidens beglückwünschen mußte. Wir tappten also immer tiefer ins Labyrinth idealistisch-abgehobener Klischees!

Die Wirklichkeit, die Fachleute wissen das, sah anders aus. Drei Betroffene wurden uns genannt, die allesamt Angehörige der Unterschicht waren und für uns Redakteure und freie Mitarbeiter zunächst wenig Identifikationsmöglichkeiten boten. Die Ärzte der Sozialpsychiatrie hatten in Gesprächen mit den Kandidaten sorgfältig abgeklärt, ob ihnen die Aufregung der Filmarbeit zuzumuten war. Sie hatten lange mit den Betreffenden geredet und deren Einverständnis zu den Aufnahmen erzielt. Trotzdem: eine Patientin kam schon mal nicht zum Vorgespräch mit dem Autor. Offenbar waren latent doch viele Ängste vorhanden, und wir fürchteten, auch derjenige, den wir dann auswählen würden, könnte während der Dreharbeiten „abspringen".

Wir entschieden uns schließlich für Harry G., 36 Jahre alt, einen gelernten Seemann, dem die Zeichen seiner Krankheit im Gesicht standen. Er konnte zwar schon in einer betreuten Wohngemeinschaft leben, aber Stimmen hörte er immer noch. Seine Krankheit war chronisch geworden. Was die sympathische Ausstrahlung anbetraf, so waren wir zunächst skeptisch. Da Harry G. jedoch sehr anschaulich und farbig erzählen konnte, gingen wir das Wagnis ein.

Die Dreharbeiten verliefen ohne Schwierigkeiten. Die Erinnerungen, die wir dem Patienten abverlangten, schienen ihn nicht besonders zu belasten. Allerdings vermied der Autor, dramatische Ereignisse im Film nachzustellen, sondern begnügte sich mit wenigen sparsamen optischen Sequenzen für die einzelnen Lebensstationen und verließ sich im wesentlichen auf das, was Harry G. selbst erzählte. Das Ergebnis – so sehe ich es jedenfalls – ist ein Film, der sowohl das Typische einer schizophrenen Erkrankung als auch die Individualität und Eigenart dieses geprüften Menschen zeigt. Statt eines „halbgenialischen" Patienten ist ein menschlich-bewegender zu sehen, ein Jedermann scheinbar, der doch – und das macht neugierig – ganz fremdartige Erfahrungen in seinem Leben zu bewältigen hat.

Wie sah nun das Gesamtkonzept der 30-Minuten-Sendung aus? Anknüpfend an die Vorurteile in der Bevölkerung, die wir mit einer Straßenumfrage am Anfang dokumentierten, schilderten wir zunächst das Phänomen Schizophrenie mit Hilfe der beschriebenen Fallgeschichte.

In einem zweiten Filmbeitrag wollten wir eine Modell-Einrichtung vorstellen, und zwar die PLATANE 19, die von Prof. Gregor Bosch und seinen Mitarbeitern ins Leben gerufen worden ist, ein gelungenes Beispiel für gemeindenahe Psychiatrie. Die Redaktion entschloß sich also für „das Positive", anstatt das bekannte Klagelied über die schlimme Situation der psychisch Kranken anzustimmen. Dabei war uns klar, daß wir nach der Sendung viel Zuschauerpost bekommen würden mit der Frage, wo es in anderen Regionen ähnliche Projekte gebe. Und so war es denn auch. In dem Informationsbrief, den wir nach jeder Sendung verschikken, konnten wir auf solche Fragen lediglich mit dem Verweis auf übergreifende Organisationen antworten. Wir nannten den Dachverband Psychosozialer Hilfsvereinigungen und die Deutsche Gesellschaft für Soziale Psychiatrie, wohl wissend, daß wir die Last weiterreichender Informationen damit auf andere Institutionen abwälzten. Aber eine Fernsehredaktion kann keine Informationsagentur sein, unsere Dienstleistungen sind begrenzt.

Der dritte Einspielfilm sollte noch einen weiteren Schritt des Wiedereingliederungsprozesses vor Augen führen. Schauplatz war ein elegantes Restaurant, kein Ort also, den man leicht als Rehabilitationseinrichtung hätte identifizieren können. Es handelt sich dabei um ein Modellprojekt des Vereins „Lebenswelten", der es sich zum Ziel gesetzt hat, Arbeitsplätze zu schaffen für Menschen, die keine geschützten Werkstätten mehr brauchen, die aber einer regulären Arbeit noch nicht voll gewachsen sind. Unsere Identifikationsfigur war ein Kellner, der dort schon eine ganze Weile tätig ist. Nicht nur mit Hilfe von Neuroleptika, sondern gerade auch mit Hilfe „eingeweihter" mitfühlender Kollegen kann er seinen Dienst dort so gut versehen wie andere auch.

Zwischen den drei Filmen gab es zwei sog. Expertengespräche mit Prof. Bosch, in denen die Thematik vertieft werden sollte.

Aber Gespräche, die nur ein paar Minuten dauern, sind natürlich immer noch zu „flach", um etwa die offenen Probleme der Genese von Schizophrenie oder das Für und Wider der Neuroleptika wirklich diskutieren zu können. Wir müssen uns da notwendig bescheiden, denn erfahrungsgemäß läßt die Aufmerksamkeitsspanne bei Fachgesprächen sehr nach. Haften bleibt, was die Zuschauer sehen, haften bleiben visualisierte Geschichten, Geschichten aus dem Leben, auch wenn es ein sehr fremdes Leben ist. Dagegen rauscht an den Sinnen vorbei, was nur verbal-theoretisch erörtert wird. Das Fernsehen, um es noch einmal zu sagen, ist weniger ein Instrument rationaler Einsicht, als eben ein Medium sinnlich wahrnehmbarer Erfahrung.

Man sollte den Erfolg oder die Qualität einer Sendung nicht nach den Einschaltquoten bemessen, sondern danach, inwieweit Redakteure und Autoren den selbstgesteckten Zielen mit den Mitteln des Mediums nahegekommen sind. Das ist z. B. in der Diskussion mit Kollegen zu erfahren. Aber solch eine immanente Interpretation kann eine sehr strenge Meßlatte sein, während die Resonanz, die eine Sendung gehabt hat, eher die möglicherweise illusionäre Hoffnung befriedigen kann, daß das gesamte Unternehmen doch nicht ganz ohne Wirkung geblieben ist. Der verklausulierten Rede einfacher Sinn: Wir haben mit der Schizophrenie-Sendung eine für den Ratgeber respektable Einschaltquote von 12 % erzielt[2]. Außerdem erreichten uns über 1000 Zuschauerbriefe mit der Bitte um eine schriftliche Zusammenfassung der Beiträge. Das waren nicht weniger Anfragen als z. B. bei einem so „interessanten" Thema wie weibliche oder männliche Sexualität. So viele Zuschriften hatten wir jedenfalls nicht erwartet. Vielleicht – so sage ich mal spekulativ – sind sich viele Menschen ihrer eigenen Bewußtheit und geistig-seelischen Unversehrtheit doch nicht so gewiß wie sie vorgeben, es zu sein. Von daher war das Thema Schizophrenie möglicherweise doch nicht so „exotisch", wie wir anfangs gedacht hatten.

---

[2] Die Einschaltquoten sind je nach Jahreszeit sehr verschieden: im Sommer beträgt der Durchschnitt 7–10 %, im Winter etwa 12–15 %, 18 oder 20 % waren eher Sonderfälle. –

Recht und Ethik

Recht/Ethik: Richtlinien für das Arbeiten mit Video in der Praxis

B. Kügelgen

Aufgrund der Diskussion rechtlich-ethischer Probleme (Kügelgen 1989) erstellen wir folgende Richtlinien für das Vorgehen in der Praxis, die dem Arzt beim Einsatz von Video in der Medizin, speziell in der Nervenheilkunde, helfen sollen. Diese Richtlinien stellen Empfehlungen dar, ein erheblicher Ermessensspielraum kann nicht nur nicht ausgeräumt werden, sondern soll sogar erhalten bleiben, um wirklich dem Einzelfall gerecht werden zu können. Das aber heißt, daß durch diese Richtlinien eine Auseinandersetzung mit der Problematik keinem Arzt erspart bleiben kann, der Video in der Nervenheilkunde einsetzen will.

Organisation einer Videoanlage in einer Klinik

Eine Videoanlage muß wie das Labor oder die Neurophysiologie nach Zuständigkeit und Verantwortung in den allgemeinen Klinikbetrieb eingebunden werden. Dies geschieht am ehesten dadurch, daß entweder ein Oberarzt oder ein Assistenzarzt mit einem Oberarzt für den Betrieb der Videoanlage verantwortlich sind. Nur so können die dargestellten rechtlichen Vorschriften mit der hinreichenden Zuverlässigkeit beachtet werden, und nur so kann davon ausgegangen werden, daß der verbleibende Ermessenspielraum in einer Weise ausgeschöpft wird, daß allen zu berücksichtigenden Aspekten, nicht nur den Interessen von seiten der Ersteller der Videoaufnahme, Rechnung getragen wird. Hierzu gehört auch, daß die über die rechtlichen Vorschriften hinausreichende rechtlich-ethische Problematik mit der sich daraus ableitenden nötigen Sorgfalt und Fürsorgepflicht für den

Kranken hinreichend bedacht werden muß. Auch müssen Interessen der Klinik immer mitbedacht werden. Dies gilt für das Ansehen der Klinik nach außen, wie es insbesondere durch versteckte Kameras beeinträchtigt werden kann, aber auch für die Qualität der erstellten Videoaufnahmen. Video in einer Nervenklinik darf nie auf schlichtes Amateurniveau absinken, darf nie zum Hobby eines einzelnen werden, sondern muß auch im formalen immer der Verantwortung Rechnung tragen, daß es sich um Videoaufnahmen von Patienten handelt. Das verpflichtet zu einer handwerklich ordentlichen Arbeit und zum Verzicht auf alle Spielereien.

Aus all diesen Erwägungen heraus haben wir uns von Anfang an gegen die vom Wissenschaftsrat empfohlenen Medienzentren gewandt (1978), in denen die von Ärzten erstellten Videoaufnahmen an Universitäten bearbeitet werden sollten. Eine Kontrolle von seiten des Arztes über dieses Videomaterial ist nicht mehr möglich. Es ist auch gar nicht eindeutig geklärt, ob alle Mitarbeiter eines solchen Medienzentrums durch den § 203 StGB, also die Vorschriften über die Schweigepflicht, noch miterfaßt werden.

Auch wenn Videobänder nur sehr begrenzt mit Krankengeschichten zu vergleichen sind, so läßt sich hinsichtlich der Archivierung eine Gemeinsamkeit sicher feststellen: Das Videoarchiv muß wie das Archiv der Krankengeschichten sorgfältig geführt werden, der Zugang zu den Videoaufnahmen muß klar geregelt, überwacht und dokumentiert werden. Eine Hilfe zur Erstellung eines Videoarchives gibt Deik (1991). Besondere Vorsicht ist erforderlich, wenn Videobänder ausgeliehen werden. Hierbei bedarf es einer schriftlichen Regelung zwischen dem Ausleiher und dem für das Videostudio verantwortlichen Arzt (s. Abb. 1).

Vorgehen beim Erstellen einer Videoaufnahme

Die entscheidende Vorgabe, welche Maßnahmen beim Erstellen einer Videoaufnahme erforderlich sind, stellt der später vorgesehene Verwendungszweck dar. Eine Änderung des Verwendungs-

Formular zum Ausleihen klinikeigener Videobänder

Ausleiher: _____

Titel des
Videobandes: _____

Ausleihdatum: _____

Rückgabetermin: _____

Verwendungszweck: _____

_____

Oben genanntes Videoband wird dem Ausleiher unter folgenden
Auflagen zur Verfügung gestellt:
– das Videoband nicht an Dritte weiterzugeben;
– das Videoband nicht – auch nicht teilweise – zu kopieren
  oder zu vervielfältigen, auch nicht eine Kopierung oder
  Vervielfältigung durch Dritte zu ermöglichen;
– das Videoband nur zu dem oben angeführten Zweck zu
  verwenden;
– bei jeder Vorführung persönlich anwesend zu sein;
– das Videoband nach der oben vereinbarten Verleihfrist
  unverzüglich ohne Aufforderung zurückzugeben.

Das Videoband bleibt Eigentum des Nervenkrankenhauses
Bayreuth, eine Leihgebühr wird nicht erhoben.

Bei der Verletzung dieser Vereinbarungen wird nicht nur gegen
Urheberrechte verstoßen, möglicherweise werden auch die
Vorschriften über die Schweigepflicht und das
Kunsturhebergesetz mißachtet.
Der Ausleiher wird hiermit ausdrücklich darauf hingewiesen, daß
ein solcher Verstoß sowohl straf- wie auch zivilrechtliche Folgen
haben kann.

Bayreuth, den _____   _____
                             (Unterschrift des Ausleihers)

Abb. 1. Formular zum Ausleihen von Videobändern

zweckes ist die häufigste Ursache für rechtlich-ethische Probleme mit Videobändern, die Patientenaufnahmen zeigen. Hierzu zählt auch, daß andere Verwendungsmöglichkeiten wenigstens offengehalten werden sollen, z. B. diagnostische Aufnahmen aufbewahrt werden, da sie eventuell doch einmal für die Lehre nützlich sein könnten. Folgende Verwendungszwecke wollen wir besprechen:

– Diagnostik,
– Therapie,
– Wissenschaft,
– Lehre,
– Öffentlichkeitsarbeit.

Diagnostik

Wie bei allen anderen diagnostischen Maßnahmen setzt auch der Einsatz von Video zur Diagnostik eine medizinische Indikation voraus. Auch wenn es sich nicht um eine invasive diagnostische Maßnahme handelt, so darf die Indikation nicht unkritisch weit gefaßt werden. Videoaufnahmen sollten nicht den Wert einer Screening-Methode mit routinemäßigem Einsatz bekommen.

Einverständnis, Aufklärung

Beim Arbeiten mit Video in Kliniken gilt der Grundsatz, daß jeder Patient mit einer Videoaufnahme, die von ihm zu welchem Zweck auch immer erstellt wird, einverstanden sein muß. Voraussetzung für eine rechtswirksame Einverständniserklärung ist, daß der Patient ausreichend und in für ihn verständlicher Form aufgeklärt worden ist. Dies geschieht zunächst am besten durch einen Vordruck (s. Abb. 2). Selbstverständlich steht der Arzt für zusätzliche Fragen des Kranken und für weitere mündliche Erläuterungen zur Verfügung. Hierbei kann sich der Arzt auch davon überzeugen, ob der Patient das Wesen einer Videoaufnahme erfaßt hat.

Patienteninformation

An unsere Patienten!

Sie wissen, daß Sie sich bei uns in einem Nervenkrankenhaus befinden, das neben der Betreuung der Kranken auch Aufgaben in der Lehre zu erfüllen hat und angehende Ärzte und Psychologen, Krankenschwestern, Krankenpfleger und Krankengymnastinnen ausbildet.

Wir haben deshalb in unserem Nervenkrankenhaus zur Verbesserung des gesamten medizinischen Unterrichts eine Videoanlage eingerichtet, mit der wir Videobänder (einem Film vergleichbar) herstellen können.

Was soll mit diesen Videoaufzeichnungen geschehen?

Wichtigste Anwendung ist die Ausbildung angehender Ärzte, dann aber auch die ärztliche Fortbildung für die niedergelassenen Ärzte draußen in der Praxis. In besonderen Fällen können Videoaufnahmen auch bei der Diagnosefindung sowie bei der Behandlung hilfreich sein, das wird dann im Einzelfall mit Ihnen besprochen.

Also: wichtigste Anwendung ist die Fortbildung sowohl in unserem Hause als auch für niedergelassene Ärzte. Auf keinen Fall sollen diese Videobänder in unbefugte Hände gelangen, hierfür ist durch mehrfache Sicherheiten Sorge getragen. Wir benötigen Ihre Bereitschaft zur Mitarbeit. Sie müssen natürlich einverstanden sein, wenn wir von Ihnen ein Videoband erstellen wollen. Welcher Verwendungszweck mit dem von Ihnen erstellten Videoband vorgesehen ist, wird unten festgelegt. Jeder, der das Videoband später sehen wird, wird ausdrücklich darauf hingewiesen werden, daß er über alles, was ihm durch das Videoband bekannt geworden ist, zu schweigen hat. Wenn Sie es wünschen, können wir Ihr Gesicht durch eine Perücke und eine getönte Brille tarnen, so daß Sie fast nicht mehr zu erkennen sind.

Einverständniserklärung

Ich habe die Patienteninformation gelesen.

Ich bin damit einverstanden, daß das von mir am _____

_____ erstellte Videoband, dessen Inhalt mir von der Aufnahme her bekannt ist, für folgende Zwecke verwendet wird:

Bayreuth, den _____   _____

                                                             (Unterschrift)

Abb. 2. Patienteninformation

Die eigentliche rechtswirksame Einverständniserklärung kann der Patient erst *nach* der Videoaufnahme abgeben, nämlich erst, wenn er weiß, was während der Aufnahme geschehen ist. Nun ist auch der vorgesehene Verwendungszweck zu vereinbaren. Vor der Videoaufnahme kann ein Einverständnis für eine weitere Verwendung dieser Aufnahme durch den Patienten nicht gegeben werden, vor der Videoaufnahme wird nur das Einverständnis zur Videoaufnahme selbst gegeben. Auch diese Vereinbarung über den vorgesehenen Verwendungszweck kann auf dem Formblatt schriftlich erfolgen. Dieses Verfahren gilt für den Fall, daß der Patient willensfähig ist und damit selber die Zustimmung zur Videoaufnahme geben kann. Eine besondere Frage ist, ob die Patienten das von ihnen erstellte Videoband sehen sollten. Für eine rechtswirksame Einverständniserklärung ist es wohl nicht erforderlich, daß ein Patient, der die Umstände der Videoaufnahme mit hinreichender Kritik beurteilen kann, die Videoaufnahme noch einmal ansehen muß, vielmehr dürfte die persönliche Erinnerung an die Aufnahme ausreichen. Auch bin ich nicht der Ansicht, daß jeder Patient seine Videoaufnahme deshalb ansehen müßte, weil er nur so die technische Entstellung, wie sie durch Schnitte, Kommentare und Kameraführung unverzichtbar ist, beurteilen könnte. Es unterliegt vielmehr der Sorgfaltspflicht des das Videoband erstellenden Arztes, daß keine den Patienten entstellenden technischen Tricks eingesetzt werden und der Patient so echt, wie es das Medium zuläßt, dargestellt wird. Hinzu kommt, daß die meisten Video-Selbstkonfrontationen sogar bei Gesunden unangenehme Empfindungen auslösen können. Die Reaktion von Patienten bei der Video-Selbstkonfrontation ist sehr unterschiedlich und kann sich gelegentlich ungünstig auswirken und Nachteile erbringen. Insgesamt ist die Video-Selbstkonfrontation nicht zwingend und nicht regelmäßig zu fordern. Etwas anderes ist es, wenn der Patient selbst die Videoaufnahme sehen möchte. Dies kann man ihm nicht verwehren, man sollte ihn aber bei dieser Video-Selbstkonfrontation nicht alleine lassen, sondern am besten betrachtet er diese Videoaufnahme in Anwesenheit seines behandelnden Arztes.

Eine wesentliche Vereinfachung bei diesem Verwendungszweck zur Diagnose besteht darin, daß der Patient noch während der Videoaufnahme am Ende über sein Einverständnis gleich befragt wird. Voraussetzungen sind, daß der psychische Befund soweit erkennbar ist, daß beurteilt werden kann, ob er eine rechtswirksame Zustimmung des Patienten erlaubt, daß der Verwendungszweck ausreichend klar beschrieben ist und daß eine weitere Bearbeitung des Bandes nicht vorgesehen ist, insbesondere keine weiteren Informationen (Kommentarton) hinzugefügt werden. Ebenso kann auch das Einverständnis aller Mitarbeiter am Ende der Videoaufzeichnung gleich erfragt werden, wenn sie in der Videoaufnahme erkannt werden können. Ihre Aufnahme wird durch das Kunsturhebergesetz geregelt.

Wesentlich problematischer ist die Zulässigkeit von Videoaufnahmen nicht zustimmungsfähiger Patienten. Hierbei ist eine länger anhaltende Unfähigkeit zur Zustimmung (Kleinkind) abzugrenzen gegenüber einer flüchtigen Beeinträchtigung (postiktaler Dämmerzustand). Der entscheidende Maßstab für das Vorgehen ist der zu erwartende diagnostische Gewinn durch die Videoaufnahmen. Ist dieser erheblich, wird man von einer *mutmaßlichen Einwilligung des Kranken* ausgehen können, und die Videoaufnahme *zu diagnostischen Zwecken* durchführen können. Nach Abklingen der flüchtigen Zustimmungsunfähigkeit sollte der Kranke in jedem Fall über die durchgeführte Untersuchung informiert werden. Hat die Videoaufnahme ihre diagnostische Aufgabe erfüllt, so empfiehlt es sich, das Videoband zu löschen. Dies ist die sicherste Maßnahme, um einen Mißbrauch, d. h. insbesondere eine andere Verwendung zu vermeiden. Dies ist aber nicht immer möglich, etwa wenn Videoaufnahmen erst durch Vergleichsuntersuchungen im längeren zeitlichen Abstand ihren vollen diagnostischen Nutzen entfalten können. Hier ist eine besonders strenge Anforderung an die Archivierung zu stellen, auch muß der Kranke über dieses Vorgehen aufgeklärt werden und hiermit ebenfalls einverstanden sein. Beim längerfristig nicht zustimmungsfähigen Kleinkind sind die rechtlichen Vertreter aufzuklären und um ihre Einverständnis zu bitten, hier wird man auch für ein solches Vorgehen von einer *mutmaßlichen Einwilligung des Kranken* ausgehen können.

Insgesamt ist der Einsatz von Video zu diagnostischen Zwecken rechtlich nicht sehr problematisch, wenn eine medizinische

Indikation sorgfältig gestellt wird, damit routinemäßige Videoaufnahmen vermieden werden, wenn die Rechte der Mitarbeiter
beachtet werden und wenn auf versteckte Kameras und Mikro-
fone verzichtet wird. Einverständnis und Aufklärung sind immer
anzustreben, bisweilen aber nicht möglich, bei entsprechender
Indikation wird man hier von einer *mutmaßlichen Einwilligung
des Kranken* ausgehen können.

Wenn versteckte Kameras aus baulichen Gründen (vorhandene
Einwegscheibe) hingenommen werden müssen, so empfehlen
wir, auch bei diagnostischen Maßnahmen den Patienten in den
benachbarten, durch den Spiegeleffekt nicht einsehbaren Raum
hineinzuführen und ihm diesen zu zeigen.

Therapie

Die gleichen Kriterien wie für die Diagnose sind auch beim therapeutischen Einsatz von Video anzuwenden. Aufklärung und
Einverständnis sind immer anzustreben. Eine mutmaßliche Einwilligung des Kranken kann manchmal unterstellt werden, wenn
sie sich aus der medizinischen Indikation rechtfertigen läßt.
Hieran sind aber strenge Maßstäbe anzulegen. Es gilt das gleiche,
was oben unter „Diagnostik" ausgeführt wurde.

Wenn ein zustimmungsfähiger Patient nach kritischer Abwägung auch bei klar erkennbarer und gewichtiger medizinischer
Indikation eine Videoaufnahme (oder irgendeine andere diagnostische oder therapeutische Maßnahme) nach Aufklärung, auch
über die negativen Folgen, ablehnt, so hat der Arzt dies zu respektieren. Selbstverständlich ist ein solcher Fall sehr sorgfältig
zu dokumentieren (Rieger 1991).

Wissenschaft

Die wissenschaftliche Auswertung von Videobändern ist unproblematisch und nicht zustimmungspflichtig durch den Kranken,
wenn diese Auswertung durch diejenigen Ärzte vorgenommen
wird, die entweder die Videoaufnahmen zu diagnostischen oder

therapeutischen Zwecken erstellt haben oder ihn ärztlich betreut haben. Analog zum Vorgehen bei den Krankengeschichten ist dies wohl auch für alle anderen Ärzte des gleichen Krankenhauses statthaft. Aber auch analog zur Krankengeschichte kann es zur Sorgfaltspflicht eines Klinikdirektors gehören, ein Videoband einer solchen wissenschaftlichen Auswertung zu entziehen, indem es gar nicht in das allgemeine Archiv gelangt. Dies ist bei Krankengeschichten ein heikles und schwieriges Procedere, was man bei Videobändern am besten vermeidet. Krankengeschichten müssen aufgehoben und so umfangreich wie möglich sein, Videobänder kann man löschen. Ich rate dringend, derartige Videoaufnahmen nicht aufzuheben (besonders schutzwürdige Geheimnisse, Prominente).

Wie bei den Krankengeschichten ergibt sich auch bei den Videobändern eine in der Literatur bisher nicht erörterte Problematik dadurch, daß sie zeitlich sehr lange haltbar sind und der einzelne Kranke die Vielzahl der Ärzte, die im Laufe der Jahre an einem Krankenhaus tätig sein werden und damit Zugang zu seinen Videobändern zur wissenschaftlichen Arbeit haben werden, gar nicht mehr übersehen kann. Auch hier empfehle ich ein anderes Vorgehen als bei den Krankengeschichten: Solche Videobänder empfehlen wir, nach ca. 2 Jahren zu löschen. Es wird dann kein diagnostischer oder therapeutischer Gewinn von einem Ausmaße bestehen, der eine weitere Aufbewahrung rechtfertigt. In allen anderen Fällen schlagen wir vor, die wissenschaftliche Auswertung durch die der Klinik angehörenden Ärzte mit in die schriftliche Einverständniserklärung aufzunehmen.

Eine wissenschaftliche Auswertung durch fremde, der Klinik nicht angehörende Ärzte oder Angehörige anderer Berufsgruppen kann der Kranke nicht von sich aus unterstellen. Damit ist ein solcher Verwendungszweck selbstverständlich nicht ausgeschlossen. Gerade bei Studien zur Psychopathologie kann das wünschenswert sein, Ärzte von anderen Kliniken (und damit auch anderen Schulen) bei der Bewertung des Videobandes hinzuzuziehen. Ein derartiges Vorgehen ist aber nach unserer Einschätzung aufklärungs- und zustimmungspflichtig. Ist dies beim Erstellen des Videobandes versäumt worden, so muß man sich erneut an den Kranken wenden. Den Ausführungen in den „Empfehlungen für das Anfertigen und den Gebrauch für Fernsehaufzeichnungen psychiatrischer Patienten" (1980) ist hierin ausdrücklich zu widersprechen.

Lehre

Bei diesem wohl häufigsten Verwendungszweck gibt es die meisten Probleme. Das Einverständnis *vor* (damit zur) Videoaufnahme und rechtswirksame Einverständnis *nach* (und damit zum Verwendungszweck) der Videoaufnahme ist einzuholen, umfassende Aufklärung vorausgesetzt, diese am besten wieder durch ein Informationsblatt und dann ein ergänzendes persönliches Gespräch. Die Regel sollte nicht die Zustimmung auf dem Videoband am Ende der Aufnahme, sondern unabhängig vom Videoband schriftlich sein. Der Verwendungszweck muß nicht für jeden Anlaß und jede Person, jedoch die Art der Anlässe und des Personenkreises erkennbar sein (Vorlesung oder ärztliche Fortbildungsveranstaltung oder Film bzw. Ärzte des eigenen Krankenhauses, benachbarte Ärzte aus Klinik und Praxis oder große Gruppen von Ärzten verschiedener Fachgruppen).

Gerade im Bereich der Lehre steht nicht vordringlich die Pflicht zur vollständigen Dokumentation von Anamnese und Befunden im Vordergrund, sondern es sollen *Lernziele* verfolgt werden. Je nach dem Inhalt des Videobandes gibt es mehrere Möglichkeiten, die Bloßstellung des Patienten und damit mögliche Nachteile für ihn zu minimieren. Grundsätzlich empfehlen wir, diese drei möglichen Schutzmaßnahmen für den Kranken bei allen psychiatrischen Patientenaufnahmen, die zum Zwecke der Lehre erstellt werden, zu überprüfen.

Verfremdung

Die Identifizierbarkeit des Kranken gestattet, die offenbarten Geheimnisse einer bestimmten Person zuzuordnen. Wenn es gelingt, den Kranken unkenntlich zu machen, bestehen keine Einwände gegen die Verwendung derartiger Videoaufnahmen zum

Zwecke der Lehre. Eine völlige Unkenntlichmachung des Kranken ist bei psychiatrischen Patienten nicht immer möglich, es sei denn, man verzichtet auf eine beträchtliche Fülle an Informationen. Auf der anderen Seite reicht es nicht aus, einen kleinen Balken über die Augen des Patienten zu legen, damit ist er noch nicht als unidentifizierbar anzusehen. Der Kranke ist erst dann nicht mehr identifizierbar, wenn er von Leuten, die ihn kennen, nicht mehr wiedererkannt werden kann. Hierzu bedarf es einer erheblichen Verfremdung. Wir haben hierfür eigene Versuche durchgeführt mit einer Tarnung, die eine getönte Brille und eine Perücke umfaßt. Selbst Arbeitskollegen, die täglich Umgang mit den Kranken hatten, haben sie nicht wiedererkannt. Wir haben eine solche Tarnung bei unseren psychiatrischen Lehrfilmen häufig durchgeführt. Das Mienenspiel und der Ausdruck der Augen blieben ausreichend erkennbar, andererseits wirken die Patienten doch in einem hohen Maße unkenntlich. Durch eine solche Tarnung ist offensichtlich ein sehr weitgehender Schutz der Kranken möglich. Selbstverständlich ist eine solche Tarnung nicht unproblematisch: Keinesfalls dürfen die Patienten durch diese Maßnahmen später lächerlich wirken.

Minimierung des Geheimnisinhaltes

Gerade bei Videobändern mit sehr persönlichen Daten, deren Offenbarung für den Patienten später erhebliche Nachteile bewirken könnten, ist immer zu prüfen, ob diese Offenbarung wirklich notwendig ist, um die vorgegebenen Lernziele zu erreichen. In den allermeisten Fällen wird man darauf verzichten können, diese Stellen als patientenbezogenes Dokument im Videoband zu belassen. Wir haben solche Szenen regelmäßig herausgeschnitten. Es ist ja auch möglich, z. B. auffälliges Verhalten im Rahmen einer Manie nicht mehr patientenbezogen darzustellen. Das Krankheitsbild der Manie ist durchaus verständlich darzustellen, ohne daß der Patient selbst alle möglichen Verfehlungen als abgelaufenes eigenes Fehlverhalten schildert.

Kontrollierte Verbreitung

Gerade bei Videobändern über psychiatrische Krankheiten mit Patientendarstellungen ist es schon ein Unterschied, ob sie in einer sehr hohen Auflage an Ärzte verschenkt werden oder ob sie noch unter einer gewissen Kontrolle vorgeführt werden. Wir haben bei unseren psychiatrischen Lehrfilmen eine definierte Anzahl von Kopien an Mitarbeiter jeweils einer Arzneimittelfirma gegeben, von denen jeder einzelne einen Vertrag mit uns hatte, in dem er zusicherte, in jedem Falle eine Kopierung oder Weitergabe an Dritte zu vermeiden, dieses Videoband nur vor Ärzten vorzuführen und bei diesen Vorführungen immer selber anwesend zu sein und beim Verlassen der Firma das Videoband zurückzugeben.

Wir glauben aber, durch die Kombination Tarnung der Patienten, Zusammenschneiden der Bänder und Minimierung des Geheimnisinhaltes sowie kontrollierte Verbreitung die Beeinträchtigung der Patienten so gering wie möglich gehalten zu haben. Es ist offenkundig, daß dem Ersteller eines solchen Videobandes ein erheblicher Ermessensspielraum zukommt, den er in der beschriebenen Weise ausnützen kann. Gibt man diese Einschränkungen bei psychiatrischen Patienten und weiter Verbreitung vollständig auf, so entsteht sehr schnell ein Wildwuchs an Umgangsformen mit solchen Videoaufnahmen, wie sie weder der behandelnde Arzt noch die Patienten selbst, wenn sie dies wüßten, hinnehmen würden.

Also: Aufklärung, Einverständnis vor und Einverständnis nach der Videoaufnahme, nur für die Lernziele unverzichtbare persönliche Daten. Vorsicht bei weiter Verbreitung und psychiatrischen Patienten, hierbei sind weitere Schutzmaßnahmen mindestens zu erwägen. Es scheint mir wichtig auch für das Rechtsbewußtsein aller Beteiligten, daß nicht von selbst mit dem Einverständnis des Kranken dessen Videoaufnahmen völlig freigegeben werden. Kommerzielle Interessen dürfen bei der Abwägung, wozu ein Videoband verwendet werden darf und welche Schutzmaßnahmen zugunsten des Kranken vorgesehen werden, keine Rolle spielen. Auch hiergegen wird in den verschiedenen ärztlichen Videofortbildungseinrichtungen regelmäßig verstoßen, gar nicht so selten werden solche Patientenaufnahmen zu Werbezwecken für bestimmte Medikamente mißbraucht.

Können Videoaufnahmen zu Lehrzwecken auch bei nicht zustimmungsfähigen Patienten erstellt werden? Eine mutmaßliche Einwilligung des Kranken wie bei diagnostischen oder therapeutischen Videoaufnahmen kann hier nicht unterstellt werden. Erst recht kann nicht von einem höheren Rechtsgut ausgegangen werden. Ein Verstoß gegen die Schweigepflicht kann, muß aber nicht vorliegen: Wenn die aufnehmenden Ärzte mit den behandelnden Ärzten identisch sind, wird nicht gegen die Schweigepflicht verstoßen. Wenn man das Kunsturhebergesetz so versteht, wie wir das früher dargelegt haben (Kügelgen 1986), daß also nicht die Verbreitung, sondern bereits das Erstellen eines Bildnisses geschützt wird, so ist ein solches Vorgehen nach dem Kunsturhebergesetz nicht zulässig. Damit soll vor allen Dingen die permanente Beobachtung durch Videokameras unterbunden werden, da die ungehinderte Selbstdarstellung des einzelnen dadurch beeinträchtigt werden könnte, dies wird als schutzwürdig im Sinne von Artikel 2 des Grundgesetzes angesehen. Damit ist die rechtliche Situation eigentlich geklärt.

Dennoch kann ich mir extreme Ausnahmesituationen vorstellen, in denen man sich doch anders verhalten darf. Die Unterweisung in der Notfallmedizin ist für die ärztliche Ausbildung von eminenter Bedeutung. Hierbei handelt es sich um Krankheitsbilder, deren schnelle Diagnose und richtige Behandlung sehr schwierig zu lehren sind. Von seiten der medizinischen Lehre besteht größtes Interesse, diese Patienten den Auszubildenden vorzustellen. Solche Patienten sind auch ohne ihre Zustimmung in Vorlesungen oder – häufiger – in klinischen Visiten vorgestellt worden, ohne daß ihr Einverständnis vorlag. Auch dieses Vorgehen ist rechtlich bedenklich und kann allenfalls durch die herausragende Bedeutung solcher Krankheitsbilder für die medizinische Lehre legitimiert werden. Die Bestellung eines gesetzlichen Vertreters für diese nicht selbst zustimmungsfähigen Patienten scheitert an dem dafür erforderlichen Zeitaufwand, dies gelingt nur bei Kranken, die nicht mehr als Notfall zu bezeichnen sind.

Gerade die Videotechnik kann noch am ehesten aus diesem Dilemma helfen. Wenn von solchen Kranken ein Videoband erstellt wird, so ist zwar nach unserer eigenen Interpretation ein Verstoß gegen das Kunsturhebergesetz begangen worden, weil das KUG bereits vor dem *Erstellen einer Videoaufnahme* schützen soll; dem steht aber ein ganz erhebliches Interesse der medizinischen Lehre entgegen. Wir meinen, daß durch eine solche Videoaufnahme die Interessen des Kranken sogar weniger beeinträchtigt werden als durch die bisher geübte ungenehmigte Vorstellung in Vorlesungen oder bei klinischen Visiten. Das Videoband kann aufgehoben werden, ohne daß es verwendet wird, und der Kranke kann nach seiner Genesung rechtswirksam zustimmen. Hinzu kommt noch, daß die bei Notfällen dringend erforderlichen diagnostischen und therapeutischen Maßnahmen nicht durch die Demonstration zu Lehrzwecken beeinträchtigt oder gar aufgeschoben werden, hierbei kann die Kamera die Untersuchung und Behandlung dieser Notfälle beobachten, ohne zu stören.

Ich meine sogar, daß eine persönliche Vorstellung eines nicht zustimmungsfähigen Patienten aus der Notfallmedizin überhaupt nicht mehr zu rechtfertigen ist, falls eine Videoanlage in einer Klinik zur Verfügung steht und eine Videoaufzeichnung eines solchen Patienten angefertigt werden könnte. Nochmals: Voraussetzung ist natürlich, daß das Videoband bis zur nachzuholenden Einverständniserklärung nicht verwendet wird und daß der Inhalt des Videobandes dieses Vorgehen rechtfertigt. Natürlich ist dem Kranken, der sich an die Videoaufnahme nicht erinnern kann, diese ganz genau zu schildern. Das Videoband ist sogar zu demonstrieren, wenn der Kranke das wünscht. Bei der Videoaufzeichnung besteht sogar noch die Möglichkeit, alle unnötigen Informationen herauszuschneiden.

Diese seltene, aber sehr wichtige Situation ist ein gutes Beispiel, warum es so wünschenswert ist, daß ein erheblicher Ermessensspielraum dem Arzt belassen wird. Es besteht ein extremer Konflikt zwischen den Interessen der medizinischen Wissenschaft (und ihrer Lehre), wie sie durch Artikel 5 des Grundgesetzes geschützt ist, mit den Persönlichkeitsrechten des Kranken, wie sie durch Artikel 2 des Grundgesetzes geschützt sind. Nach Abwägen aller Gesichtspunkte sind in diesem Falle Videoaufnahmen zulässig. Sie stellen eine geringere Beeinträchtigung der Rechte des Kranken dar als die bisher üblichen Vorgehensweisen bei solchen Kranken. Wenn ein Kranker aus einer Videoaufzeichnung nicht identifiziert werden kann, halten wir bei unstrittigem Wert dieser Videoaufzeichnung für die medizinische Lehre eine Zustimmungspflicht des Kranken nicht für erforderlich. Wir widersprechen hier ausdrücklich den Ausführungen von Nordemann (1978). Wir stimmen vielmehr den Ausführungen von Bösche (1980) entsprechend der Musterberufsordnung (letzte Fassung 1988) zu, die ein derartiges Vorgehen ausdrücklich für rechtmäßig erklärt, wenn dabei die Anonymität des Patienten gesichert ist oder dieser ausdrücklich zustimmt.

Öffentlichkeitsarbeit

Als Grundregel gilt, daß Patienten aus Nervenkrankenhäusern auf Filmen zur Öffentlichkeitsarbeit nicht erkannt werden dürfen, selbst wenn sie damit einverstanden sind. Allein der Tatbestand, Patient einer Nervenklinik zu sein, ist schutzwürdig und fällt unter den § 203 StGB. Mir sind keine Untersuchungen bekannt, die nachweisen, daß für die Zwecke, die ein Videoband für die Öffentlichkeitsarbeit anstrebt, eine Identifizierung der einzelnen Kranken als unverzichtbar nachweist. Daß die Filmbearbeitung, die sämtliche aufgenommenen Kranken unkenntlich macht, mühsam sein kann, ist kein Argument, auf eine solche Bearbeitung zu verzichten.

Gleiches gilt auch für alle Videobänder, die für andere Patienten erstellt werden. Davon nicht betroffen sind selbstverständlich Videoaufnahmen, die Patienten selber in einer Gruppe erstellen. Wenn eine solche Videoaufnahme z. B. im Rahmen der Videotherapie (Rollenspiel) mit Einverständnis der Beteiligten auf einer Station durchgeführt wird, wird weder gegen die Schweigepflicht noch gegen das Kunsturhebergesetz verstoßen, Voraussetzung wiederum ist natürlich, daß das Videoband anschließend gelöscht wird.

Schlußwort

Mit dem Video steht ein potentes Medium gerade für die Nervenheilkunde zur Verfügung. Es sind offensichtlich gerade die rechtlichen Probleme, die einer weiten Verbreitung und einem häufigeren Einsatz in dem interessantesten medizinischen Anwendungsgebiet dieses Mediums, nämlich der Beobachtung menschlichen Verhaltens, entgegenstehen. Diese noch zu geringe Verbreitung ist wohl auch einer der Gründe, warum Video nicht häufiger bei wissenschaftlichen Untersuchungen eingesetzt wird. Die bisherigen Kenntnisse und Erfahrungen lassen jedenfalls erwarten, daß Video zu neuen Erkenntnissen und Möglichkeiten und damit zu einer Verbesserung in Diagnose und Therapie führen kann. Hinzu kommen die unumstrittenen Vorzüge für Lehre und Öffentlichkeitsarbeit.

Die Kenntnis und Beachtung der rechtlichen Vorschrift kann dazu führen, das Medium vermehrt einzusetzen. Hierbei gilt es, sowohl ein zu ängstliches wie ein unbedachtes Fehlverhalten zu verhindern. Eine rechtliche Grundlage ist erkennbar, da einzelne Vorschriften den Umgang mit Video regeln; entscheidendes Kriterium für das Vorgehen in der Praxis ist der vorgesehene Verwendungszweck. Ein erheblicher Ermessenspielraum bleibt und ist sogar wünschenswert, um im Einzelfall das angemessene und richtige Verhalten selbst wählen zu können. Damit ist aber die Auflage verbunden für jeden, der mit Video in der Nervenheilkunde arbeiten will, sich mit den rechtlichen Problemen selbst vertraut zu machen und auseinanderzusetzen. Über die rechtlichen Fragen hinaus gibt es Probleme, die sich nicht aus den juristischen Vorschriften alleine klären lassen. Hierzu bedarf es einer sehr sorgfältigen Entscheidung, beispielhaft seien genannt die Belange der Klinik und die verschiedenen Methoden der Darstellung eines Kranken auf einem Videoband.

Ein kritikloser Umgang mit dem Medium in den Nervenkrankenhäusern ist die größte Gefahr, daß diese Arbeit mit Video in Verruf gerät und schließlich sogar ganz untersagt werden kann.

Eine überragende Bedeutung kommt der Leitung einer solchen Nervenklinik zu. Kritische Auswahl der Mitarbeiter und ange-

messene Promotion ihrer Arbeit sowie die Bereitstellung perso-
neller und technischer Voraussetzungen sind ebenso unverzichtbar wie die Anerkennung von Video als wissenschaftlichem
Instrument.

Wertvolle Verdienste sind auch dem Internationalen Arbeitskreis für Audiovision in Psychiatrie und Psychotherapie zu ver-
danken. Seine Publikationen stellen im deutschsprachigen Bereich immer noch die wichtigsten Dokumente aller möglichen
Einsätze von Video in der Nervenheilkunde dar.

Die Lösung der rechtlich-ethischen Probleme war eines der
Motive, warum dieser Arbeitskreis 1977 gegründet worden ist.
Mit den hier vorgelegten Ausführungen und praktischen Rat-
schlägen hoffe ich, dieses wohl wichtigste Hindernis für den
vermehrten Einsatz von Video in der Nervenheilkunde endgültig
ausräumen zu können.

Zum Schluß ist natürlich darauf hinzuweisen, daß diese Ausführungen so nur für den Geltungsbereich des bundesrepublika-
nischen Rechtes gelten.

Literatur

Berufsordnung für die Deutschen Ärzte. Dtsch Ärztebl 1988: 2199 ff.
Bösche W (1980) Interessierende Rechtsfragen für den Arzt. Bayer Ärz-
teblatt 34: 707–710
Deik S (1991) Wie organisiere ich ein Videoarchiv? Video-Informationen
1991 1: 17–19
Empfehlungen des Wissenschaftsrates zu Zielen und Organisation des
Einsatzes apersonaler Medien im Medizinstudium. 4. Entwurf vom
31. 10. 1978
Kügelgen B (1986) Das Kunsturhebergesetz. In: Kolitzus H, Ellgring H
(Hrsg) Video in Psychiatrie und Psychotherapie. Max-Planck-Institut
für Psychiatrie, München
Kügelgen B (1989) Rechtlich-ethische Probleme mit Video. In: Kügelgen
B (Hrsg) Video in Psychiatrie und Psychotherapie. Springer, Berlin
Heidelberg New York Tokyo
Nordemann W (1978) Rechtsfragen beim Einsatz audiovisueller Medien
zu medizinischen Lehr-, Forschungs- und Lernzwecken. Vortrag gehal-
ten auf der Visodata im Mai 1978 in München

Sachverzeichnis